bald

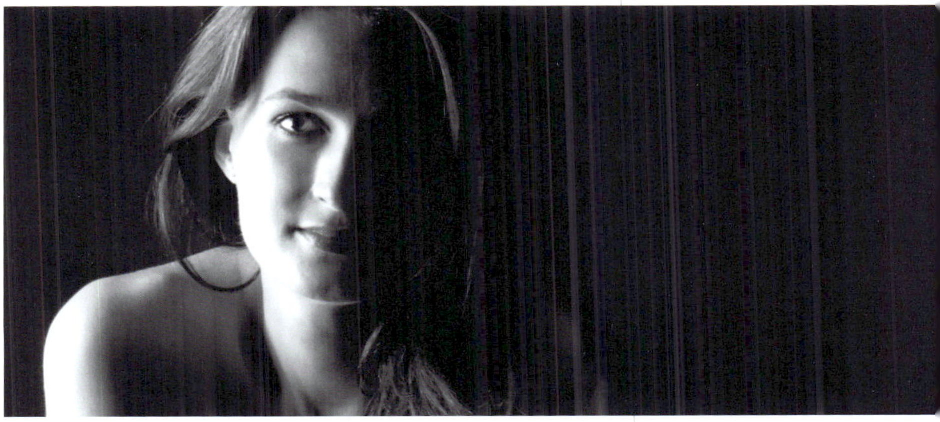

irina höft

bald

Ein Fotobildband
zur Schwangerschaft
mit Texten von Heinke Schlotfeldt

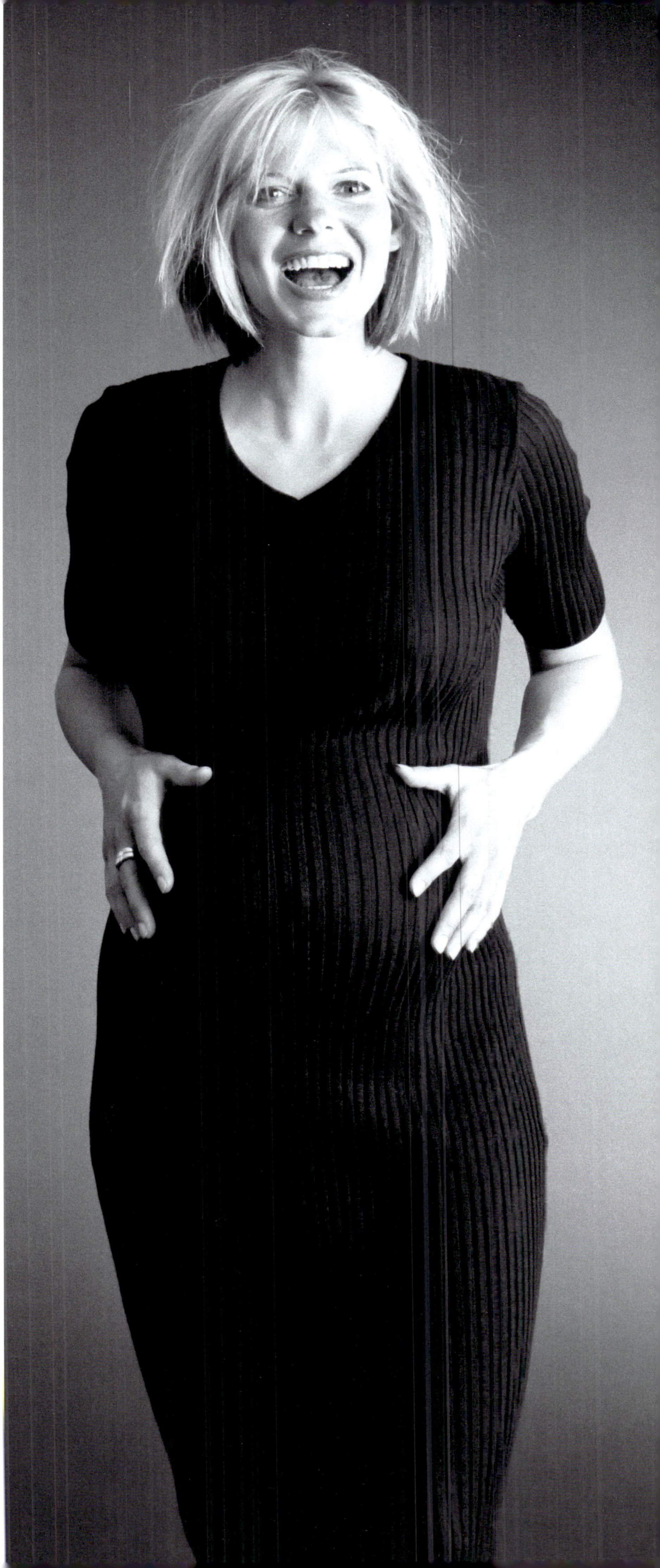

BuchVerlag
für die Frau

ISBN 3-89798-170-X

Konzeption, Layout und Satz:	Kai Hillebrand, Schwerte
Text:	Heinke Schlotfeldt, Kiel
Herstellung:	atelier eilenberger, Leipzig
Druck:	Thomas Verlag und Druckerei GmbH
Buchbinderische Verarbeitung:	Kunst- und Verlagsbuchbinderei Leipzig GmbH

Printed in Germany

www.buchverlag-fuer-die-frau.de
www.IrinaHoeft.de

Eigentlich ist es einem Zufall zu verdanken, dass ich schwangere Frauen fotografiere.

Während meines Medizinstudiums und auch in der Zeit als Kinderkrankenschwester hat mich das Thema der Frauen-, Geburts- und Kinderheilkunde schon immer besonders interessiert.

Vor sieben Jahren fragte mich eine Bekannte, ob ich sie fotografieren könne. Sie war schwanger und wollte wissen, ob ich so etwas schon mal gemacht habe. Ich hatte diesbezüglich zwar noch keine Erfahrung, war aber gerne bereit, es auszuprobieren.

Das Fotografieren hat sowohl mir als auch meinem Modell sehr viel Spaß gemacht, aber was mich noch mehr beeindruckt hat, war die intensive Auseinandersetzung mit meinem Gegenüber. In der Theaterfotografie hatte ich immer nur fremde Inszenierungen abgelichtet, hier aber habe ich durch einen intensiven Dialog mit dem Modell eigene, sehr persönliche Ergebnisse geschaffen.

Ich erkannte meine Begabung und meine Freude daran, ein besonderes Vertrauensverhältnis zu den Frauen aufzubauen, um dadurch ganz sensible, persönliche Momente einfangen zu können. Wenn sich die Frauen wohl fühlen, strahlen sie das auch aus und zeigen ihre natürliche Schönheit.

So entstand die Idee, auch andere Frauen während der Schwangerschaft und nach der Geburt mit ihrem Kind zu fotografieren. Die Hebamme Judith von Oepen ermöglicht mir, in ihrem Umstandsmodenladen „me and mom“ meine Bilder auszustellen. Dadurch werden ganz normale Frauen auf mich aufmerksam, die ihre persönlichen Erinnerungen an die einmalige Zeit der Schwangerschaft für sich festhalten möchten.

Die Frauen, die zu mir kommen, sind somit keine professionellen Modelle. Ich sehe aber gerade das als besondere Herausforderung an, gemeinsam mit diesen Frauen Momente ihrer sinnlichen Weiblichkeit, natürlichen Stärke und individuellen Einzigartigkeit herauszuarbeiten.

Viele Frauen stehen als Schwangere zum ersten Mal vor der Kamera, weil sie stolz sind, ihren wunderschönen Körper zu präsentieren. Während eines Fotoshootings in entspannter und angenehmer Atmosphäre verlieren sie ihre erste Scheu und ihre Persönlichkeit kann sich voll entfalten. Dabei ist es für mich immer spannend, wenn sich die Frauen nach und nach öffnen und immer natürlicher vor meiner Kamera werden.

Die Zeit der Schwangerschaft ist von starken Emotionen begleitet, die ich mit den Frauen gemeinsam einfangen möchte. Ich bin ständig auf der Suche nach der einzigartigen Gestik oder dem aufblitzenden Augenblick eines wahren Gefühls, um dieses dann mit der Kamera festzuhalten.

Ich empfinde es als besonders verantwortungsvolle Aufgabe, Frauen in gerade diesem Lebensabschnitt fotografieren zu dürfen, in der Stärke und Verletzlichkeit der Frau so dicht beieinander liegen.

Irina Höft

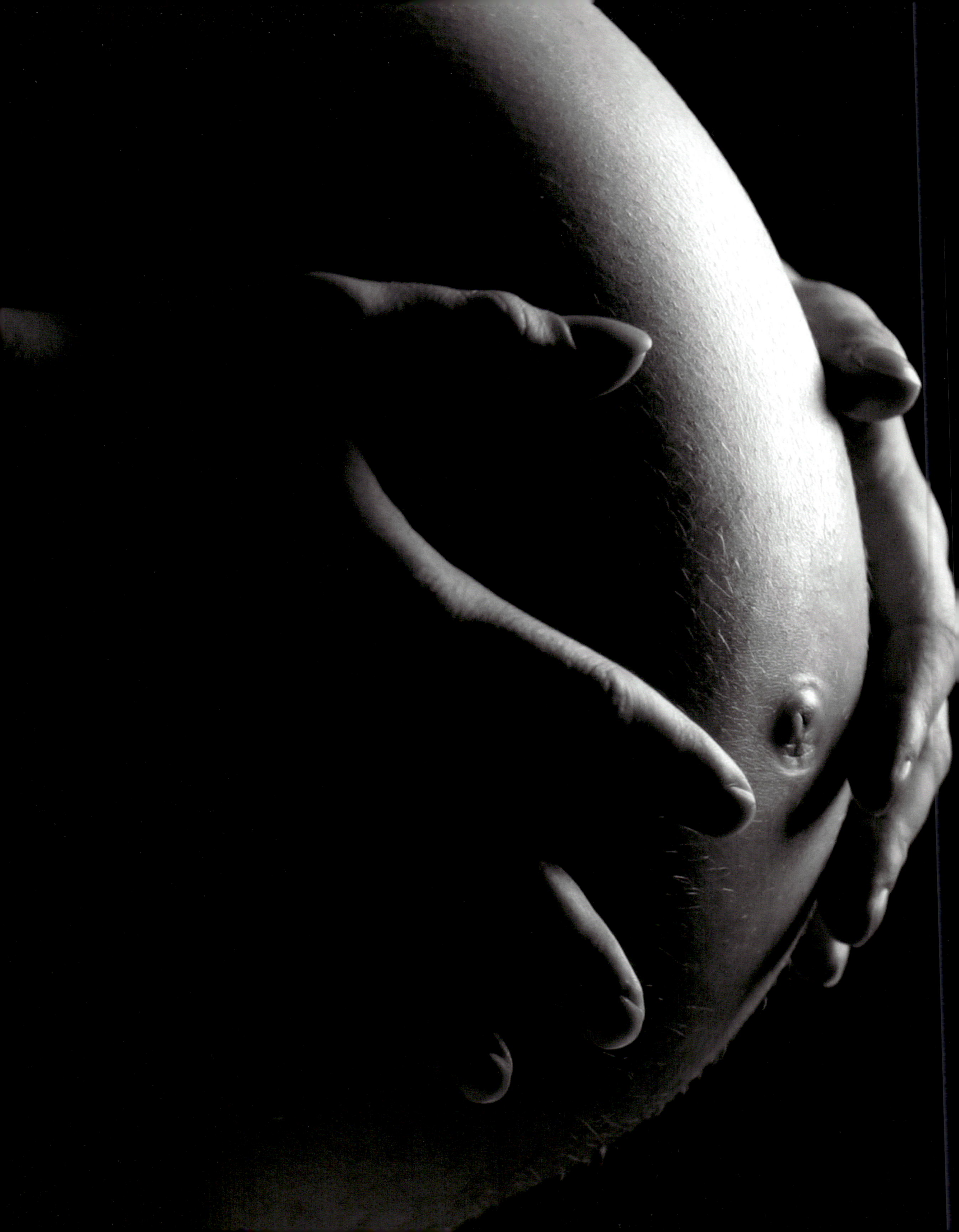

DIE SCHÖPFUNG

Gott schuf also den Menschen als sein Abbild; als Abbild Gottes schuf er ihn. Als Mann und Frau schuf er sie. Gott segnete sie und Gott sprach zu ihnen: Seid fruchtbar und vermehrt euch, bevölkert die Erde, unterwerft sie euch und herrscht über die Fische des Meeres, über die Vögel des Himmels und über alle Tiere, die sich auf dem Land regen. Dann sprach Gott: Hiermit übergebe ich euch alle Pflanzen auf der ganzen Erde, die Samen tragen, und alle Bäume mit samenhaltigen Früchten. Euch sollen sie zur Nahrung dienen. Allen Tieren des Feldes, allen Vögeln des Himmels und allem, was sich auf der Erde regt, was Lebensatem in sich hat, gebe ich alle grünen Pflanzen zur Nahrung. So geschah es. Gott sah alles an, was er gemacht hatte: Es war sehr gut. Es wurde Abend und es wurde Morgen: der sechste Tag.

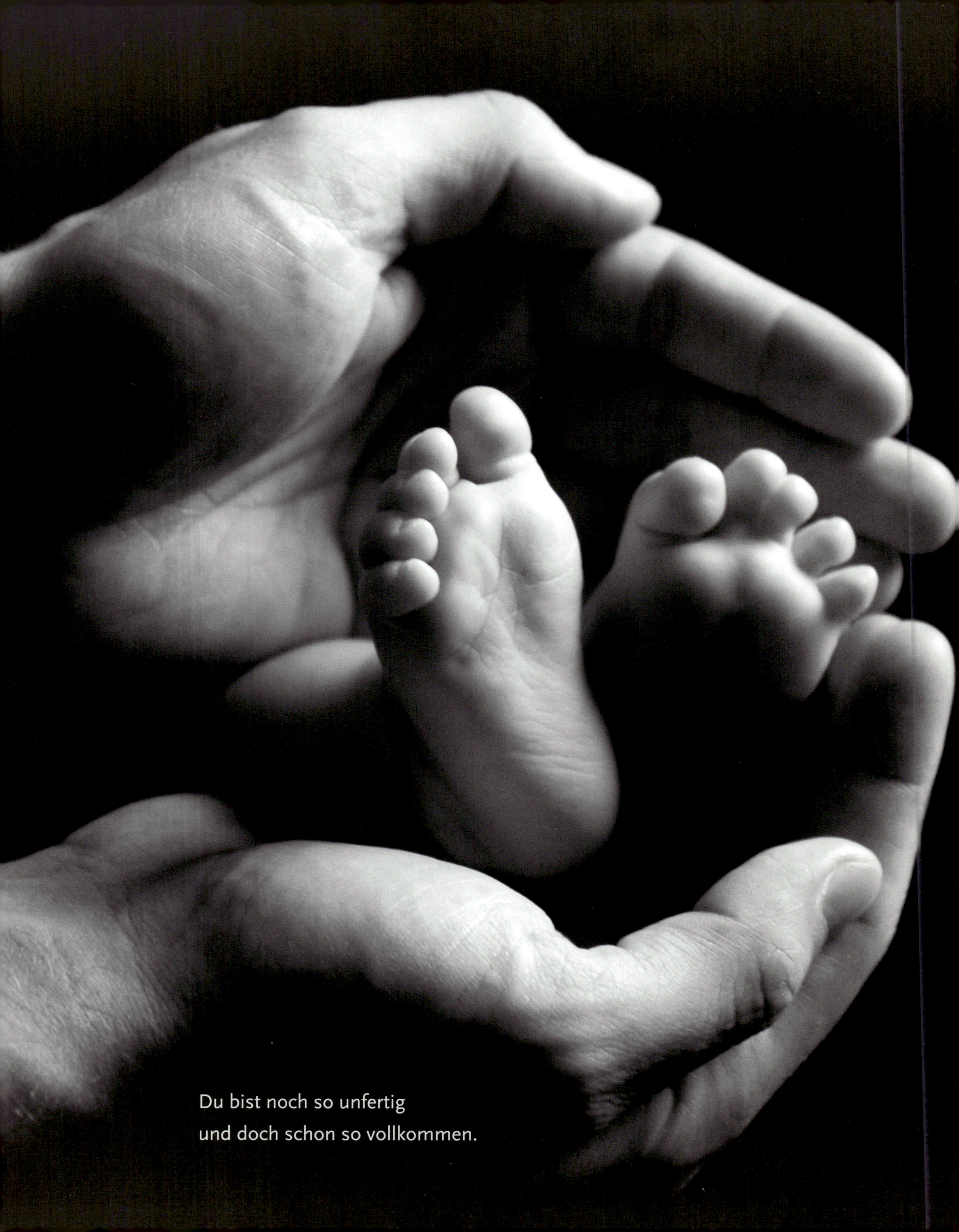

Du bist noch so unfertig
und doch schon so vollkommen.

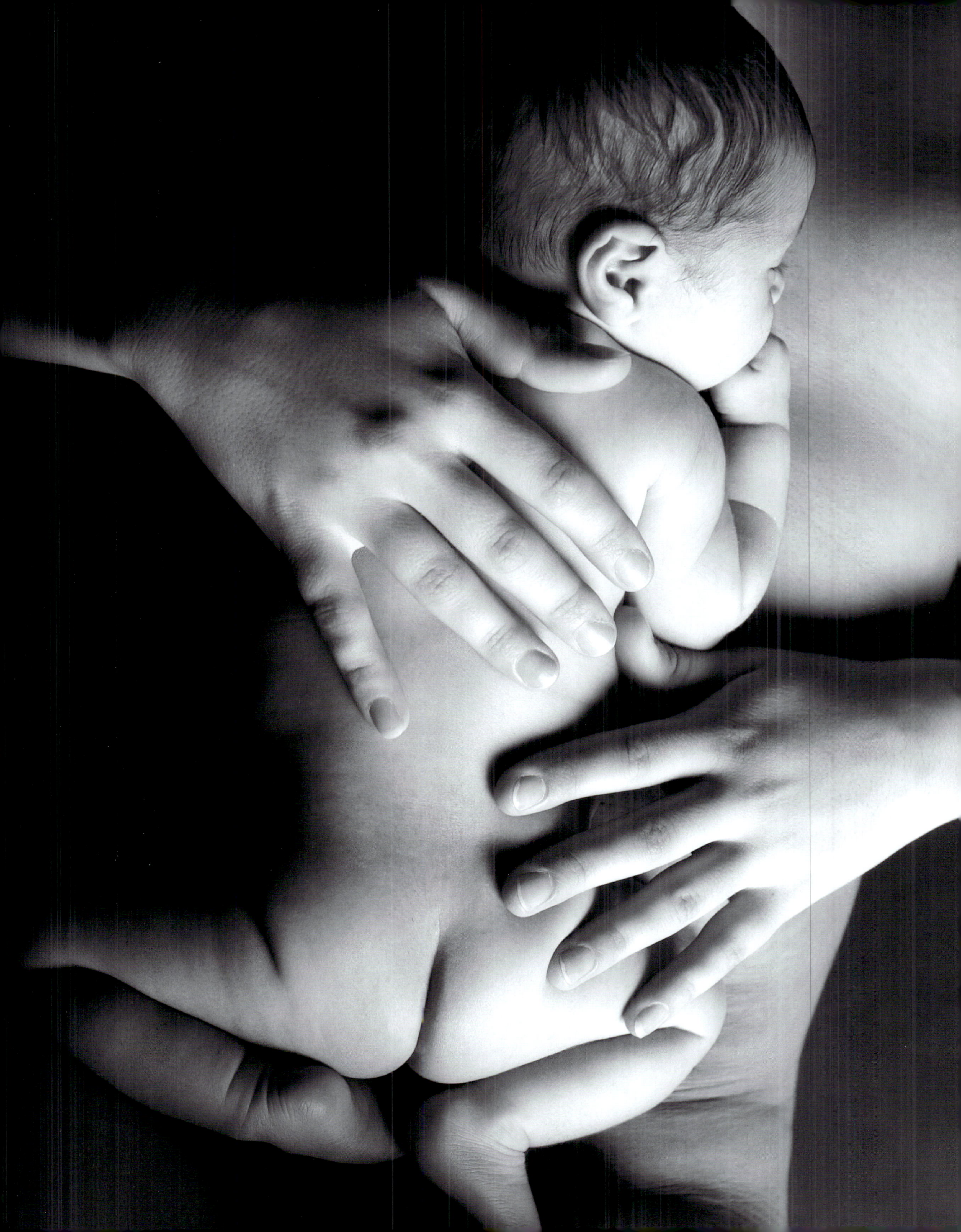

Ich spüre, wie du dich in unser Leben strampelst.
Du wirst geboren und veränderst unsere Welt.

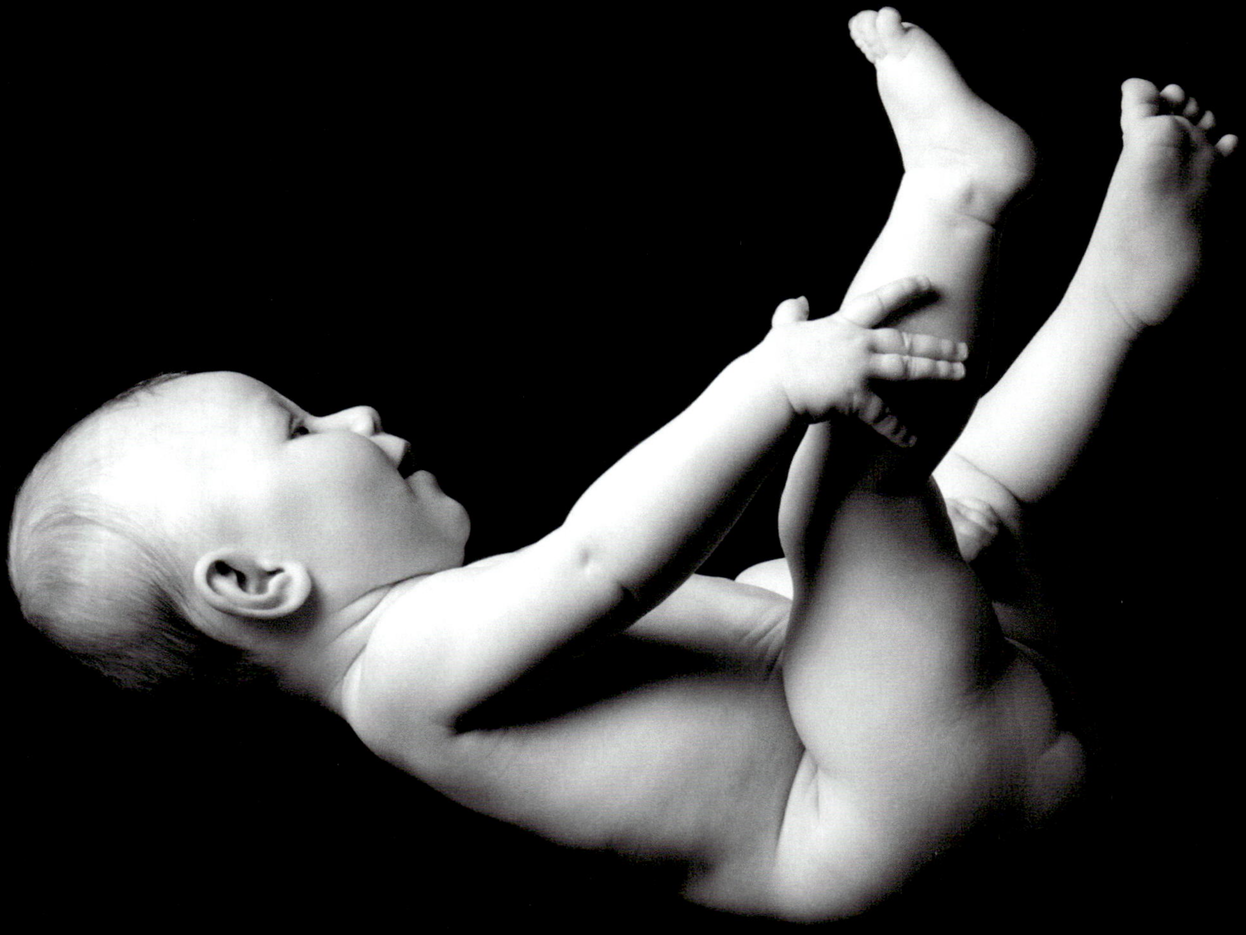

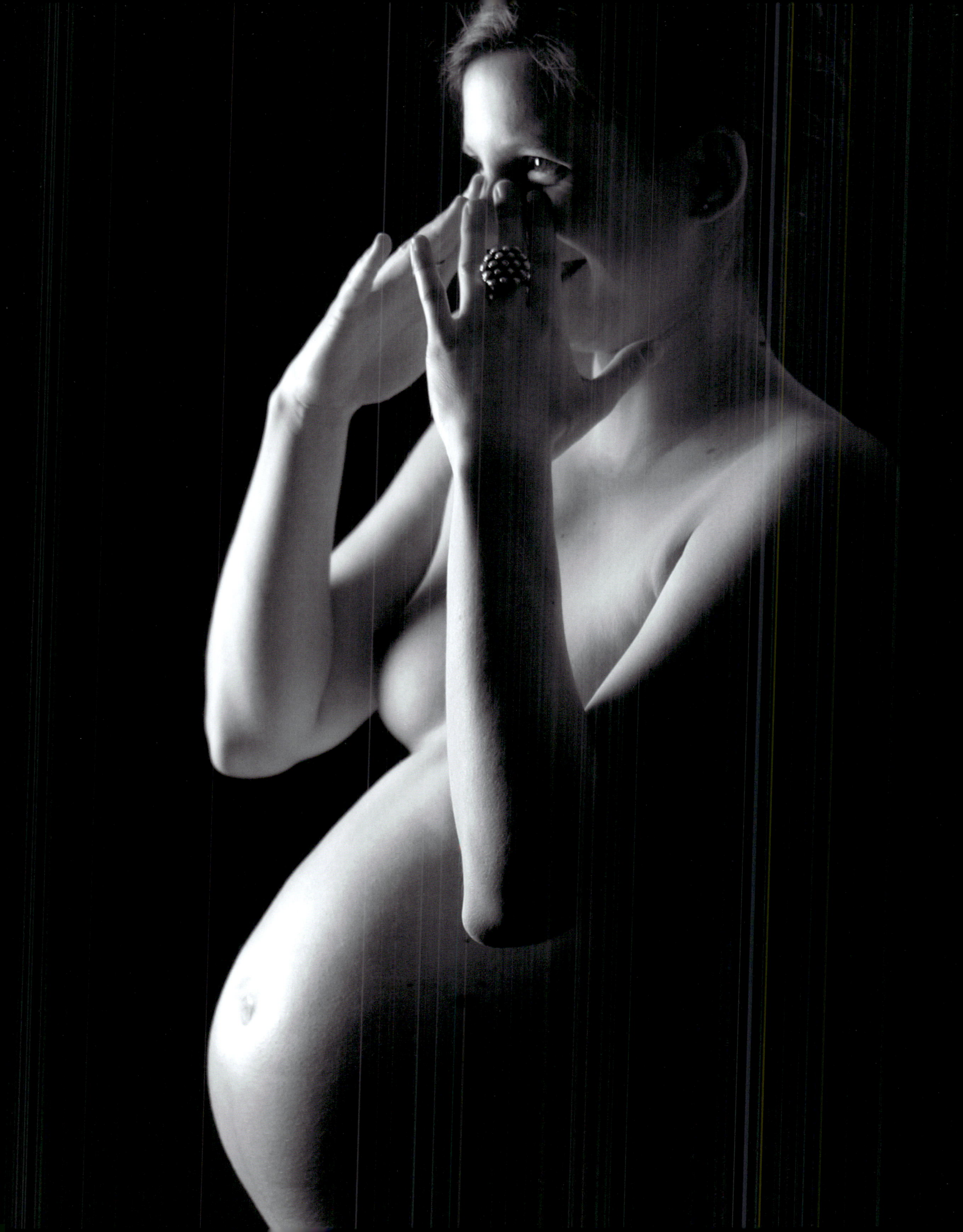

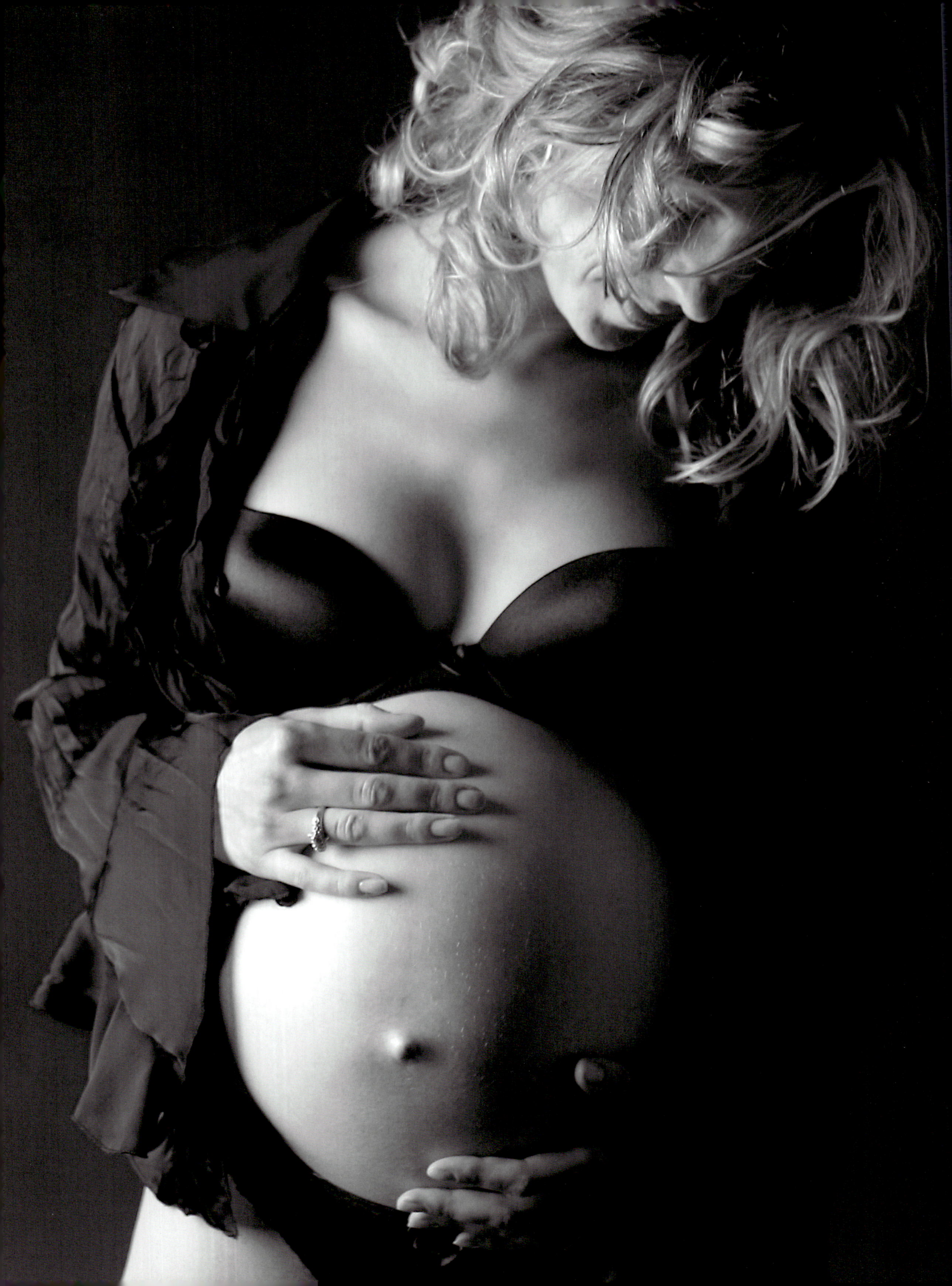

Seit der ersten Sekunde trage
ich dich voller Stolz in mir.

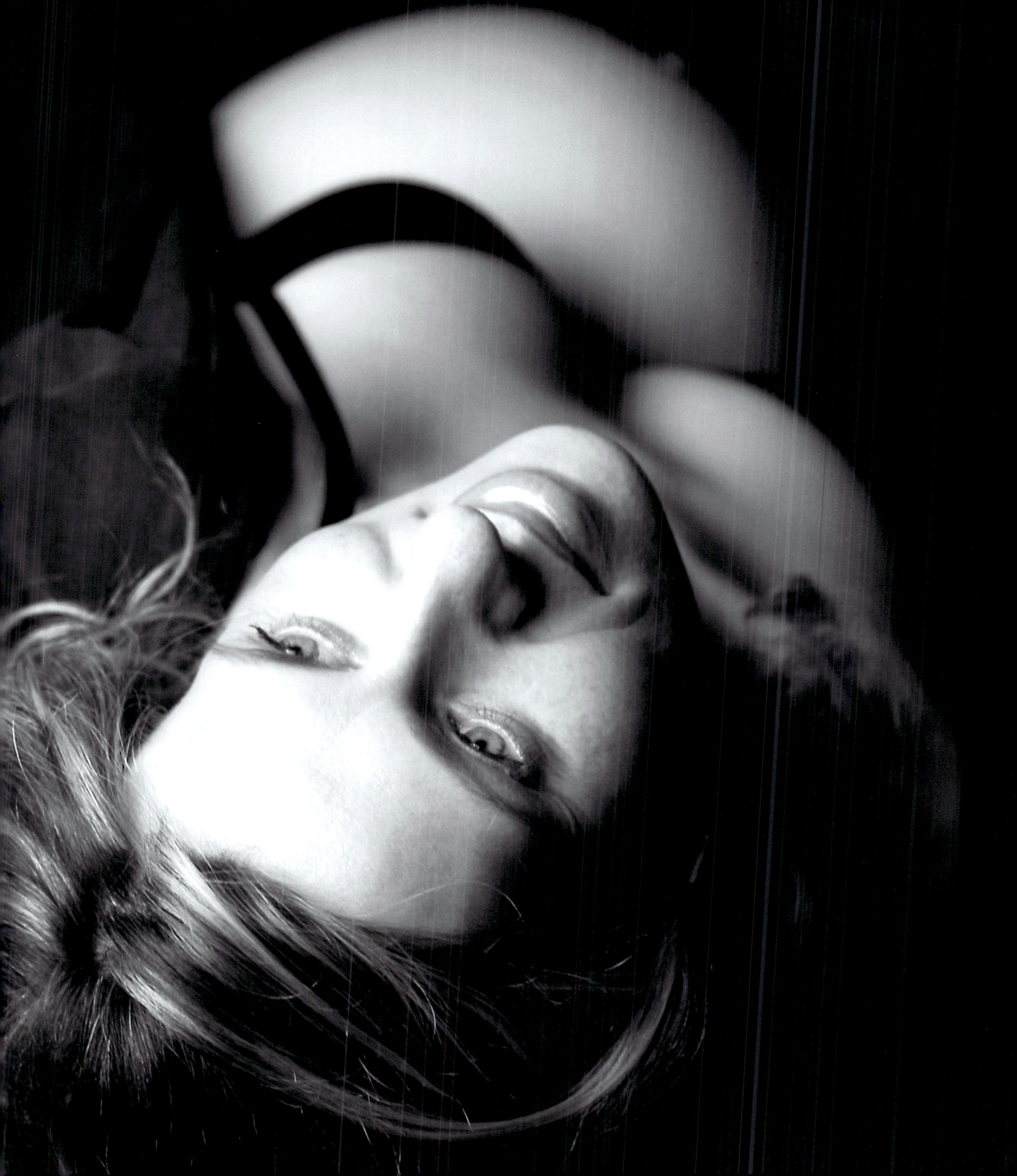

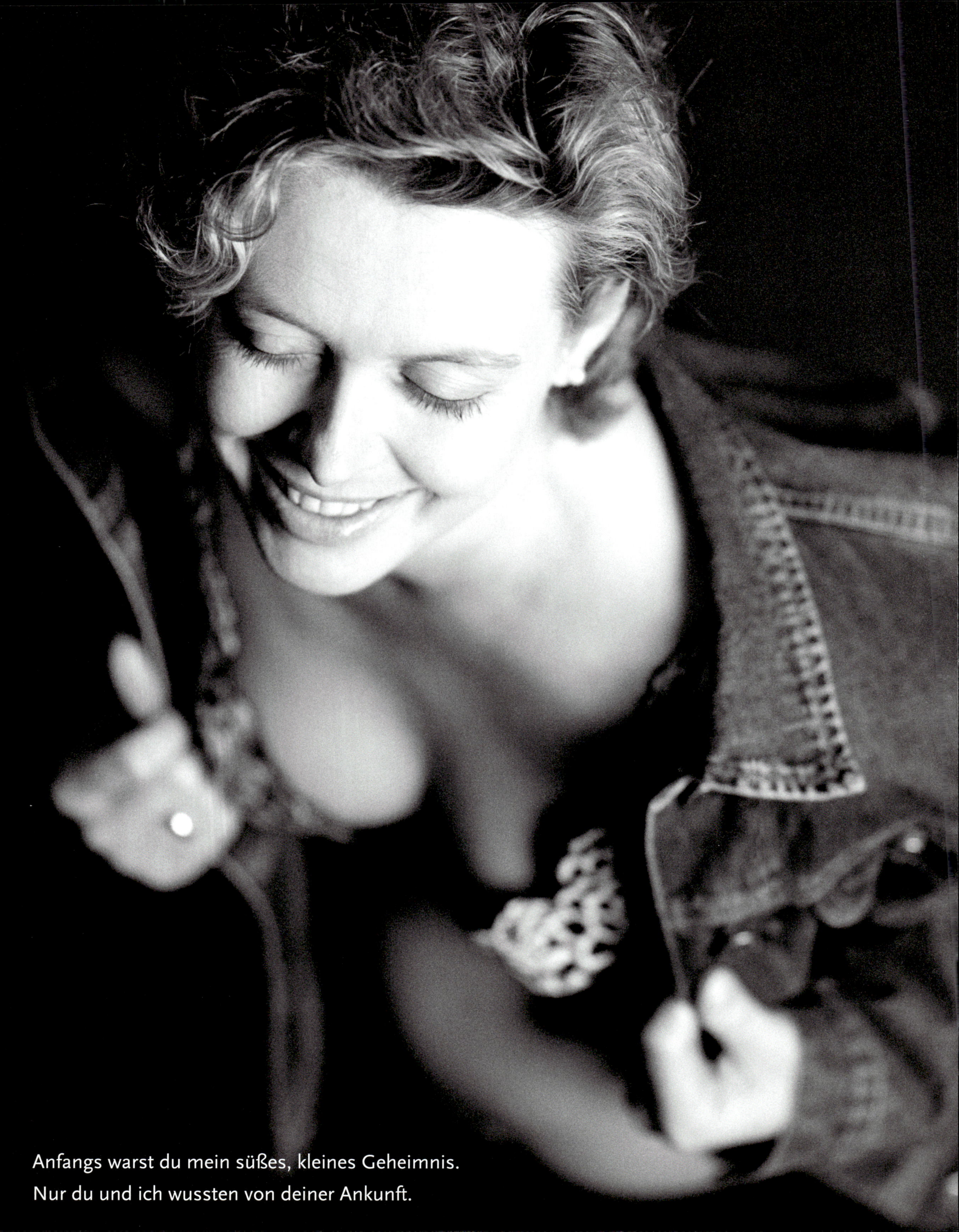

Anfangs warst du mein süßes, kleines Geheimnis.
Nur du und ich wussten von deiner Ankunft.

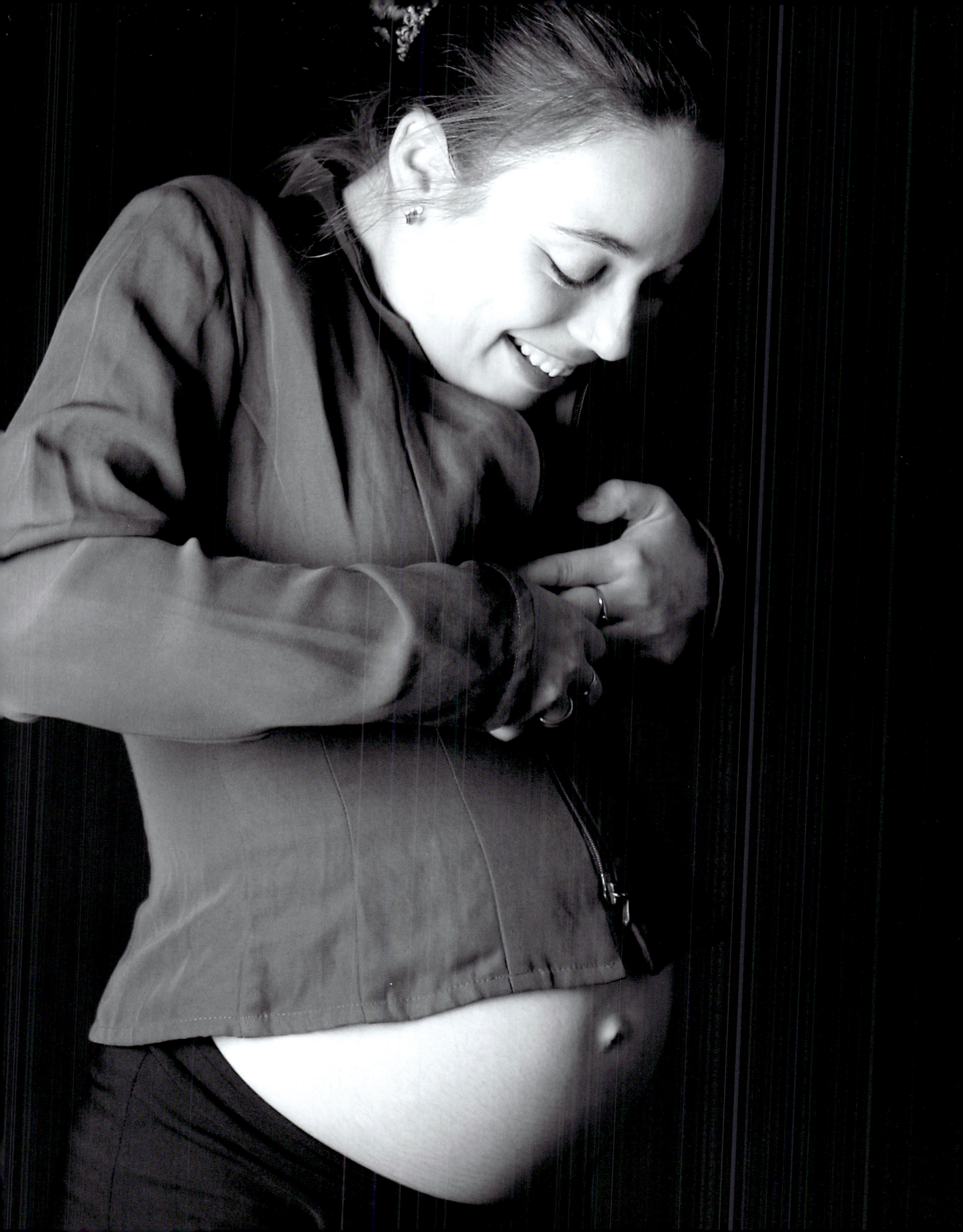

Das Leben beschenkt mich aus dem Bauch heraus.

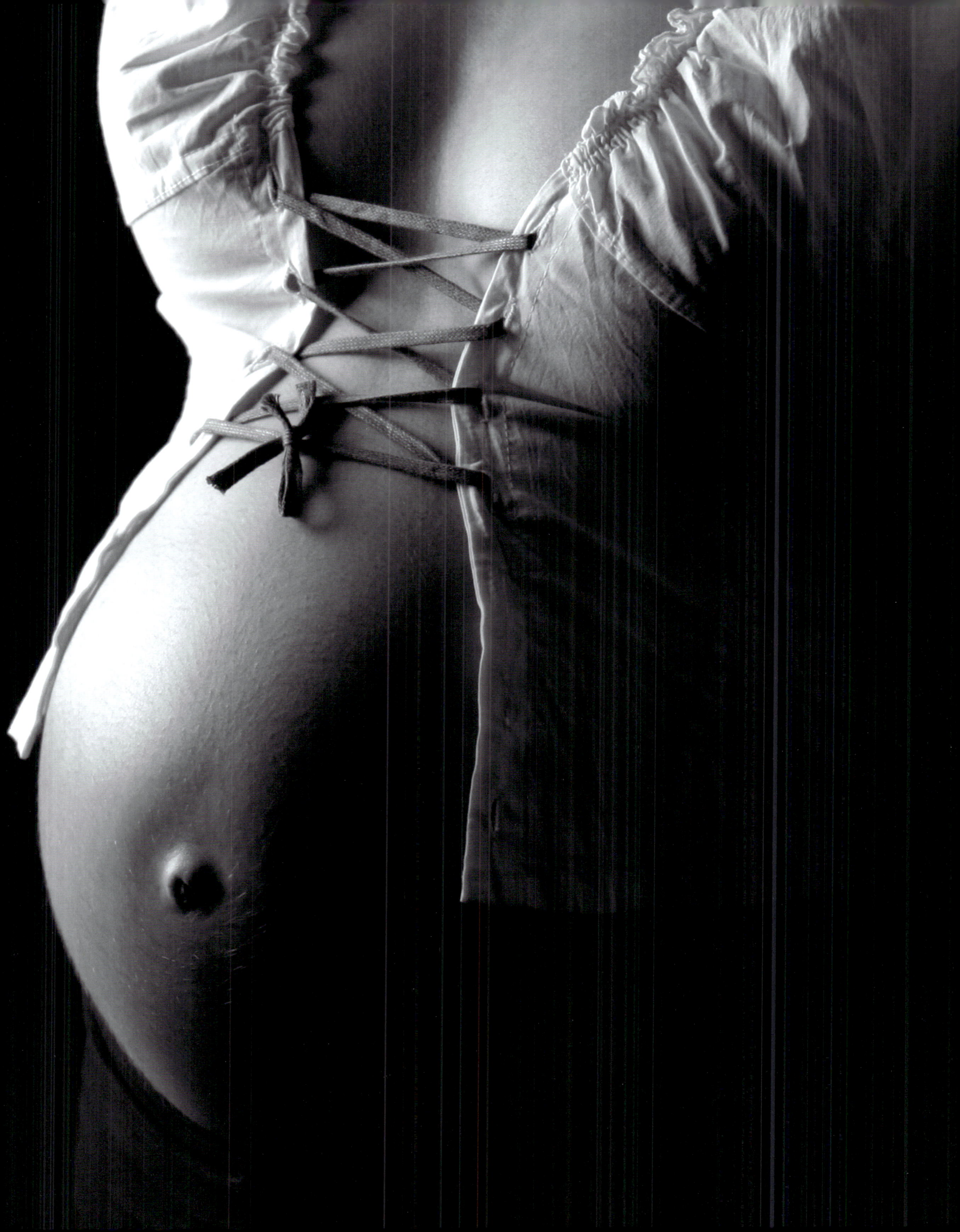

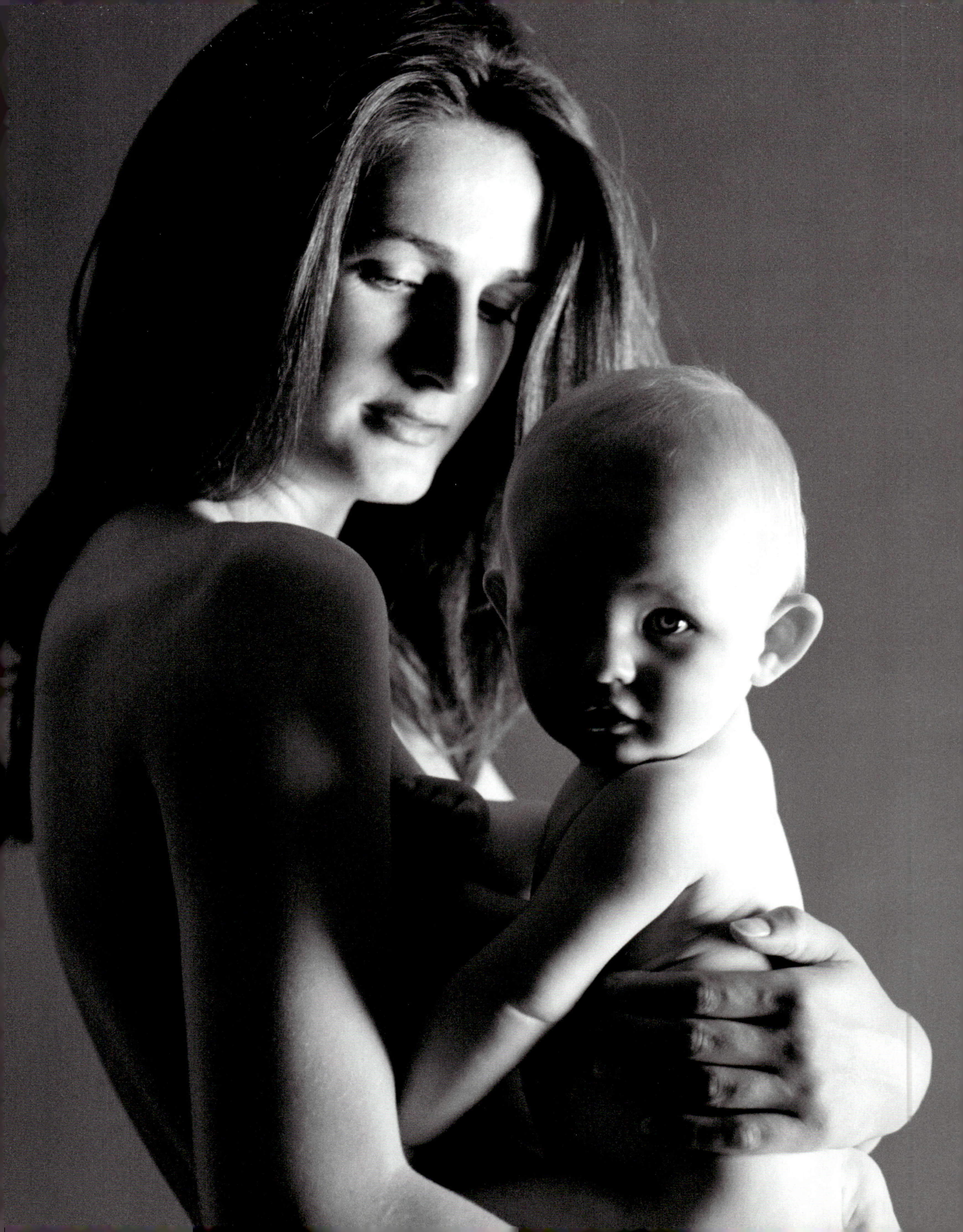

BEWEGUNG VON INNEN

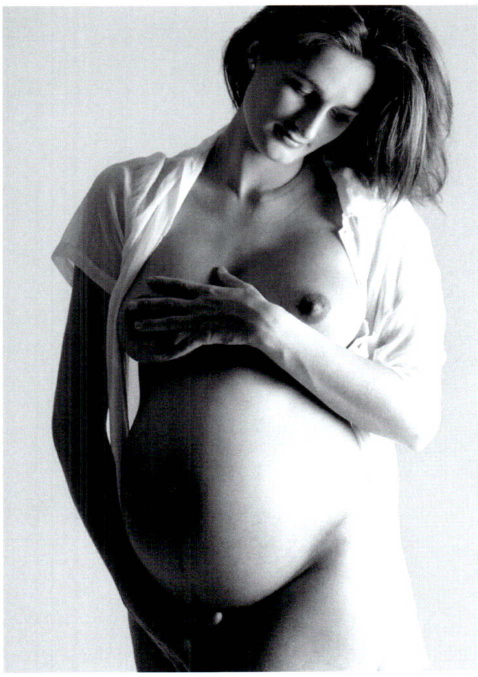

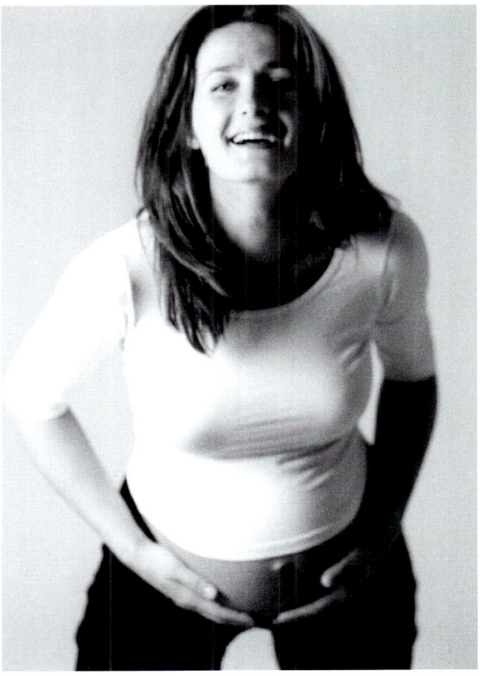

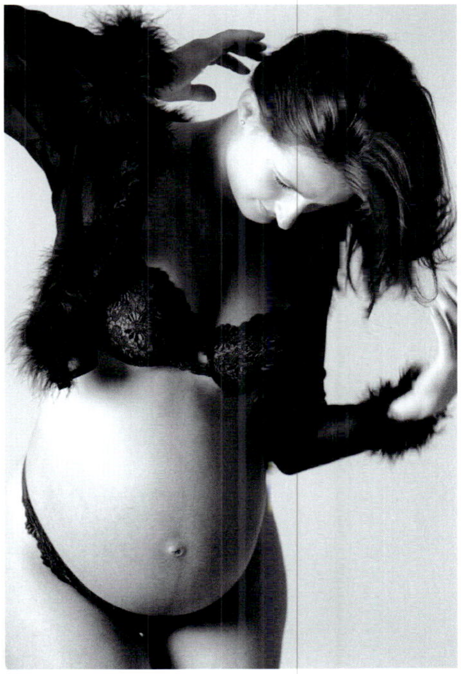

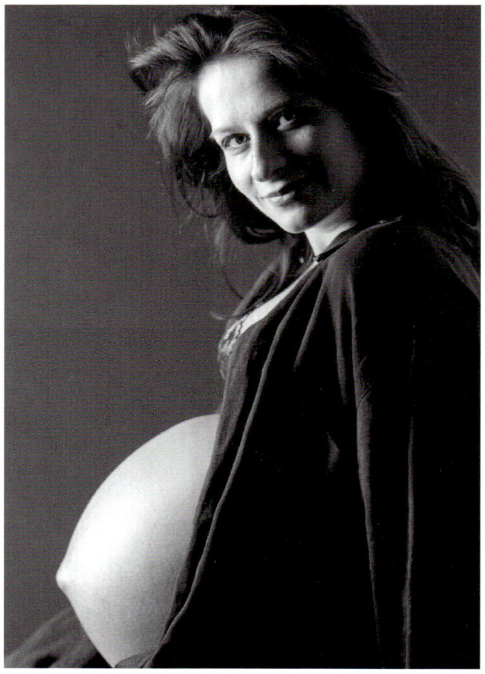

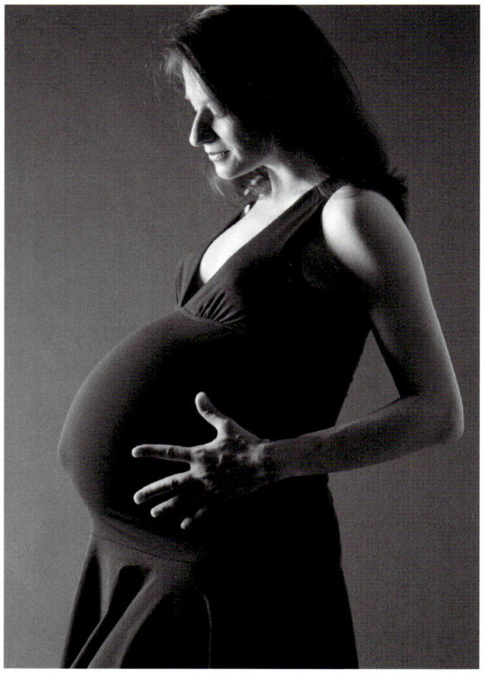

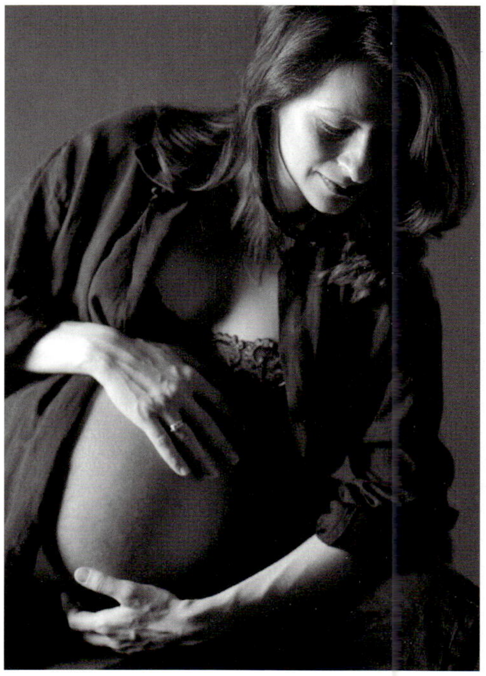

Das Wunder,
das in mir wächst,
ist ein kleiner Mensch.
Ich kann es kaum glauben
dich zu spüren.

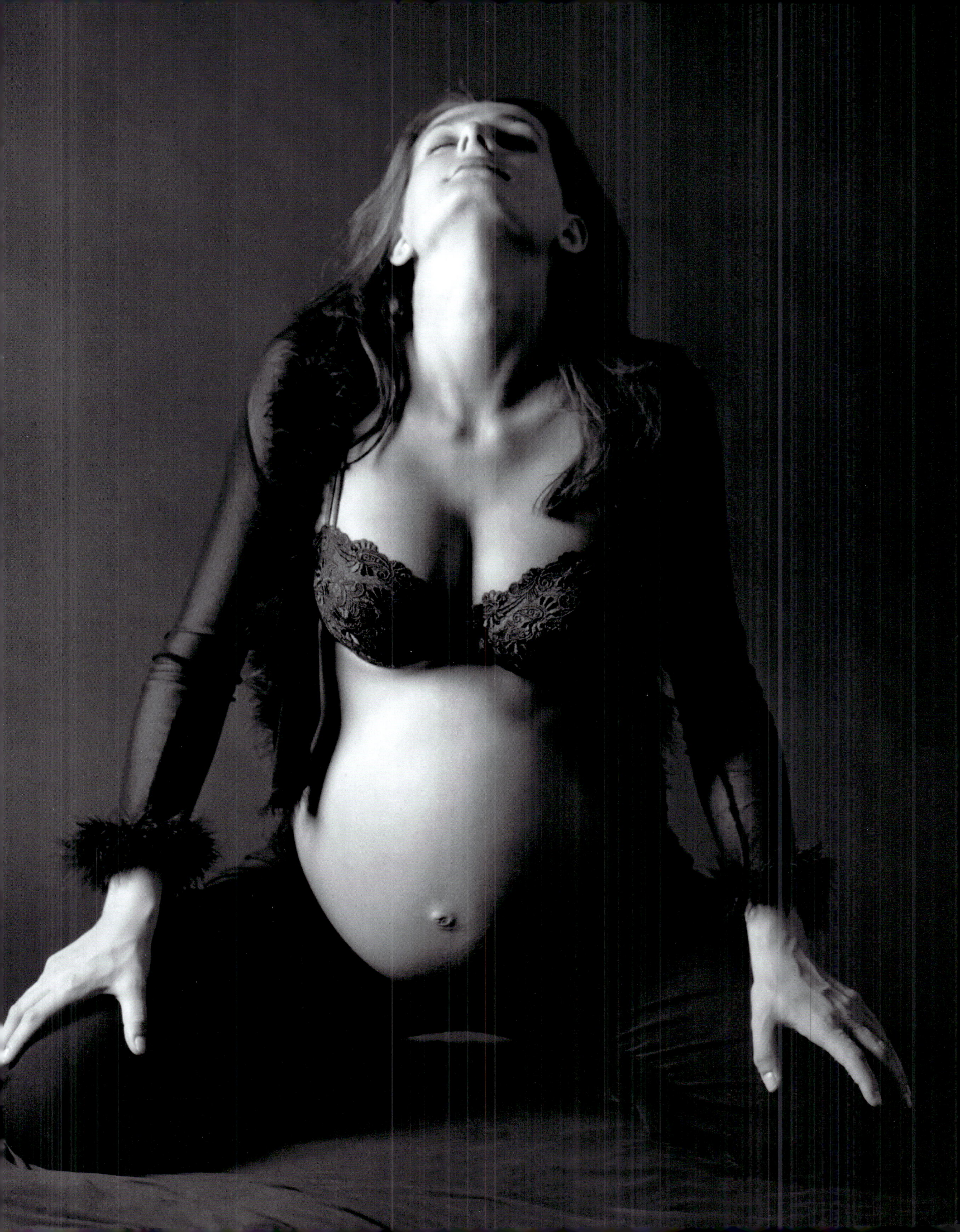

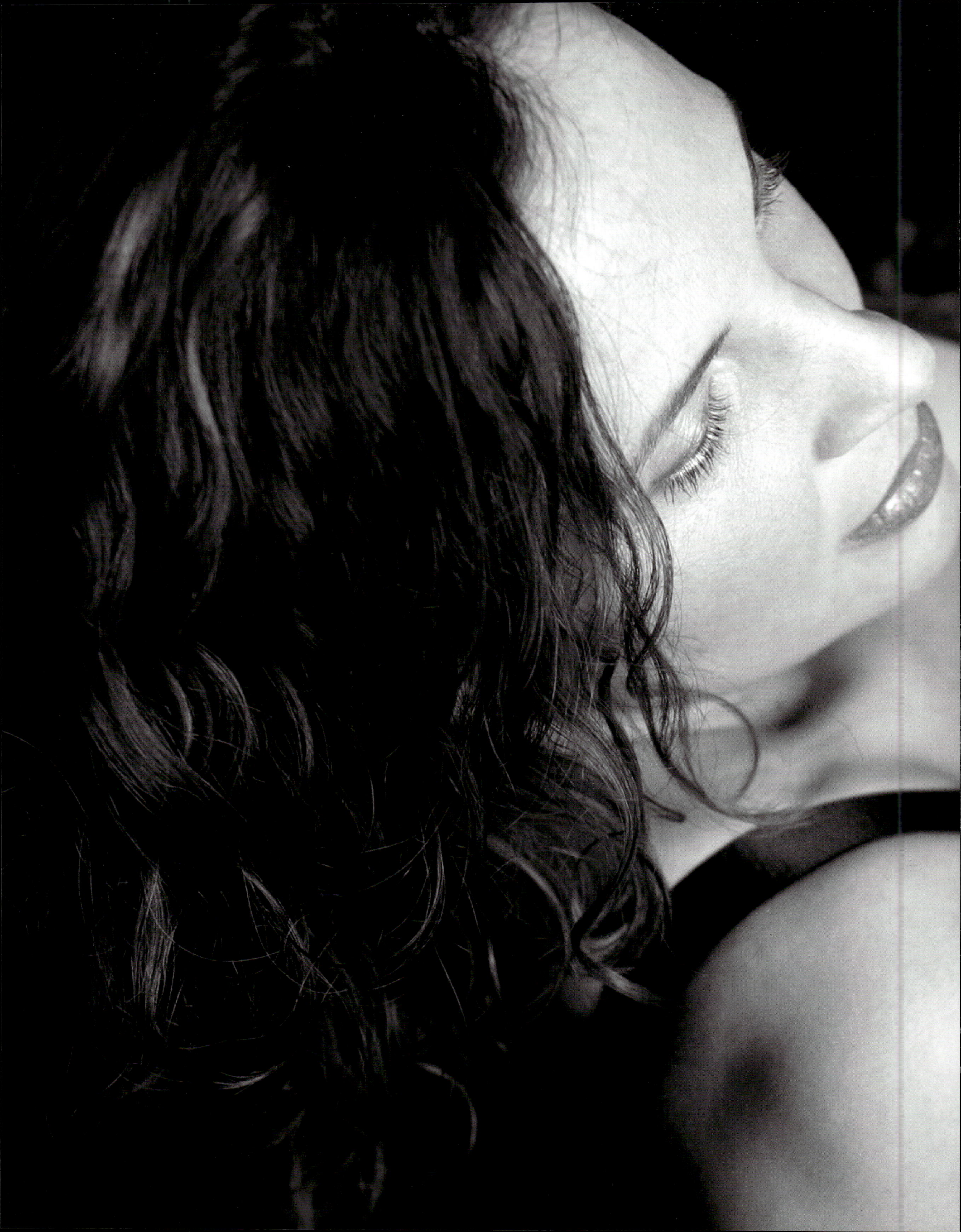

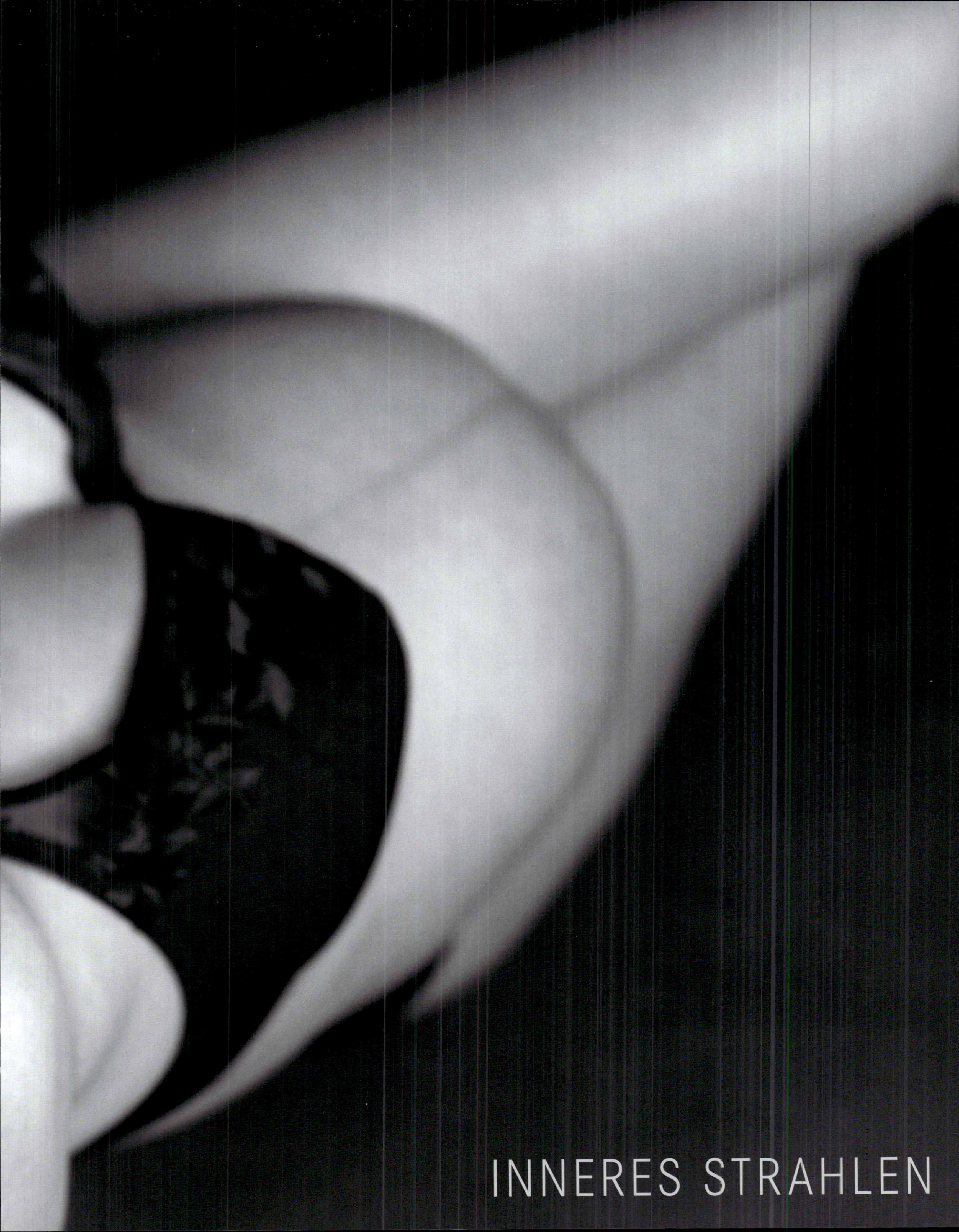
INNERES STRAHLEN

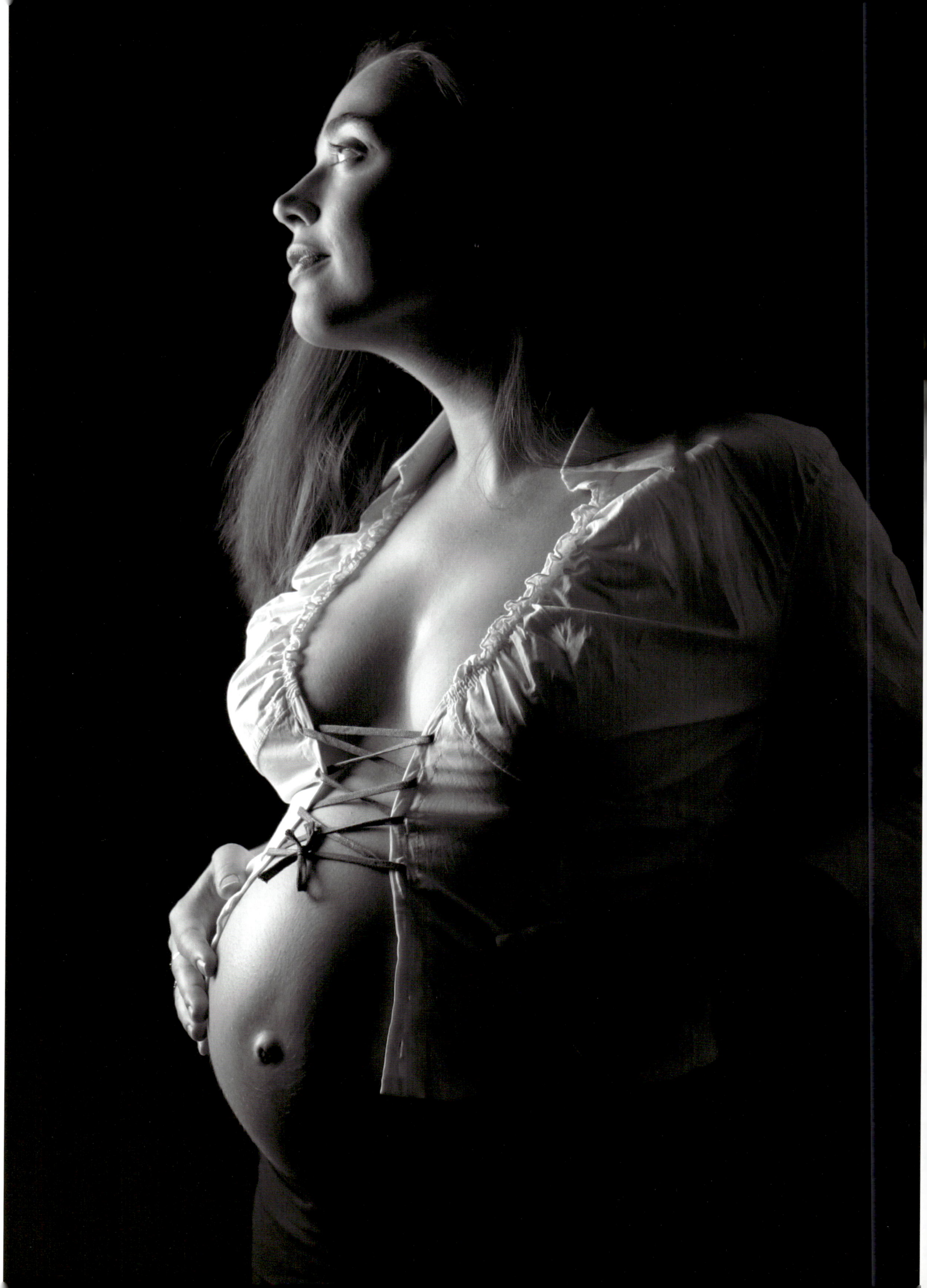

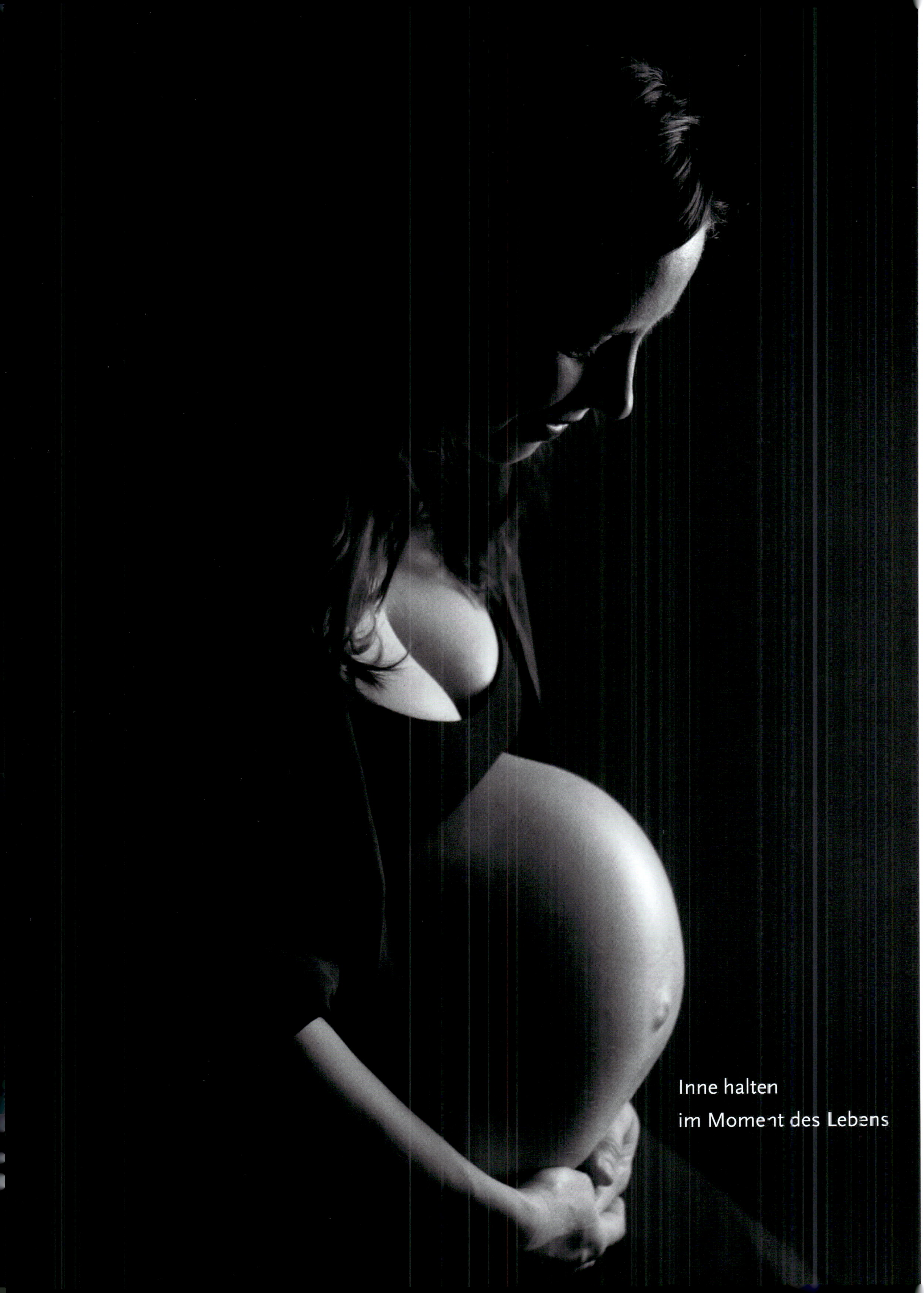
Inne halten
im Moment des Lebens

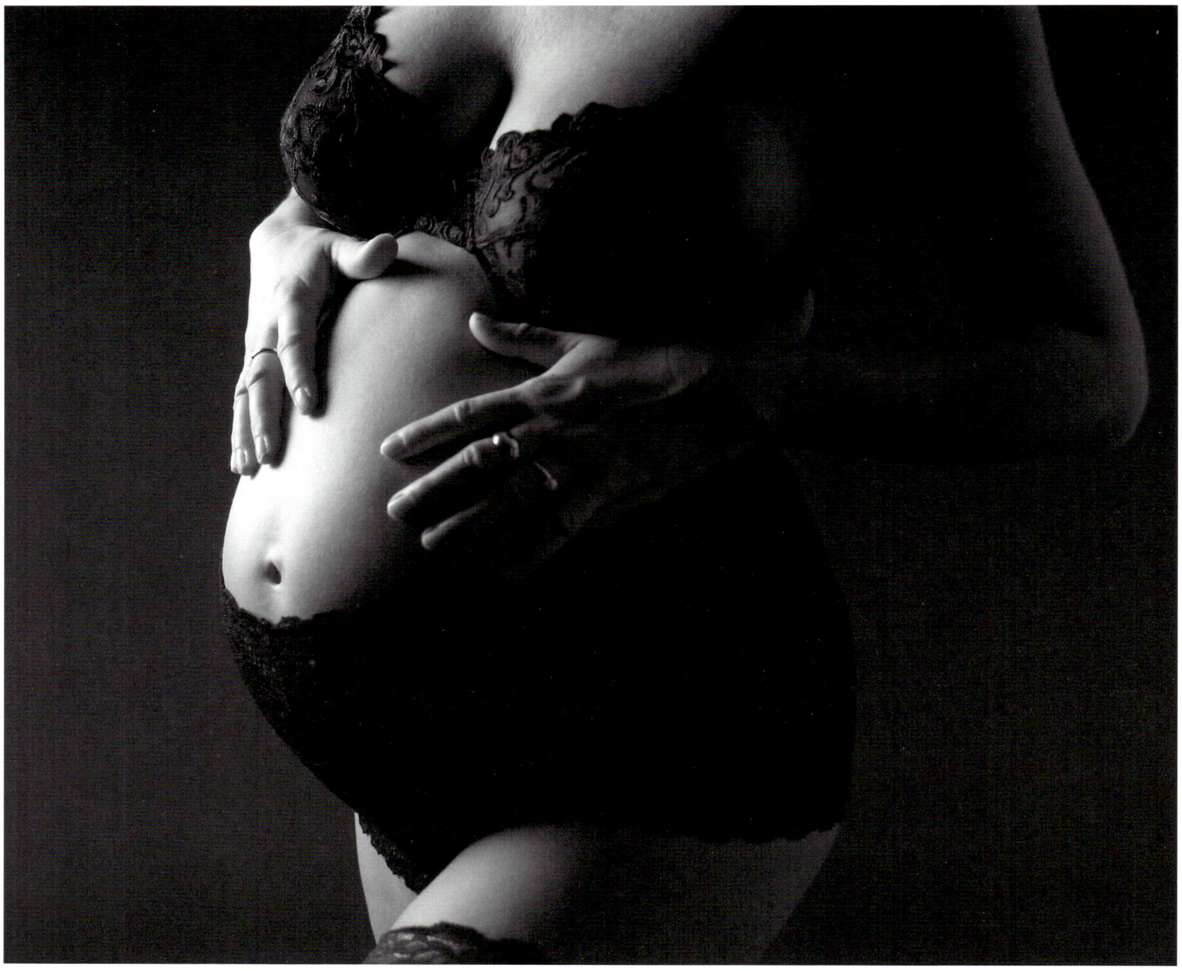

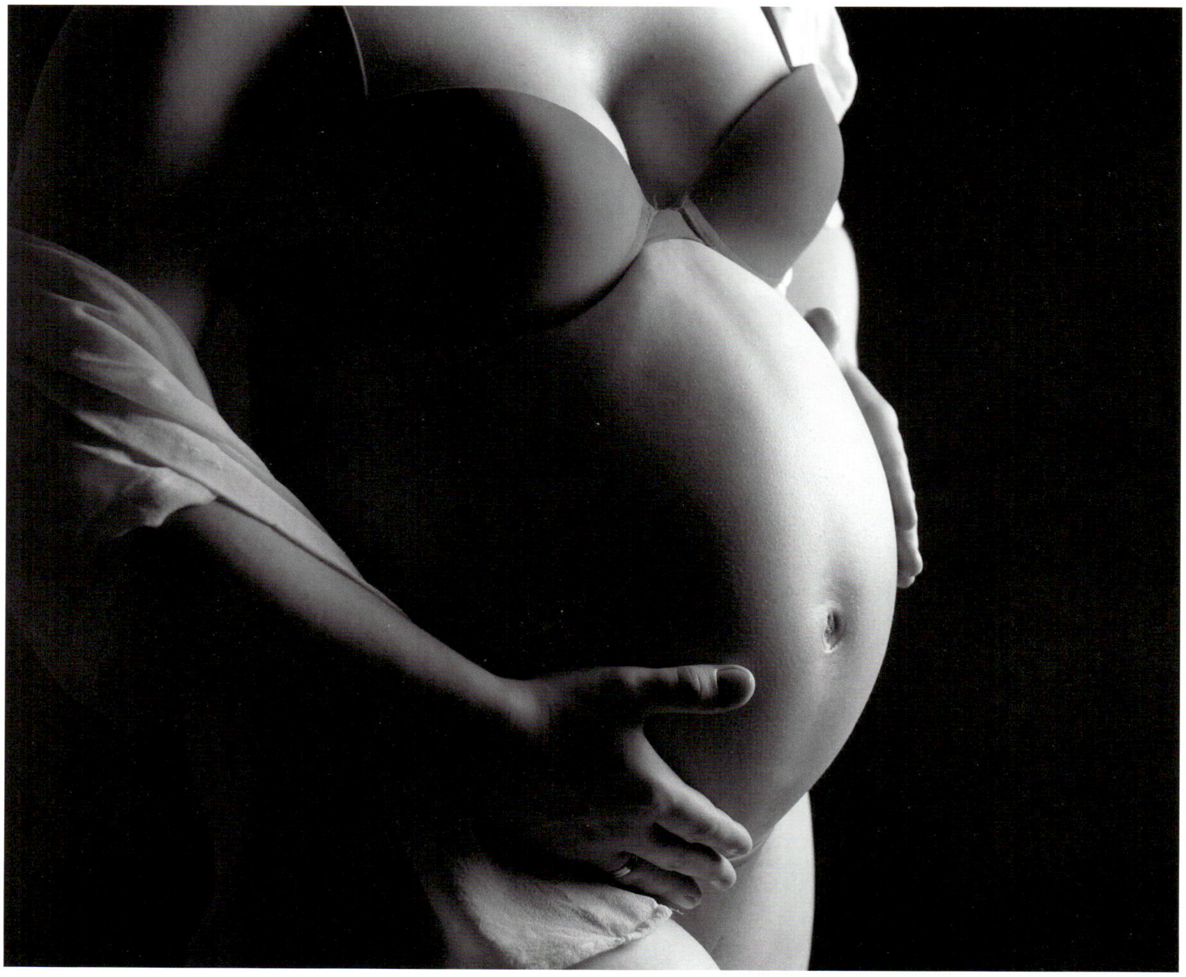

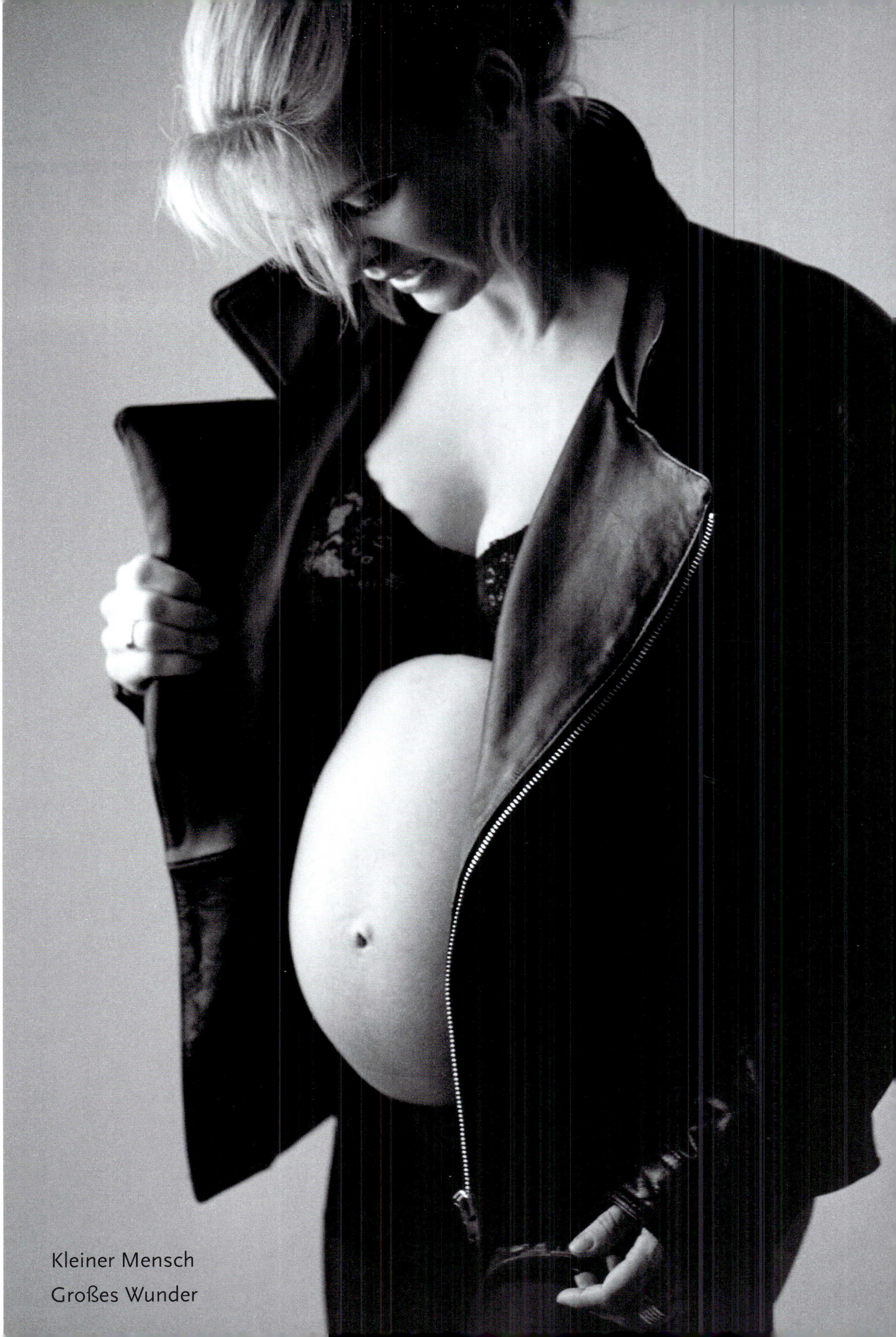

Kleiner Mensch
Großes Wunder

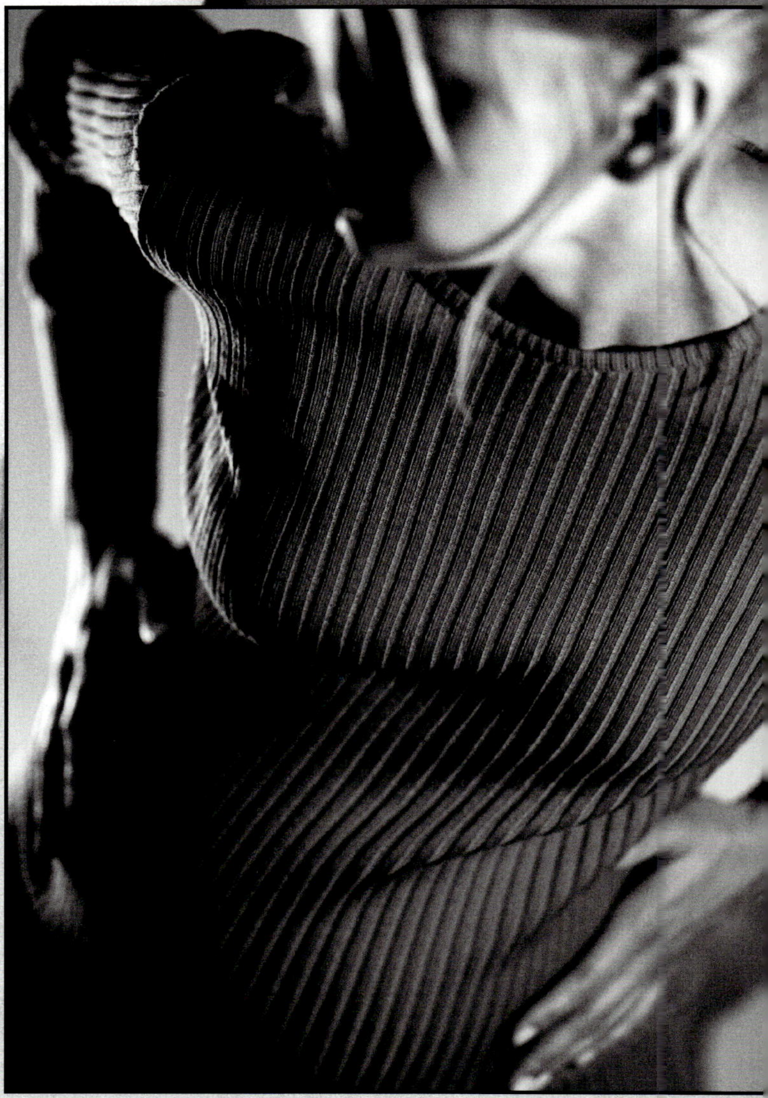

Mein Körper ist der Spiegel meiner Veränderung,
die in mir neue Räume öffnet.

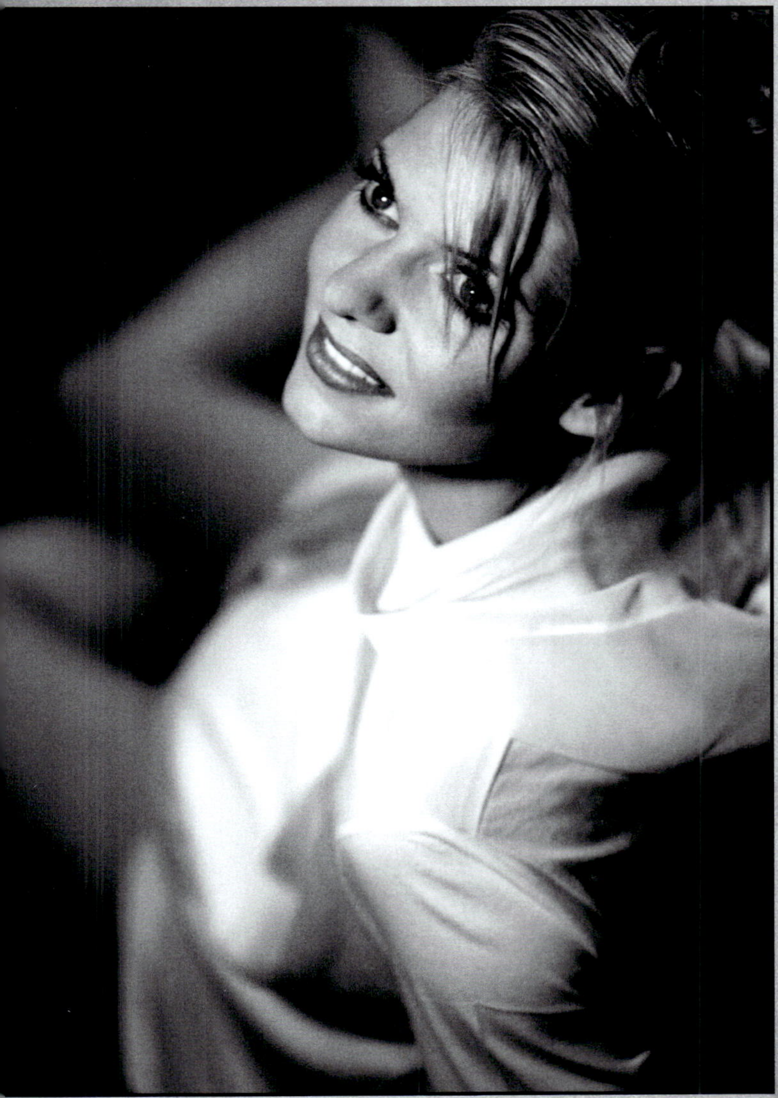

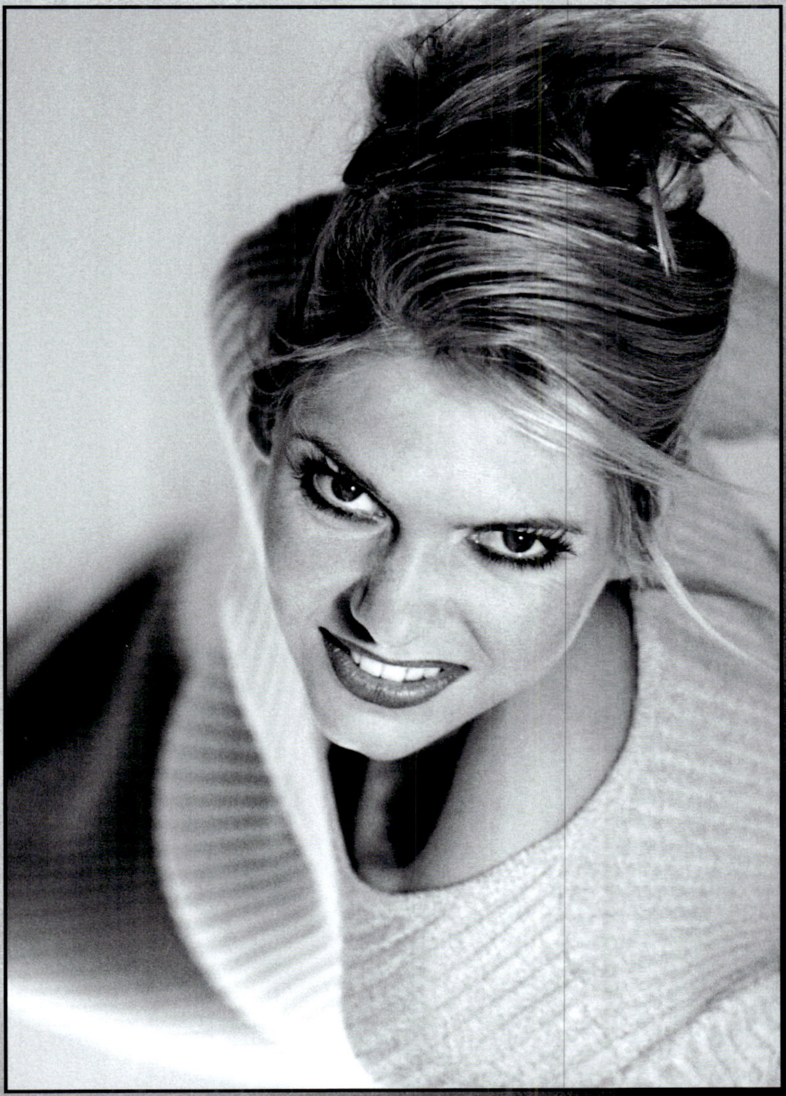

Welche Seele

auch immer meinen Körper ausgesucht hat,

um darin zu wachsen und zu reifen,

um frei zu sein für das Leben,

du bist in mir gewachsen

und ich mit dir.

Ich liebe dich.

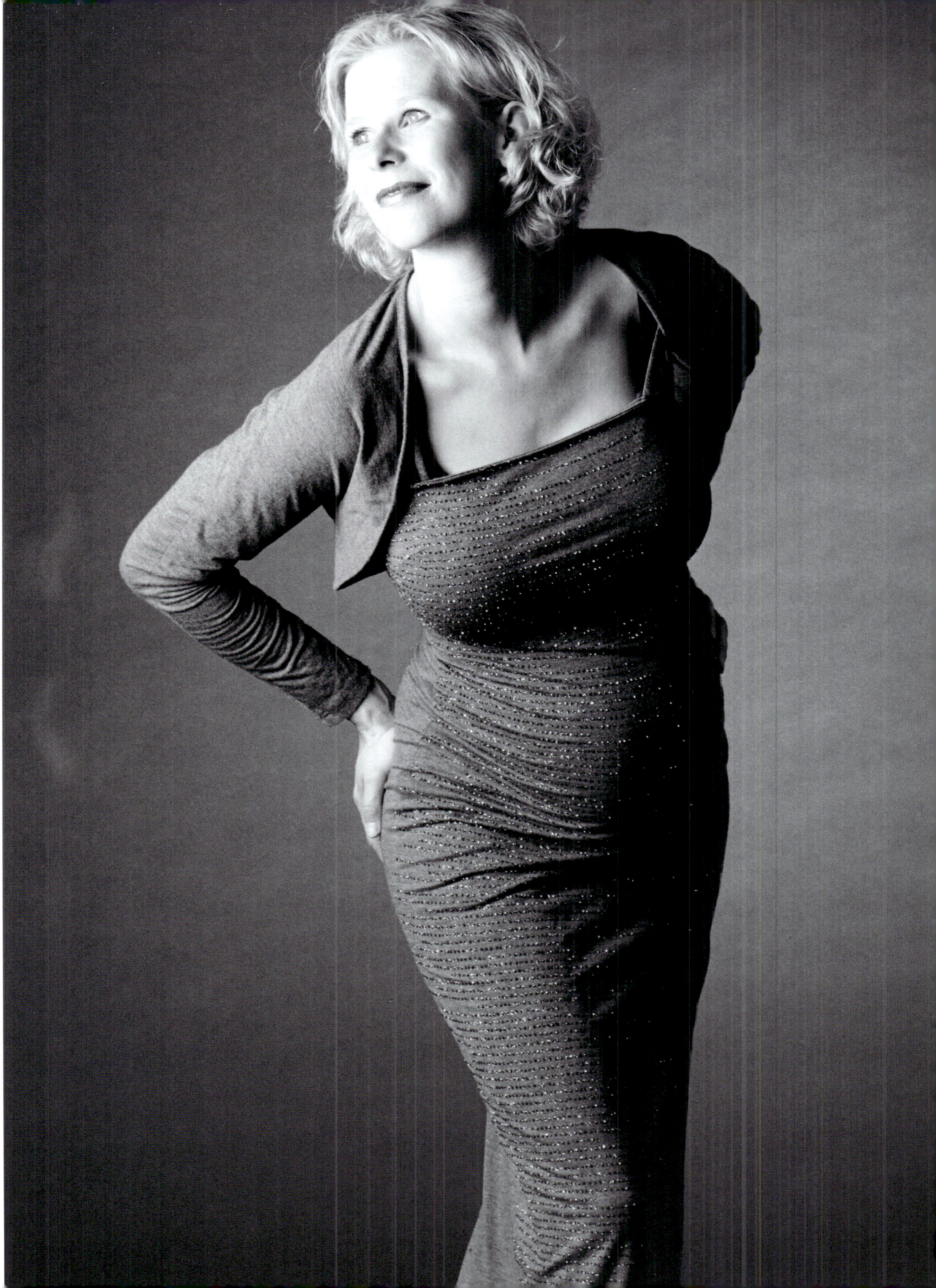

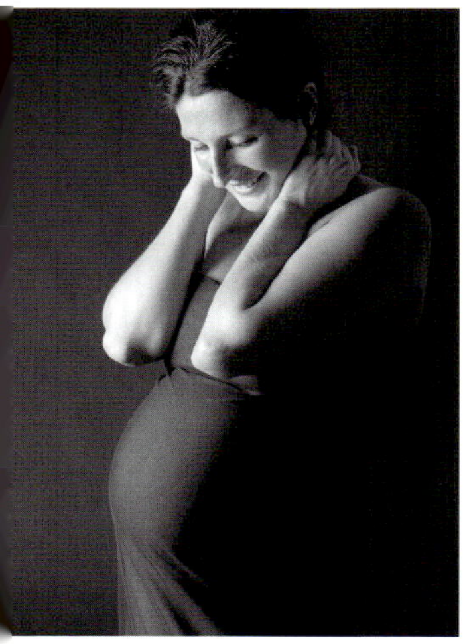
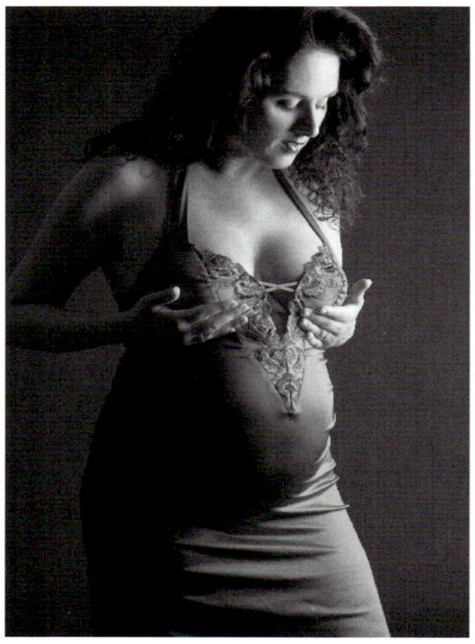
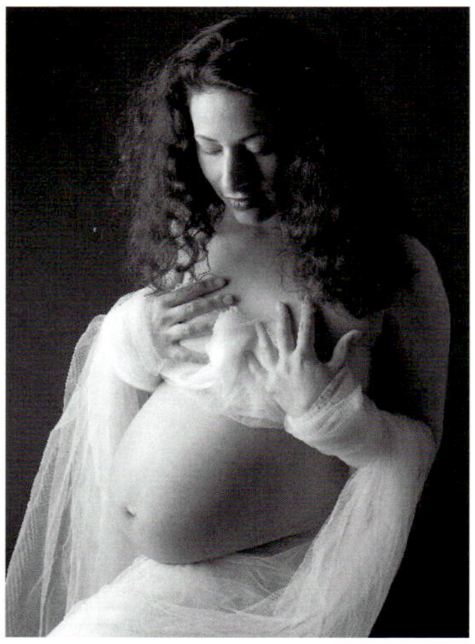
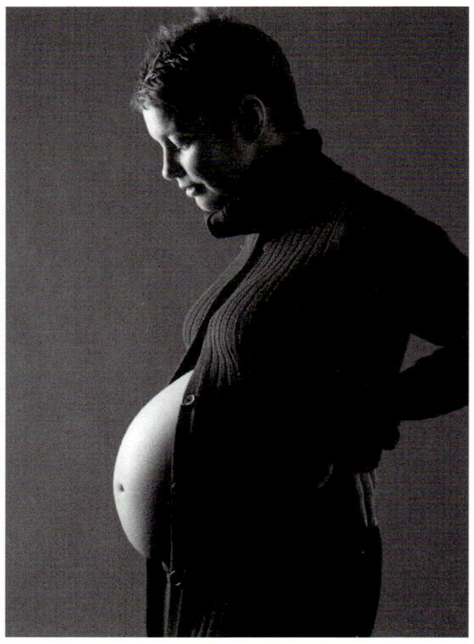
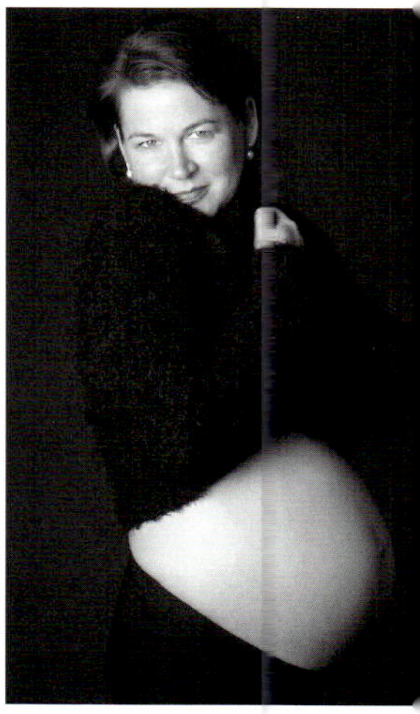

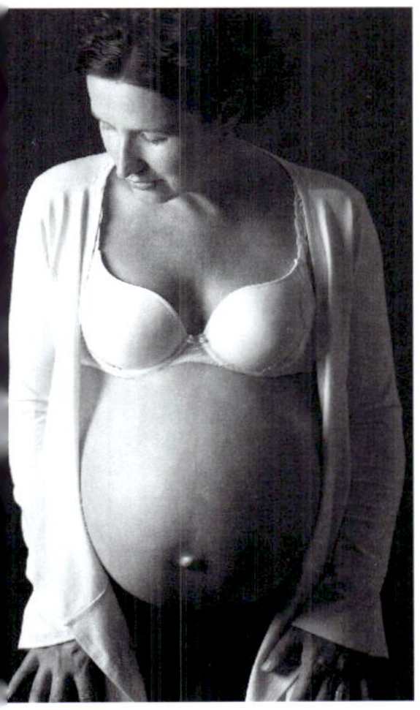
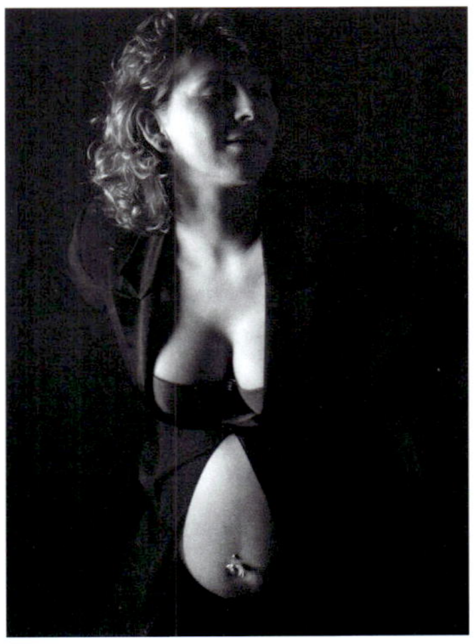
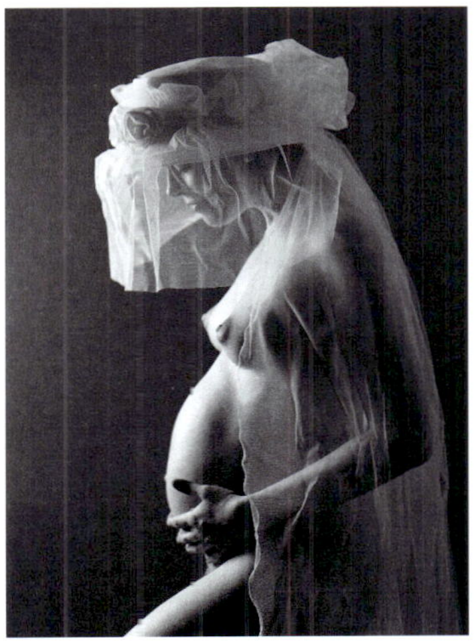
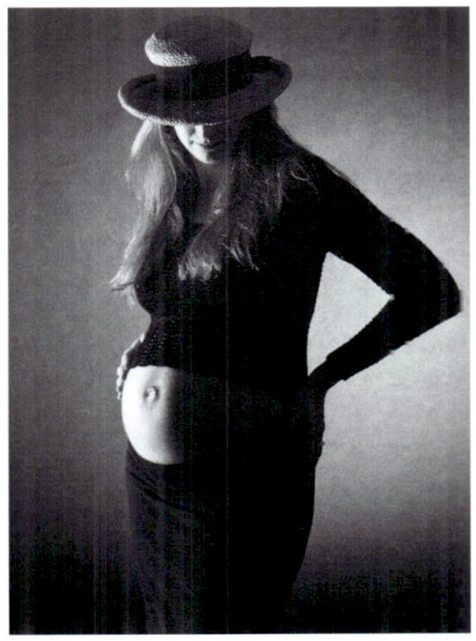
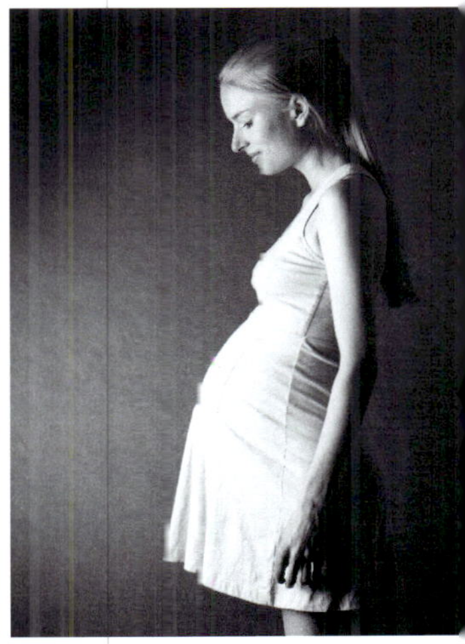

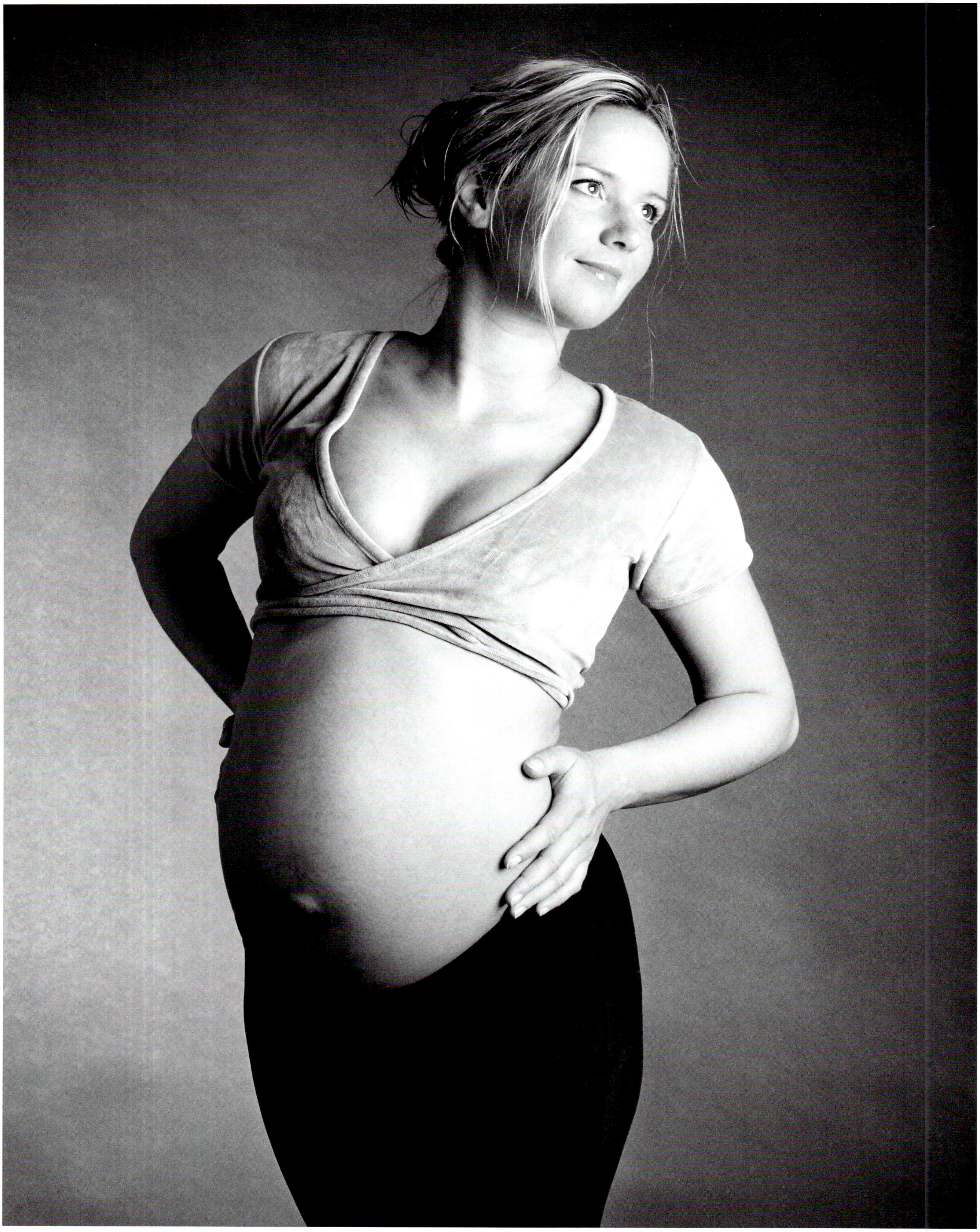

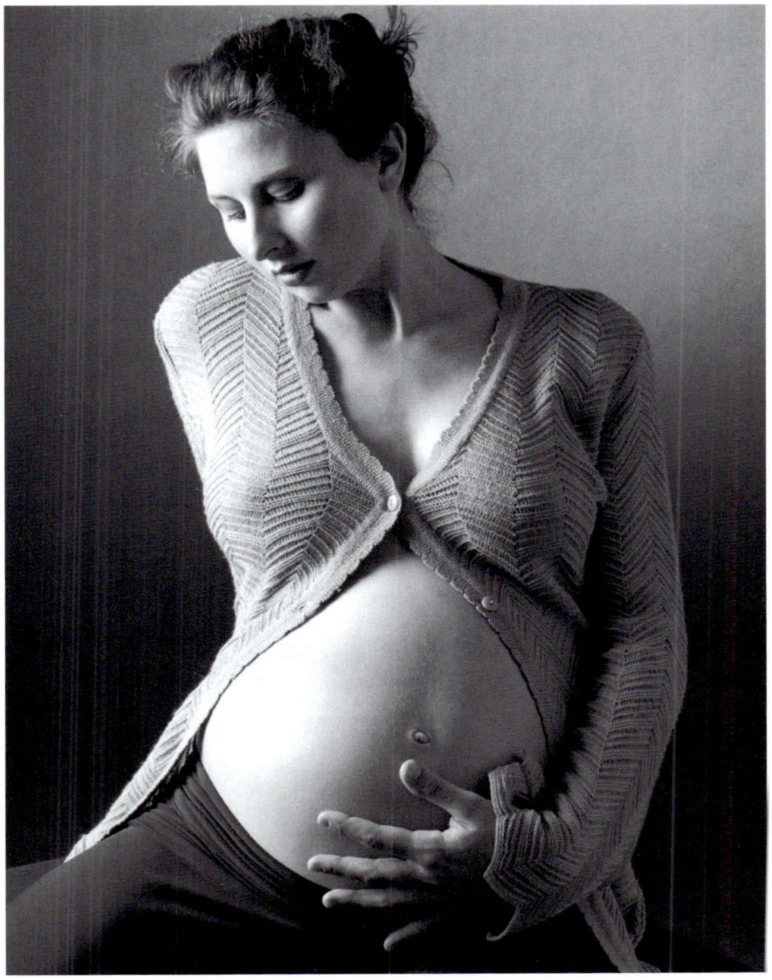
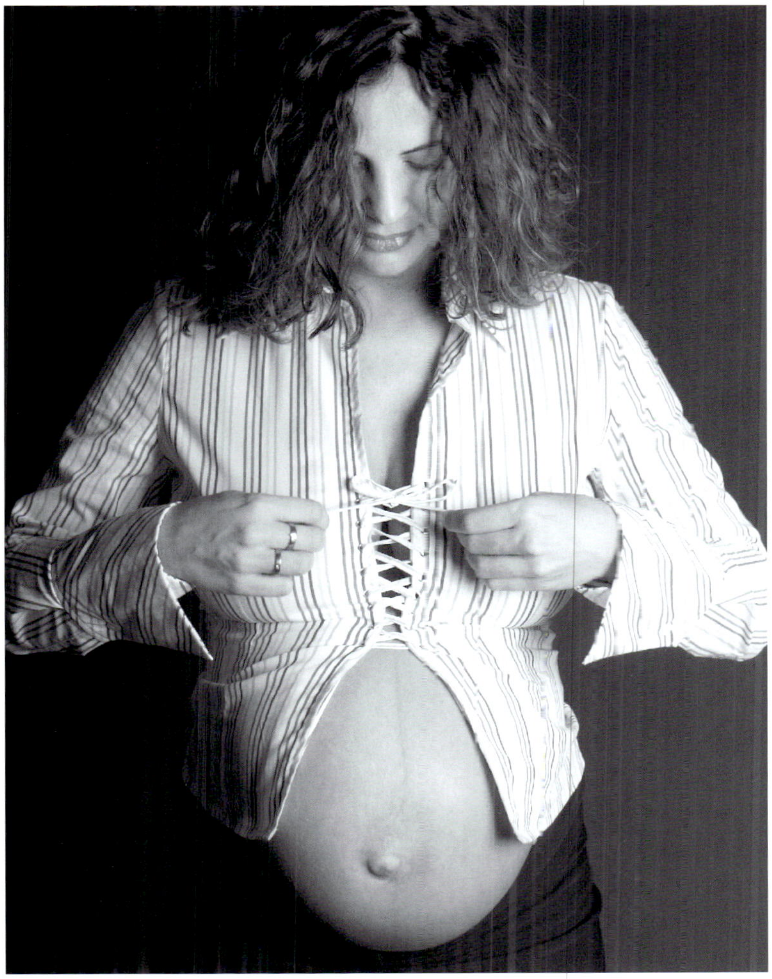
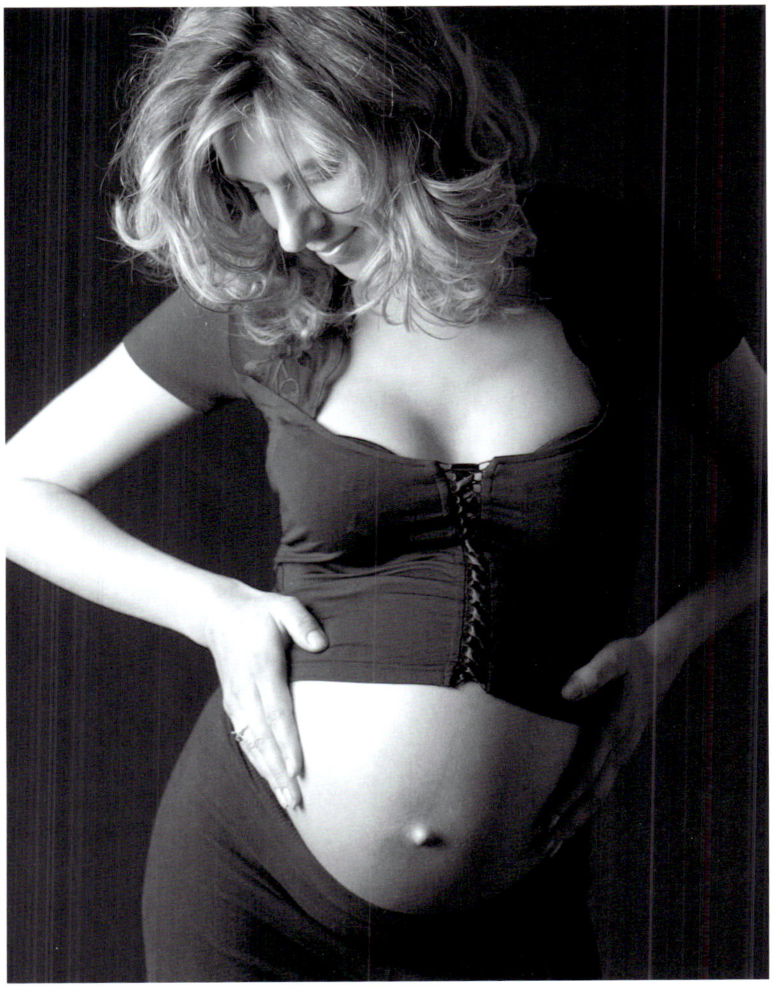
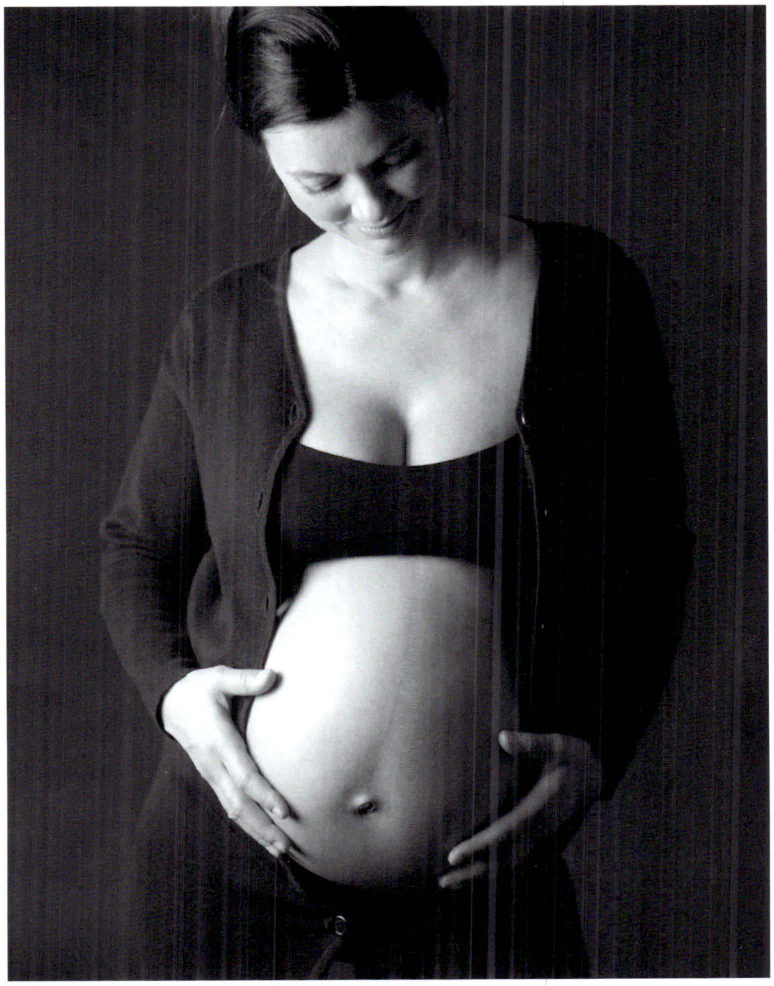

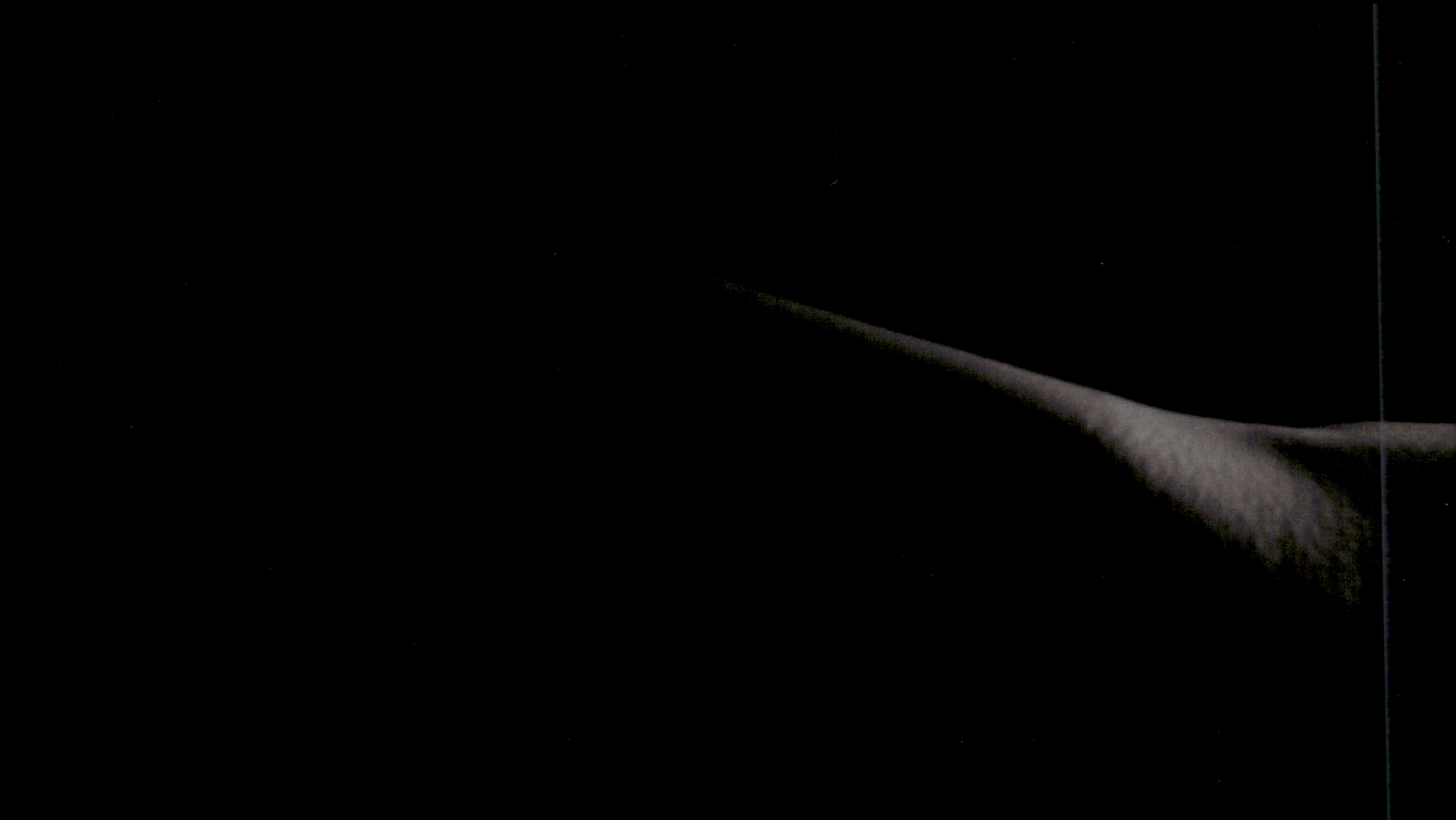

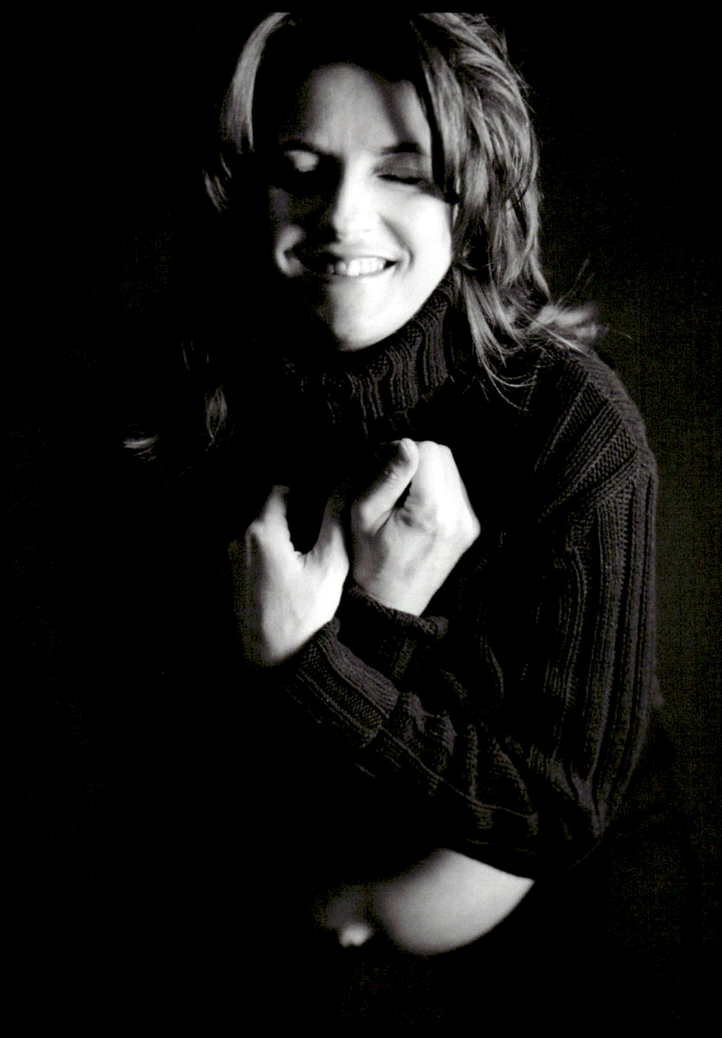

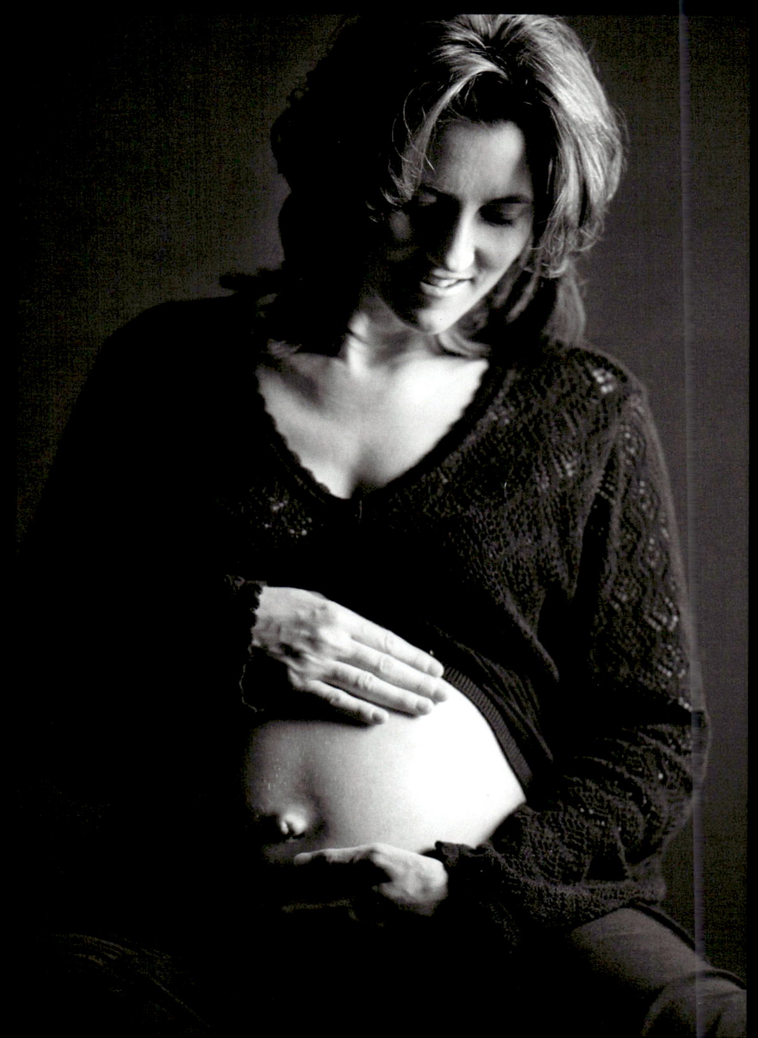

KÖRPERLICHER AUSNAHMEZUSTAND

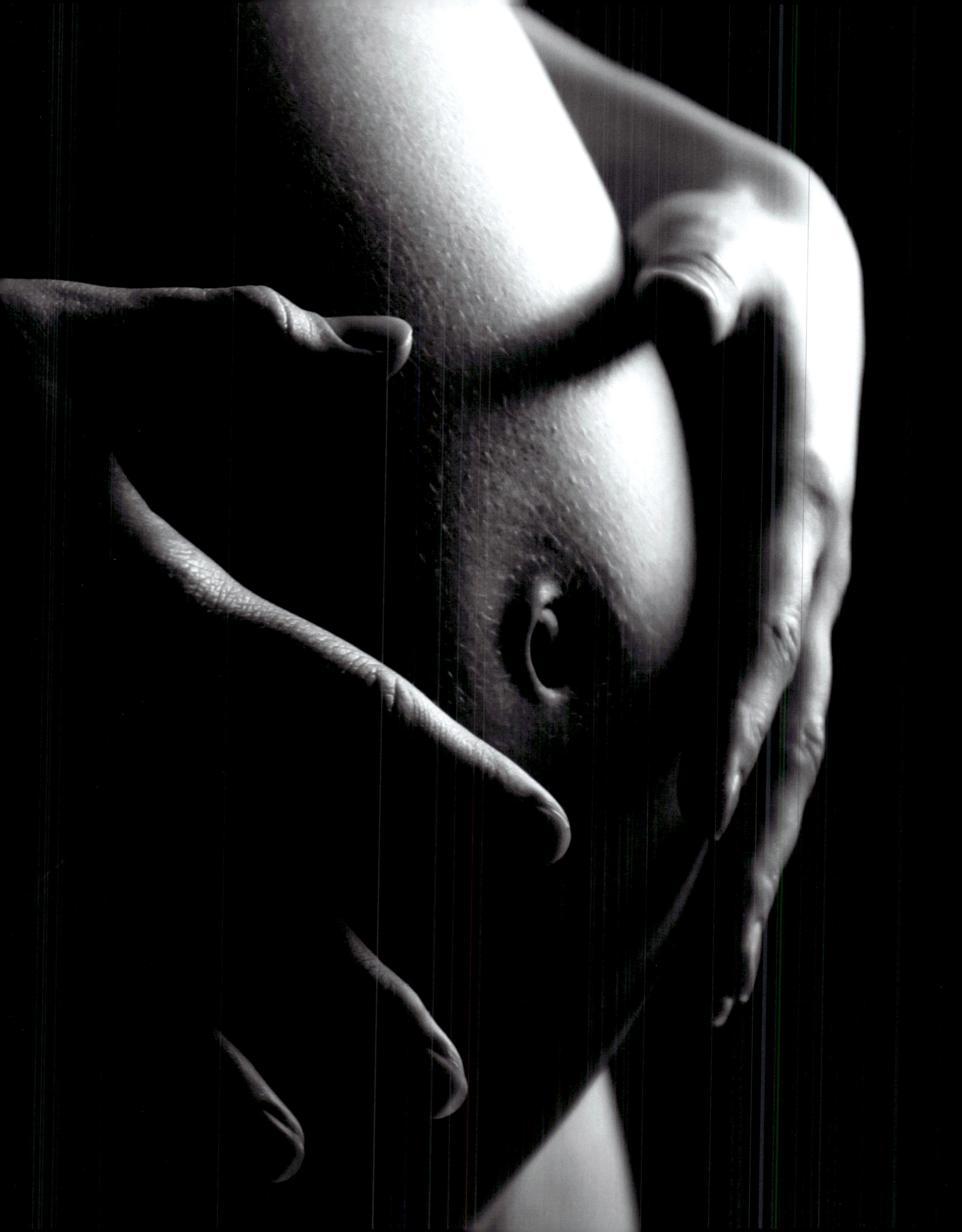

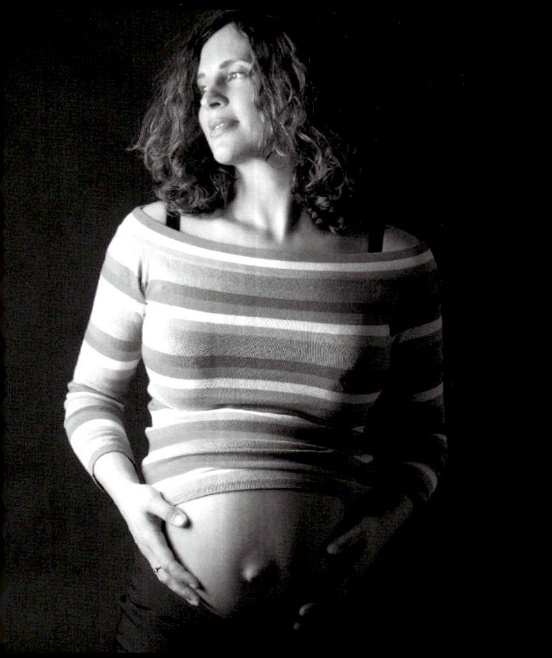
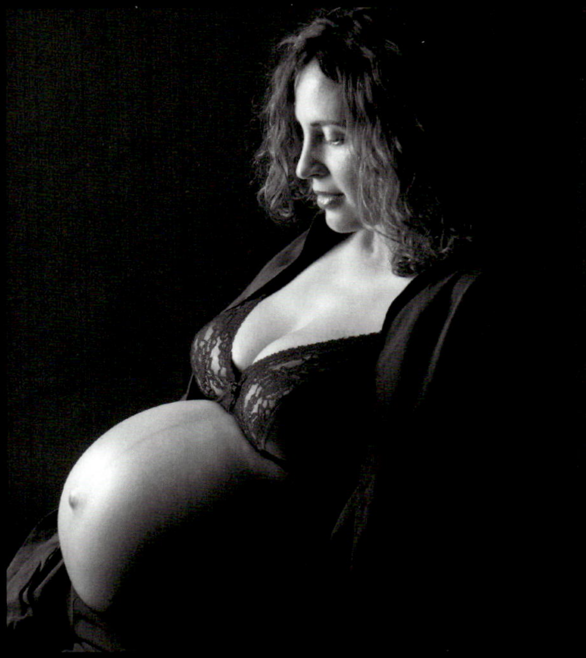
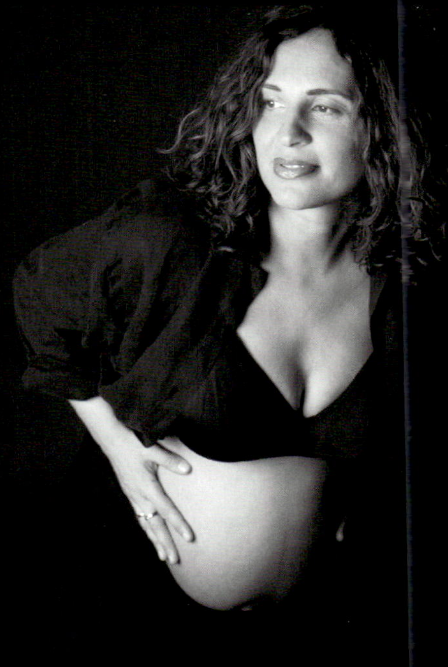
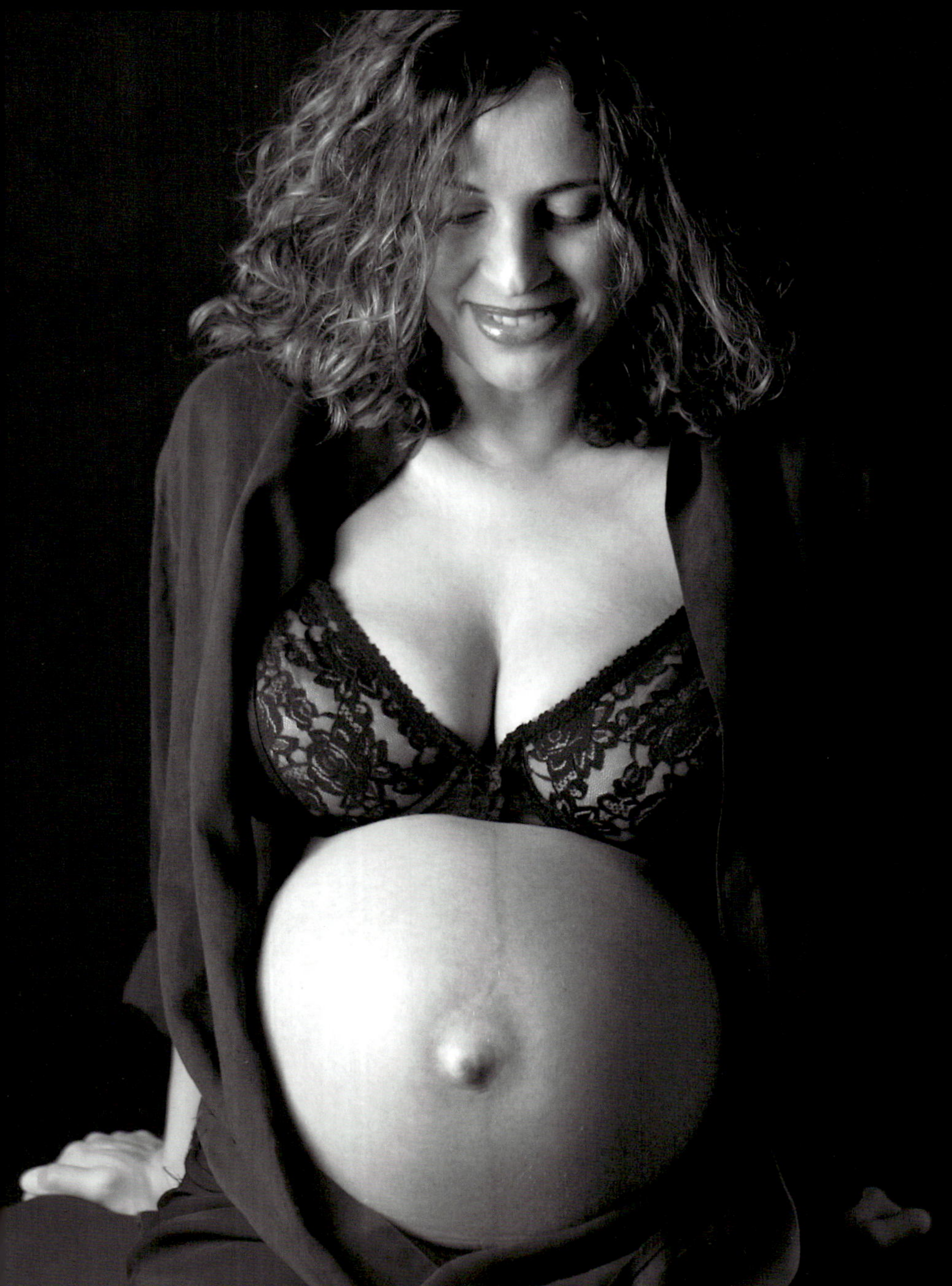
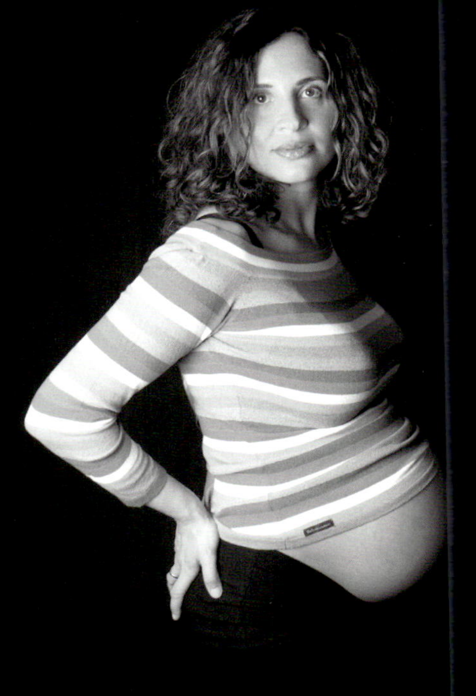
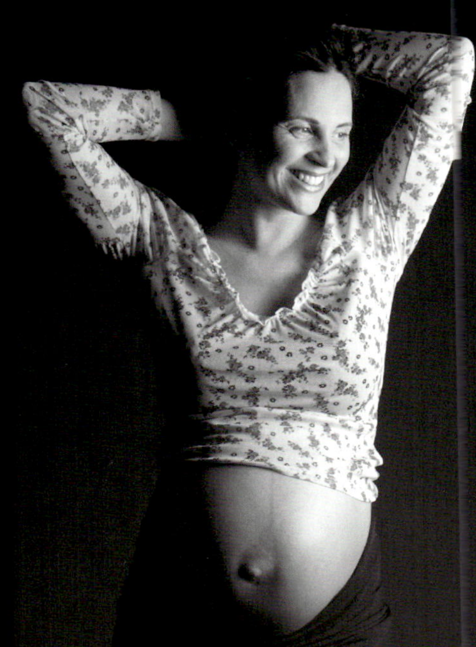

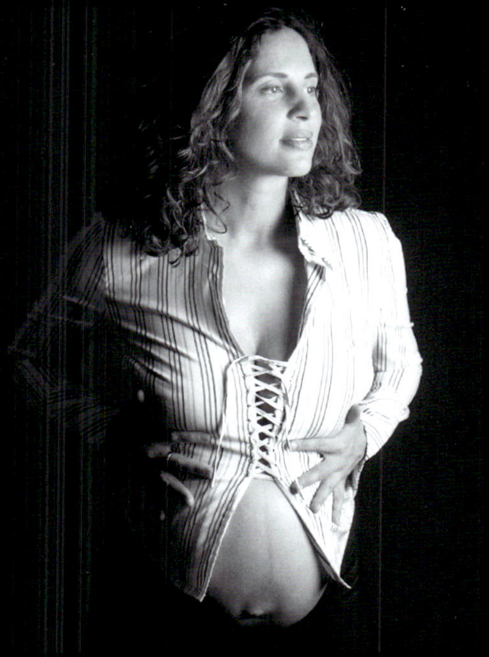

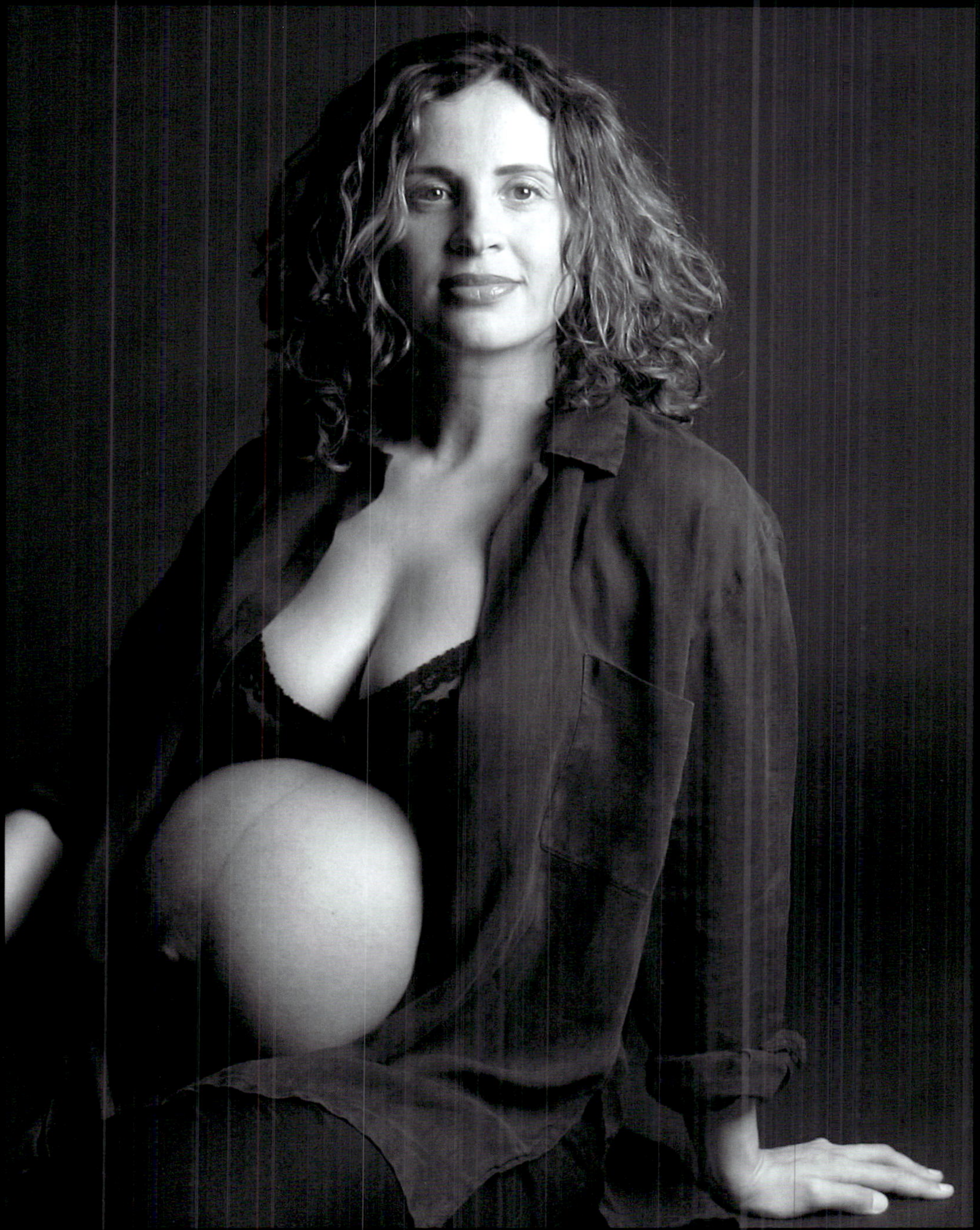

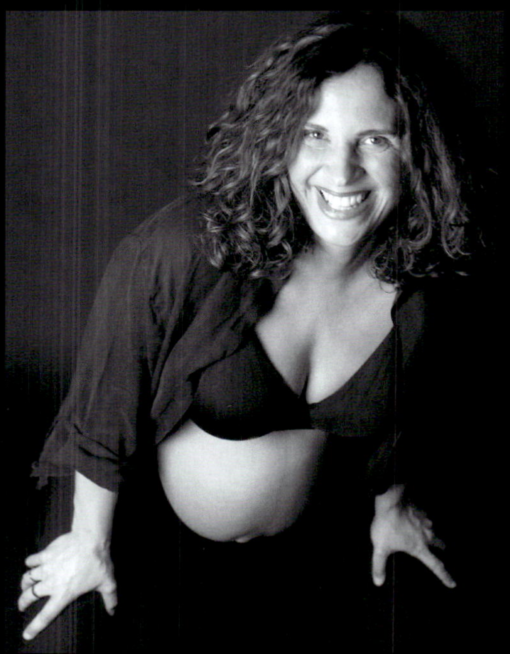

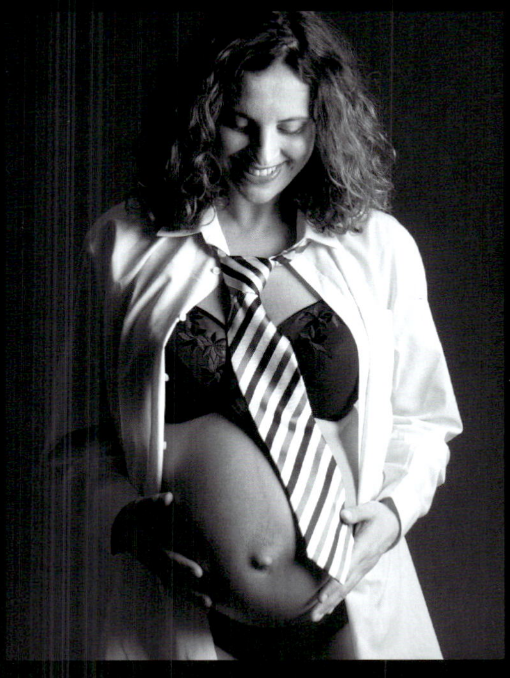

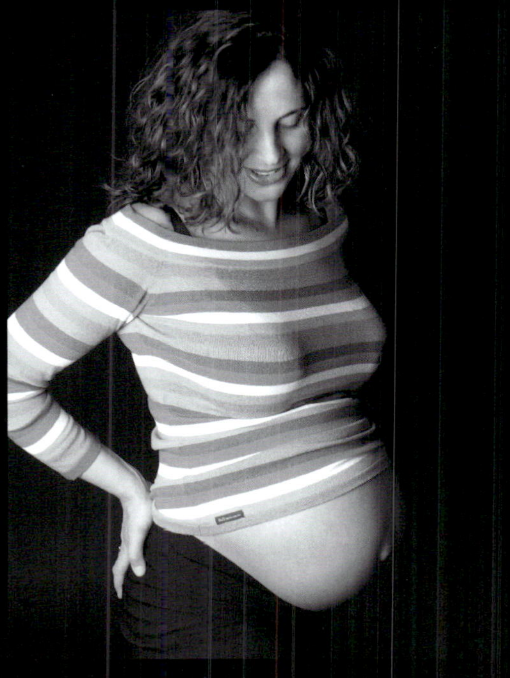

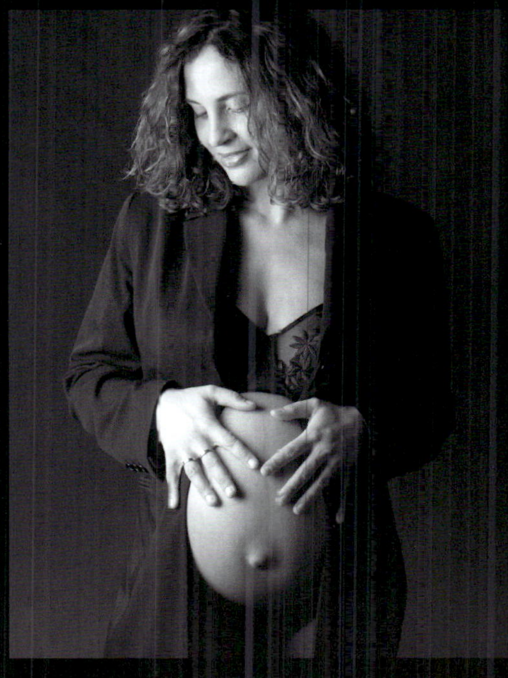

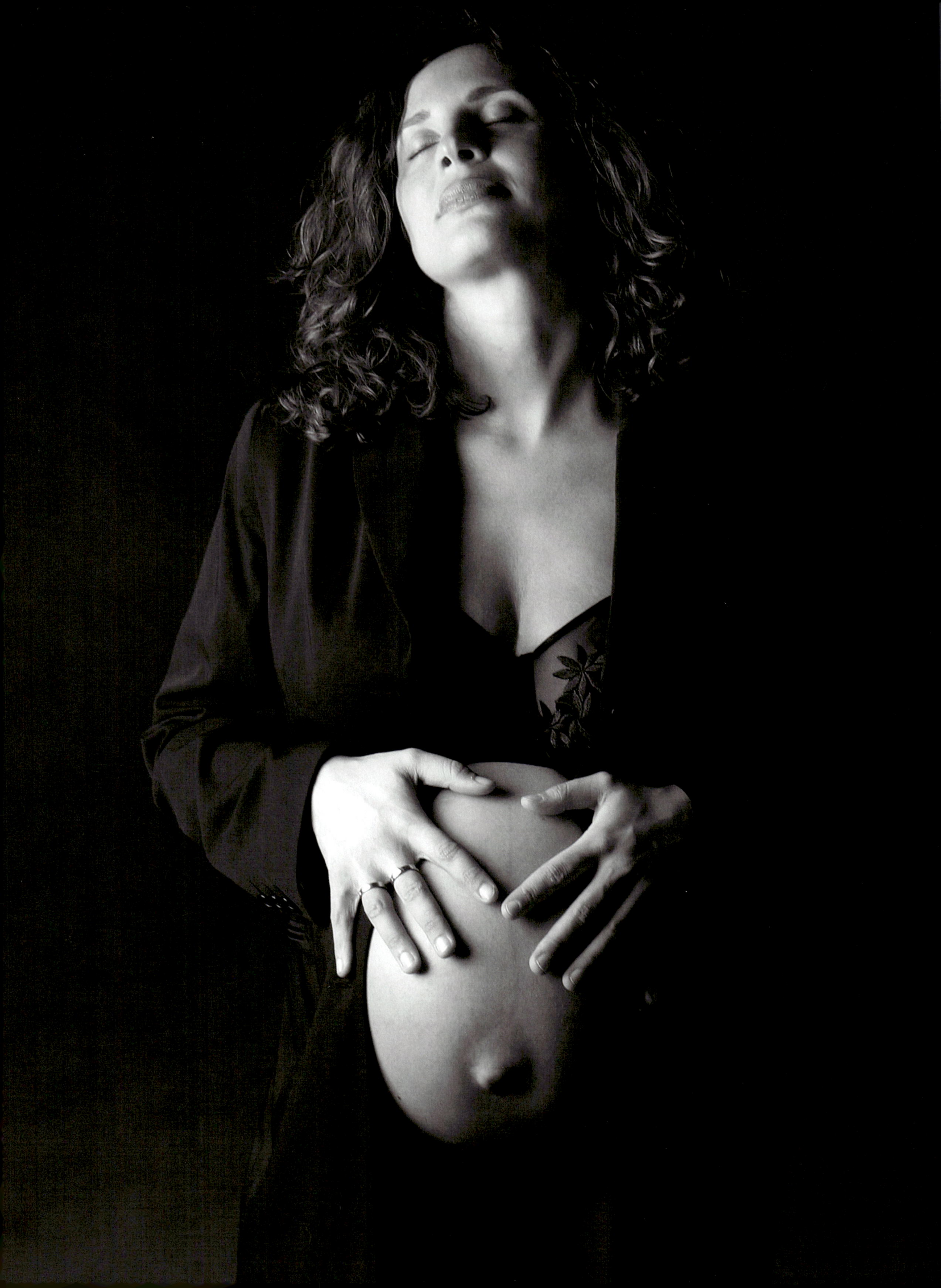

Stille Töne

Kleine Tritte

Leise Augenblicke

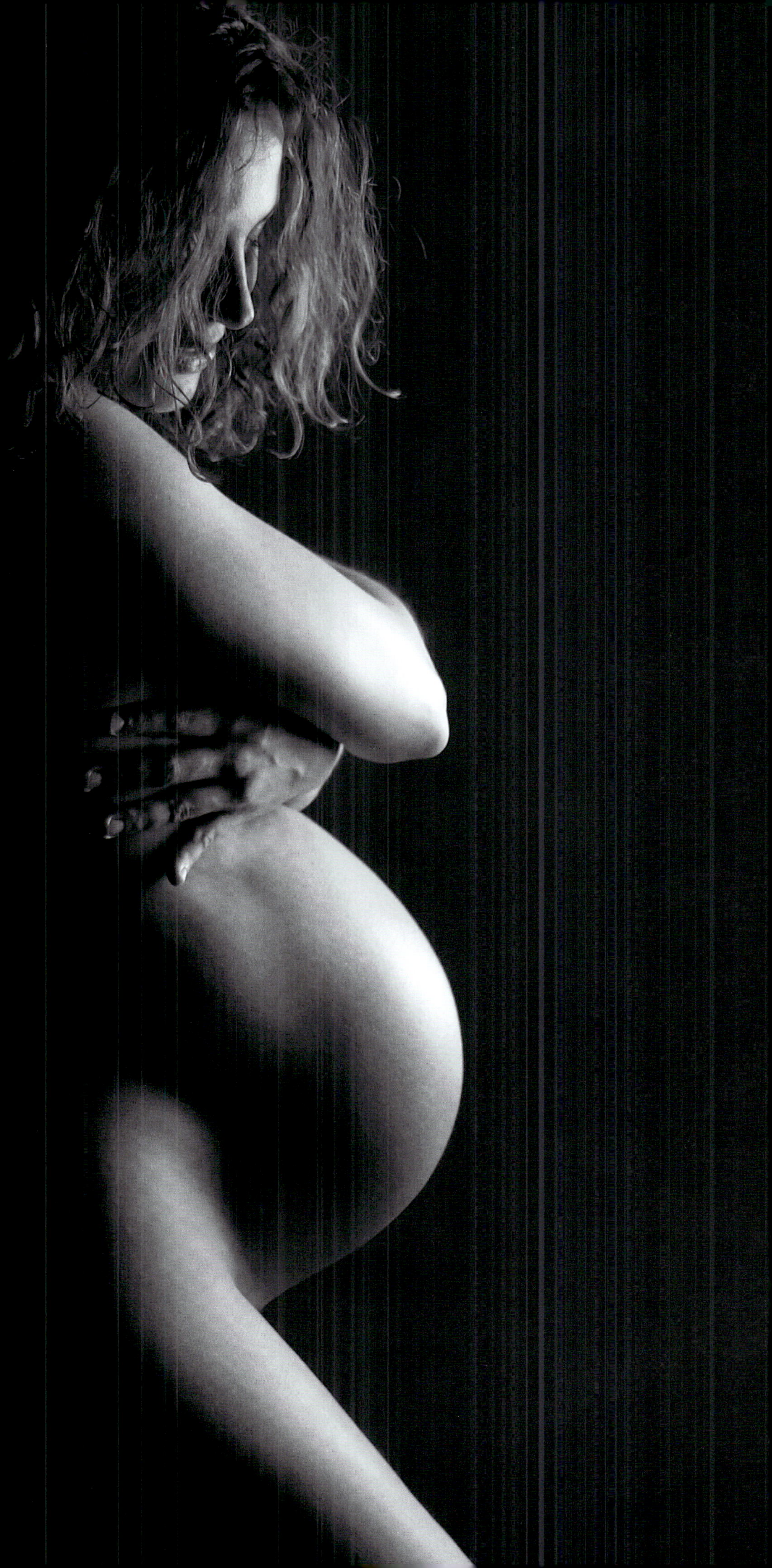

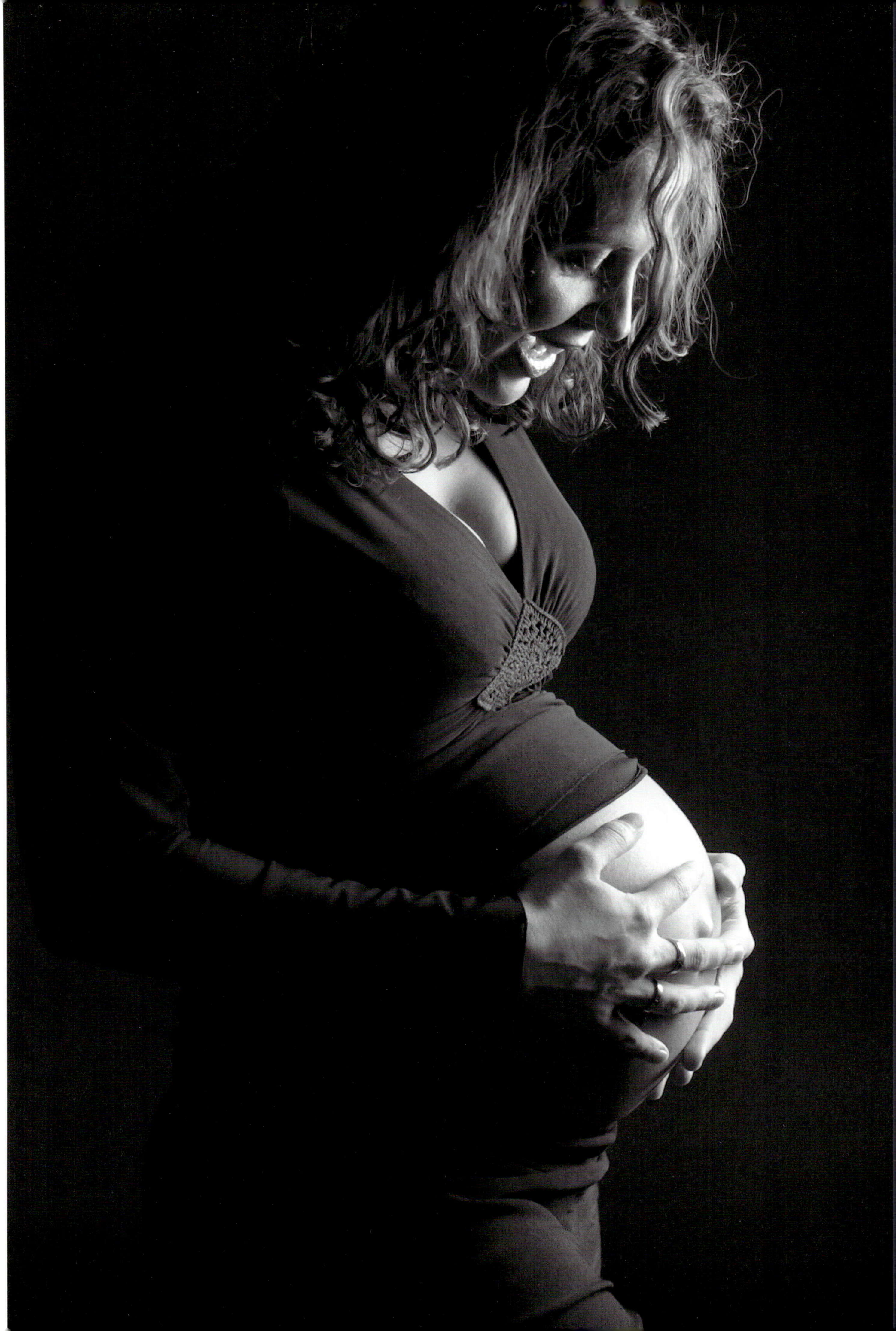

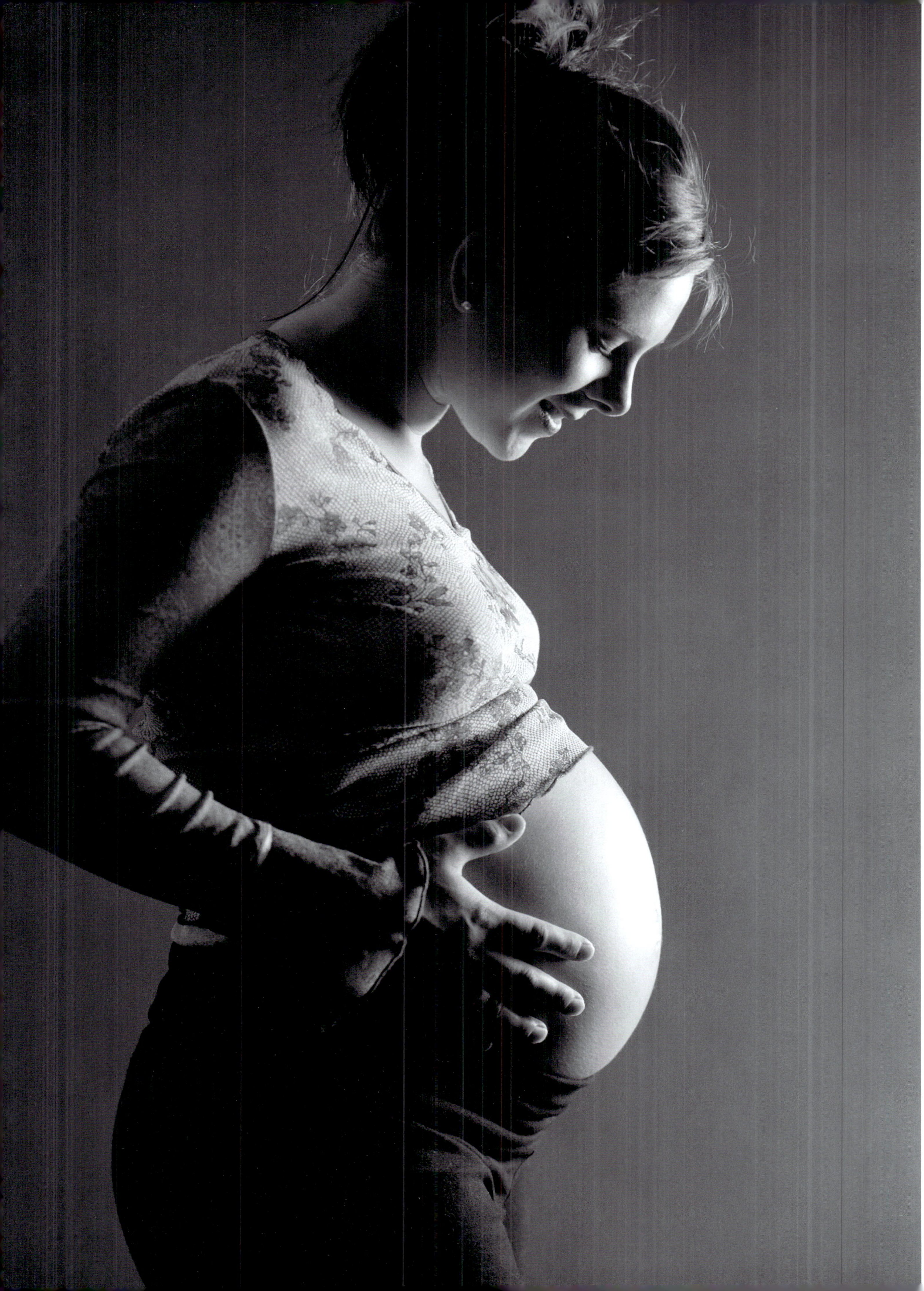

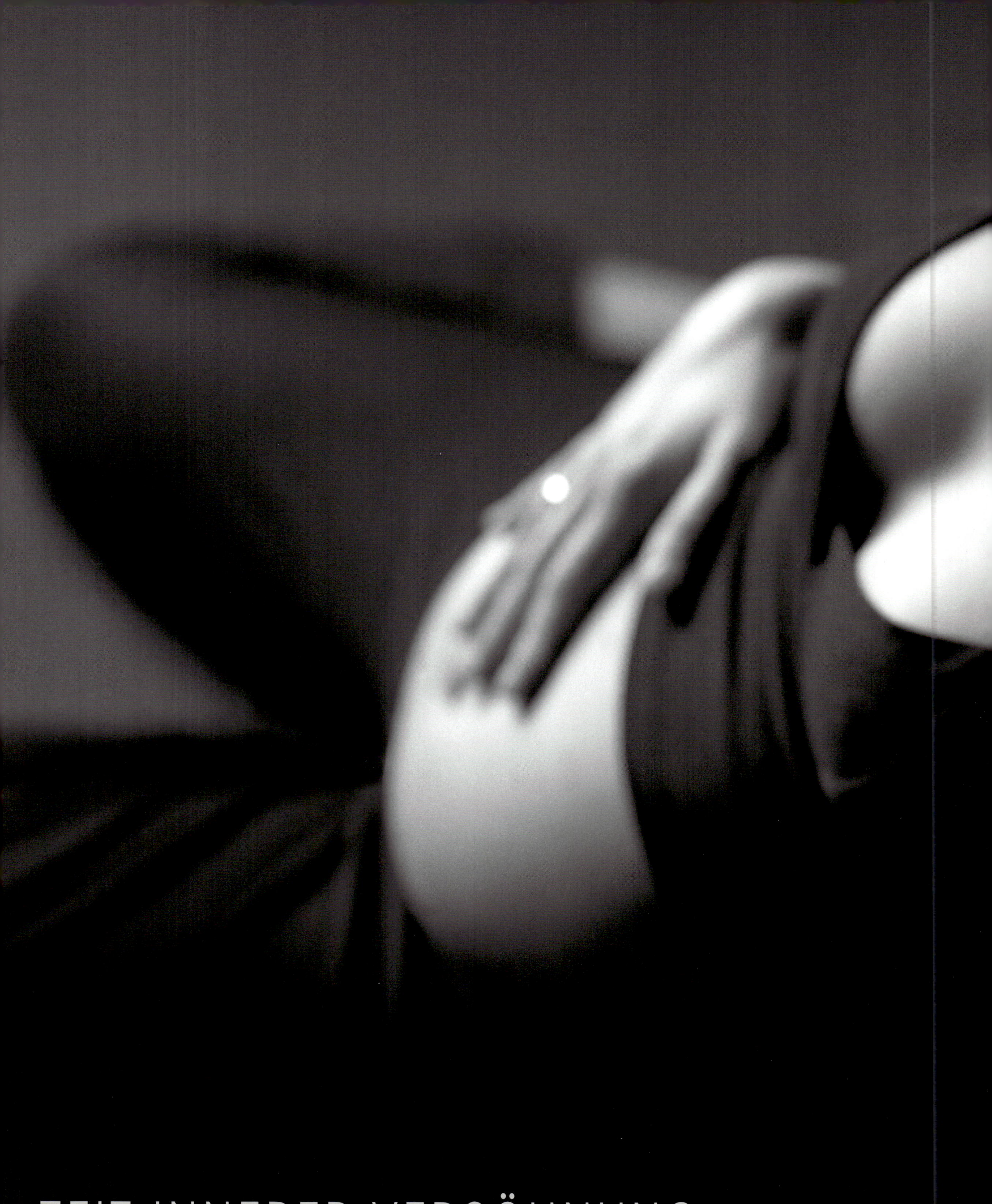

ZEIT INNERER VERSÖHNUNG

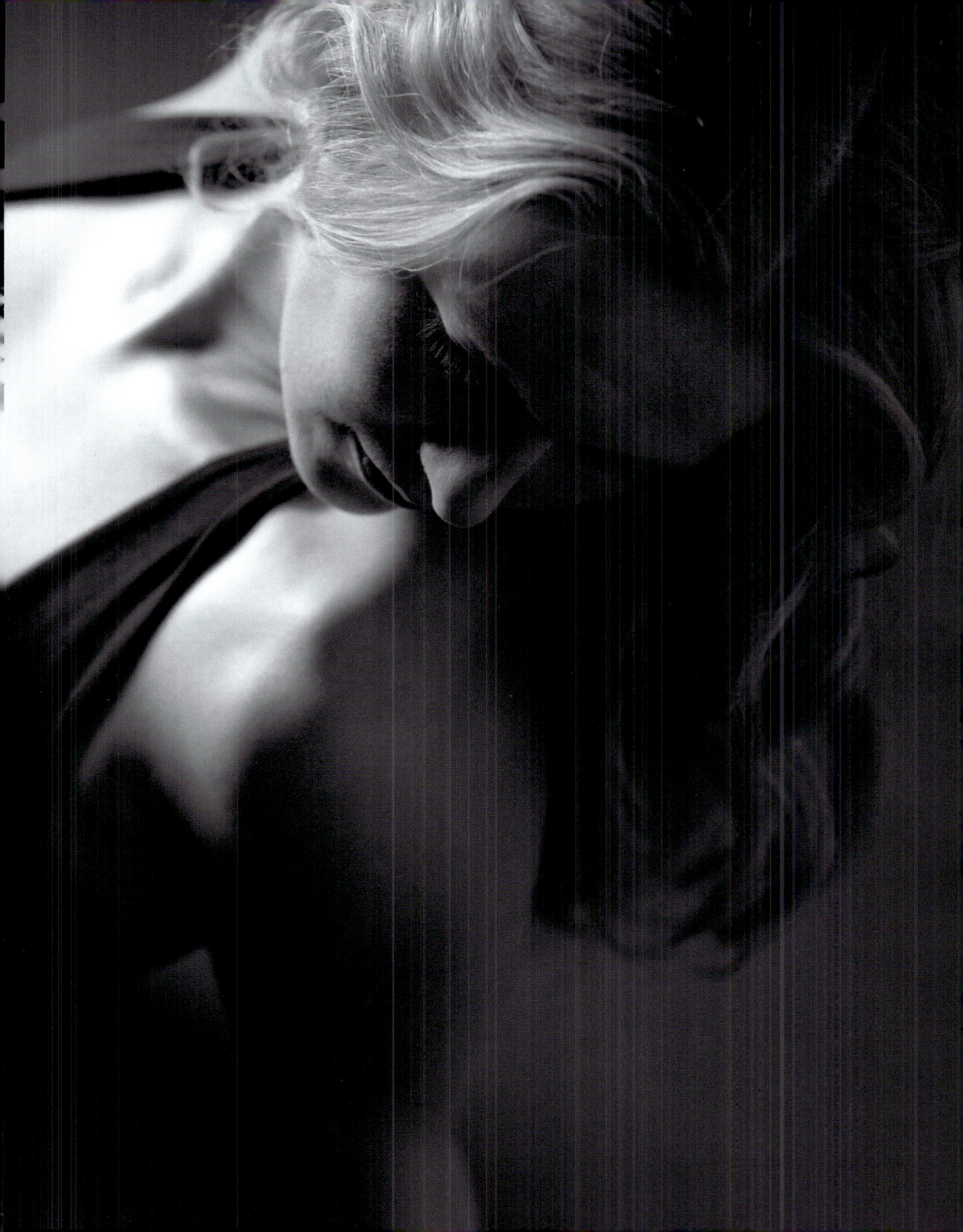

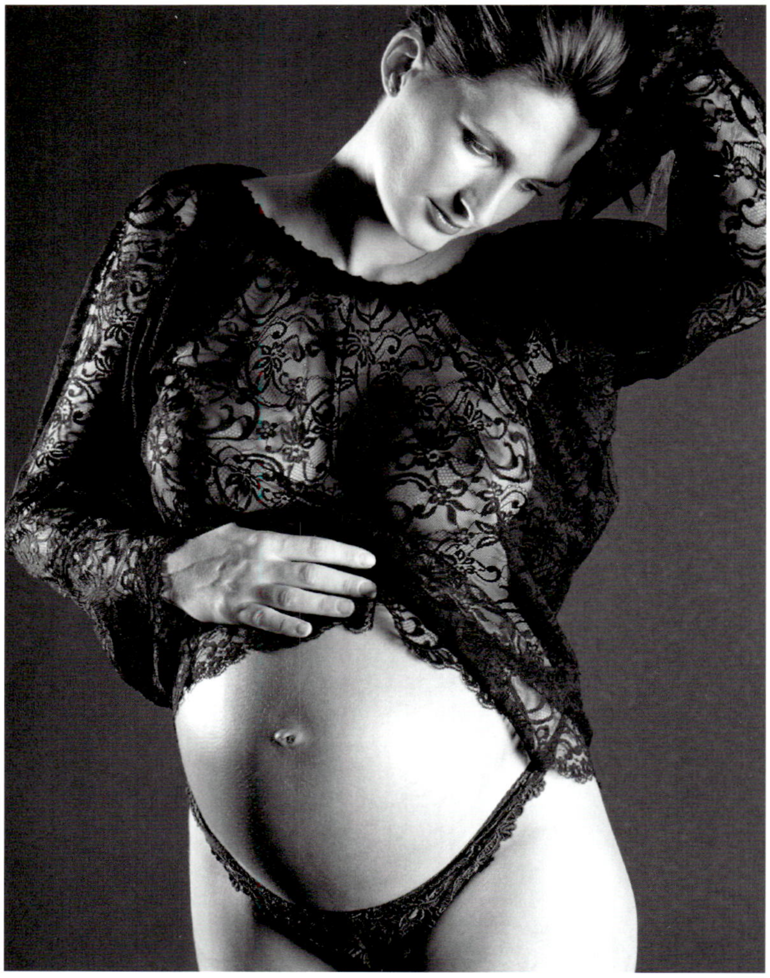
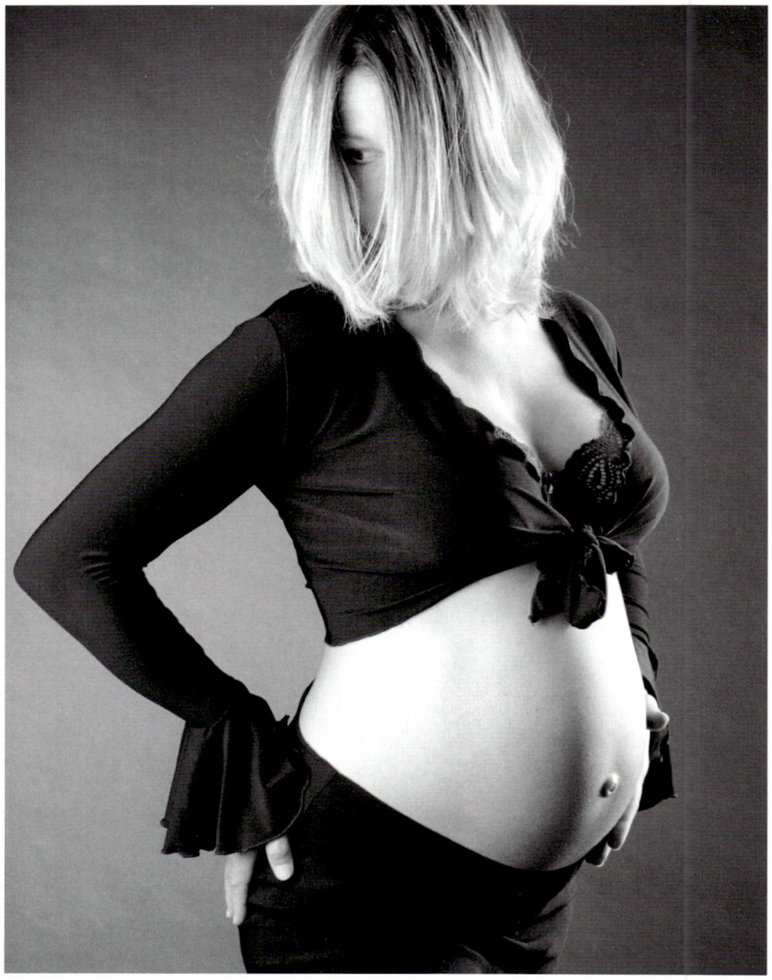
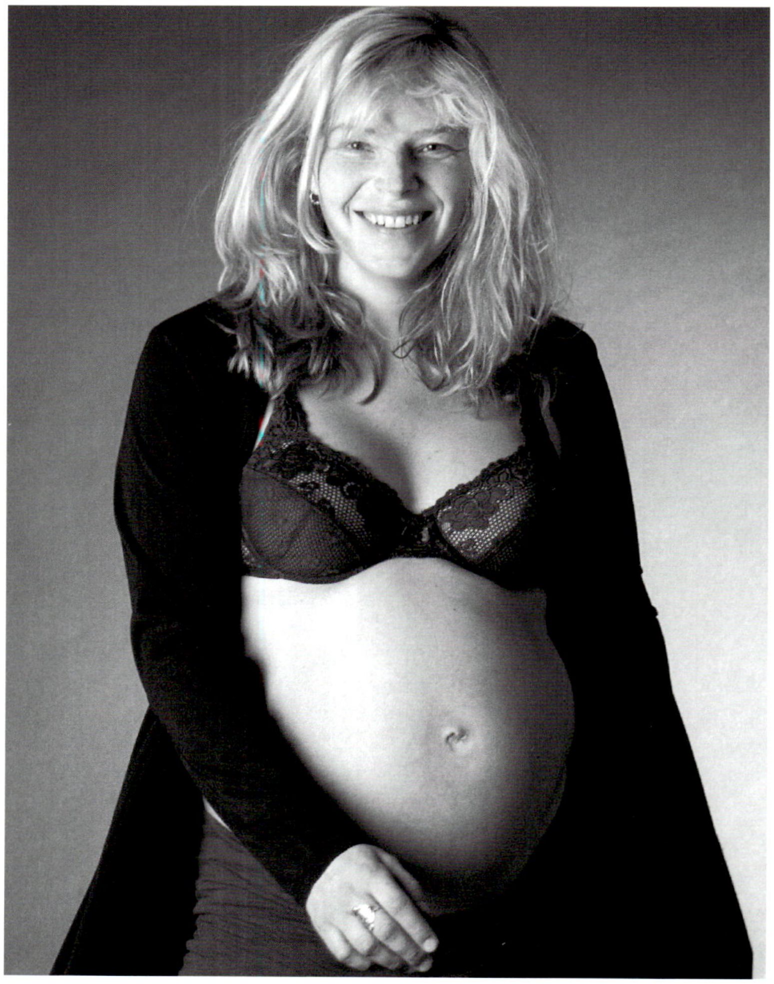
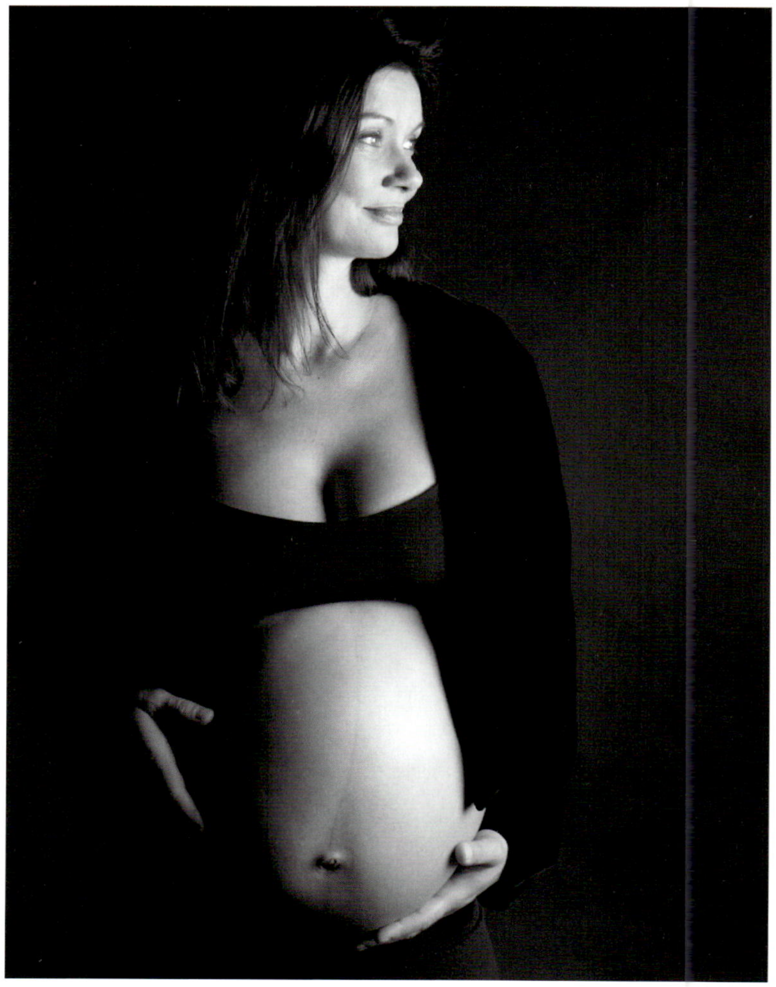

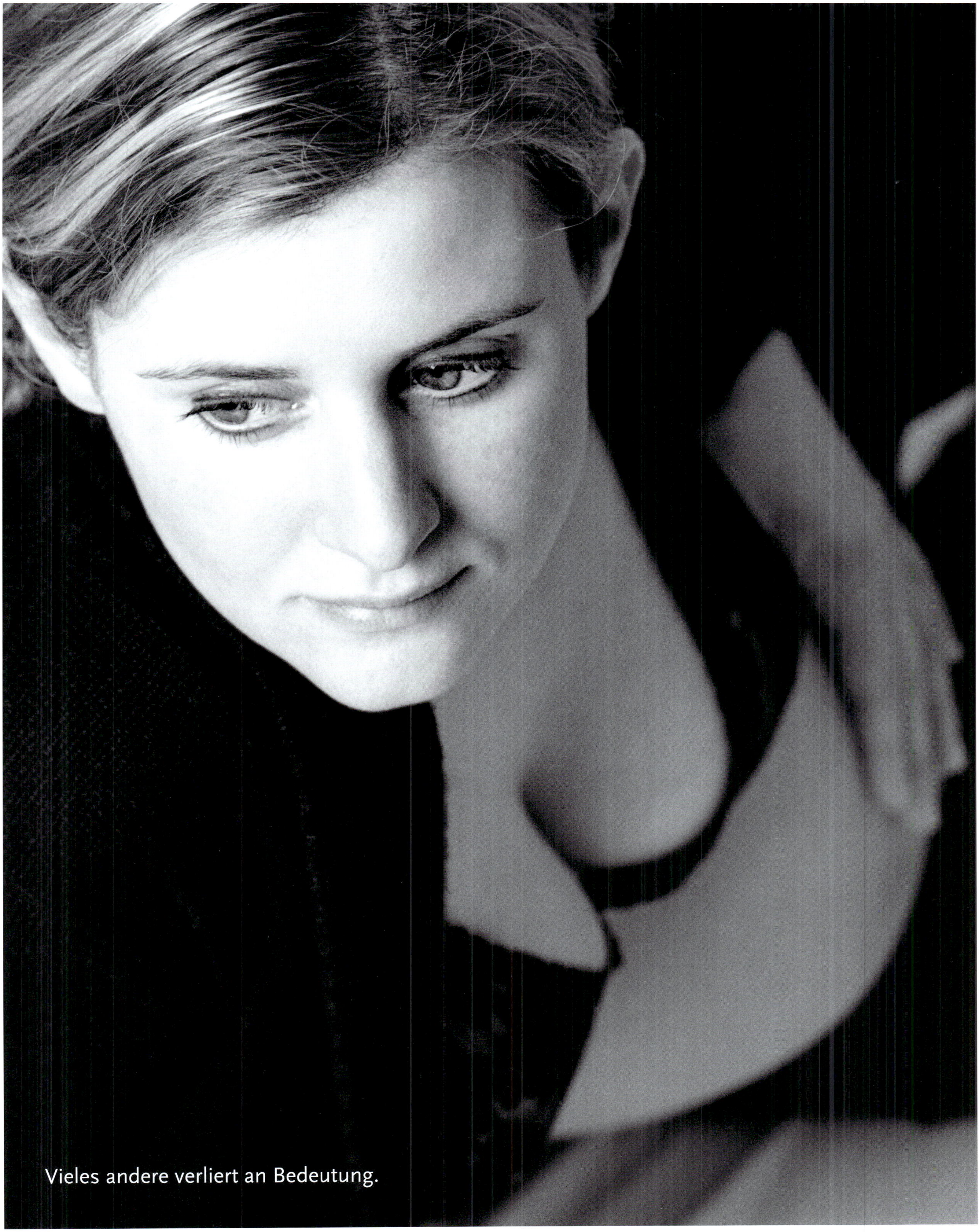

Vieles andere verliert an Bedeutung.

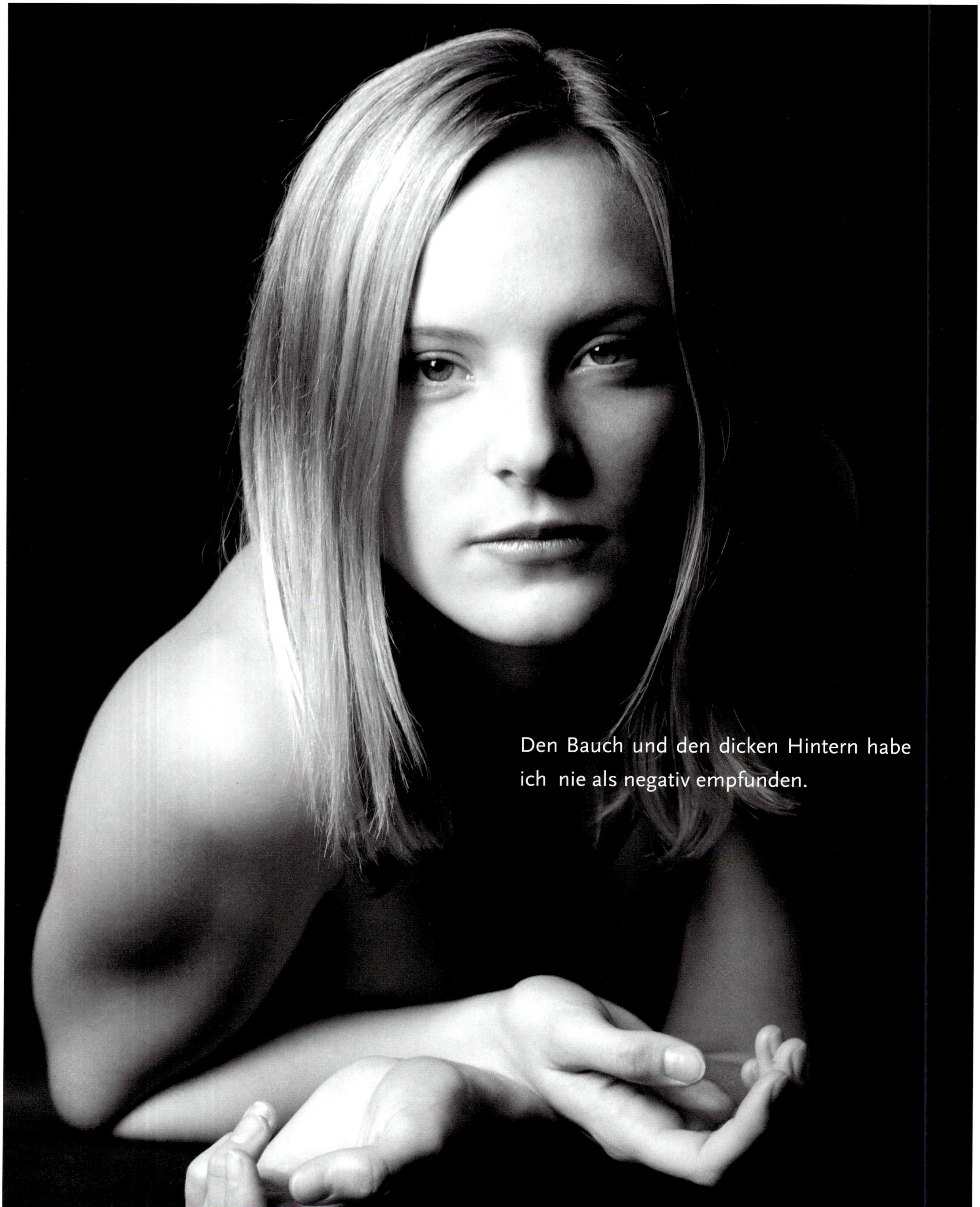

Den Bauch und den dicken Hintern habe ich nie als negativ empfunden.

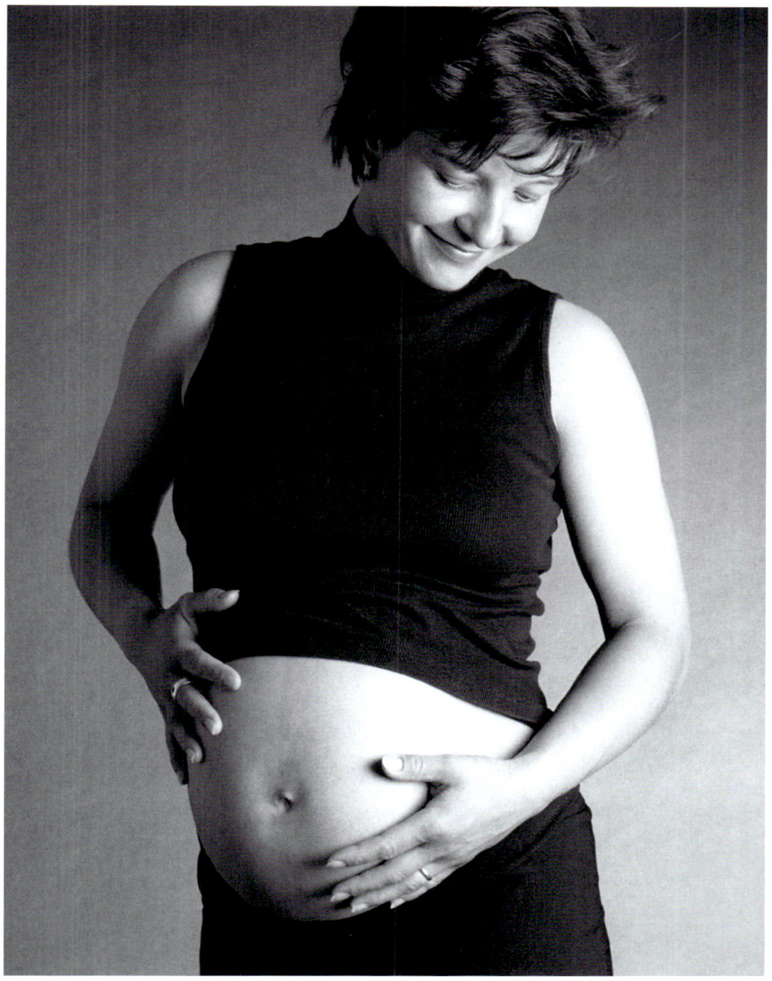
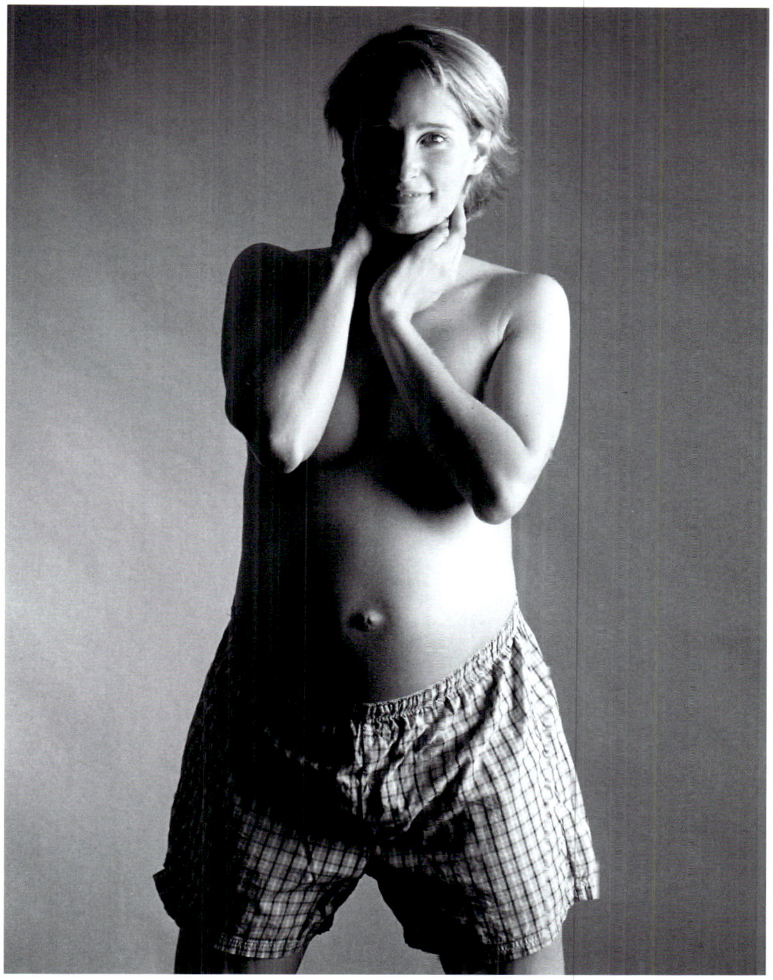
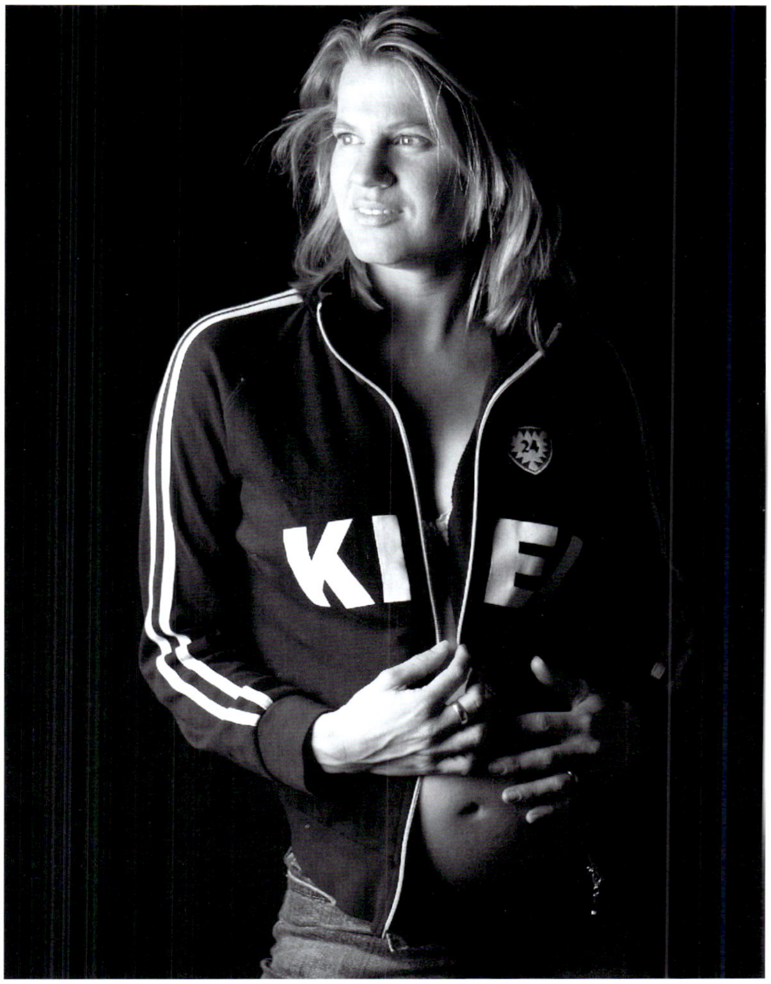
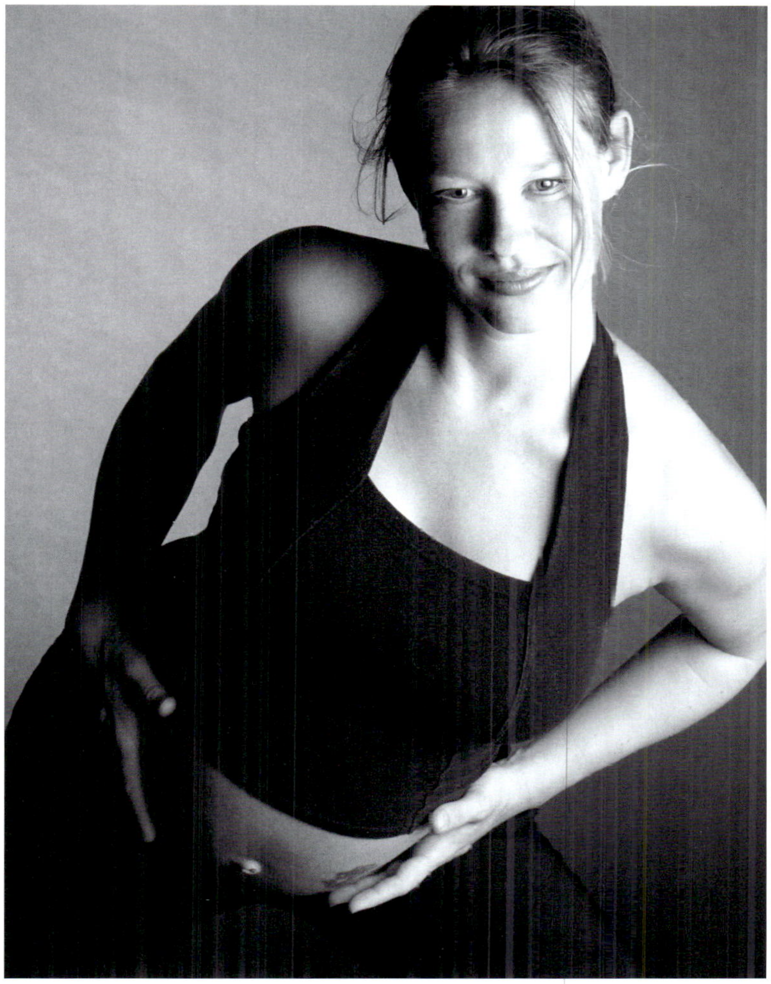

lieben

geborgen halten

sehen

fühlen

genießen

wir

leben

riechen

schmecken

vertrauen

glauben

schützen

du

umarmen

hören

hoffen

wissen

freuen

laufen

weinen

lachen

erwachen

wachsen

lernen

erfahren

wünschen

teilen

geben

ich

fühle

lebe

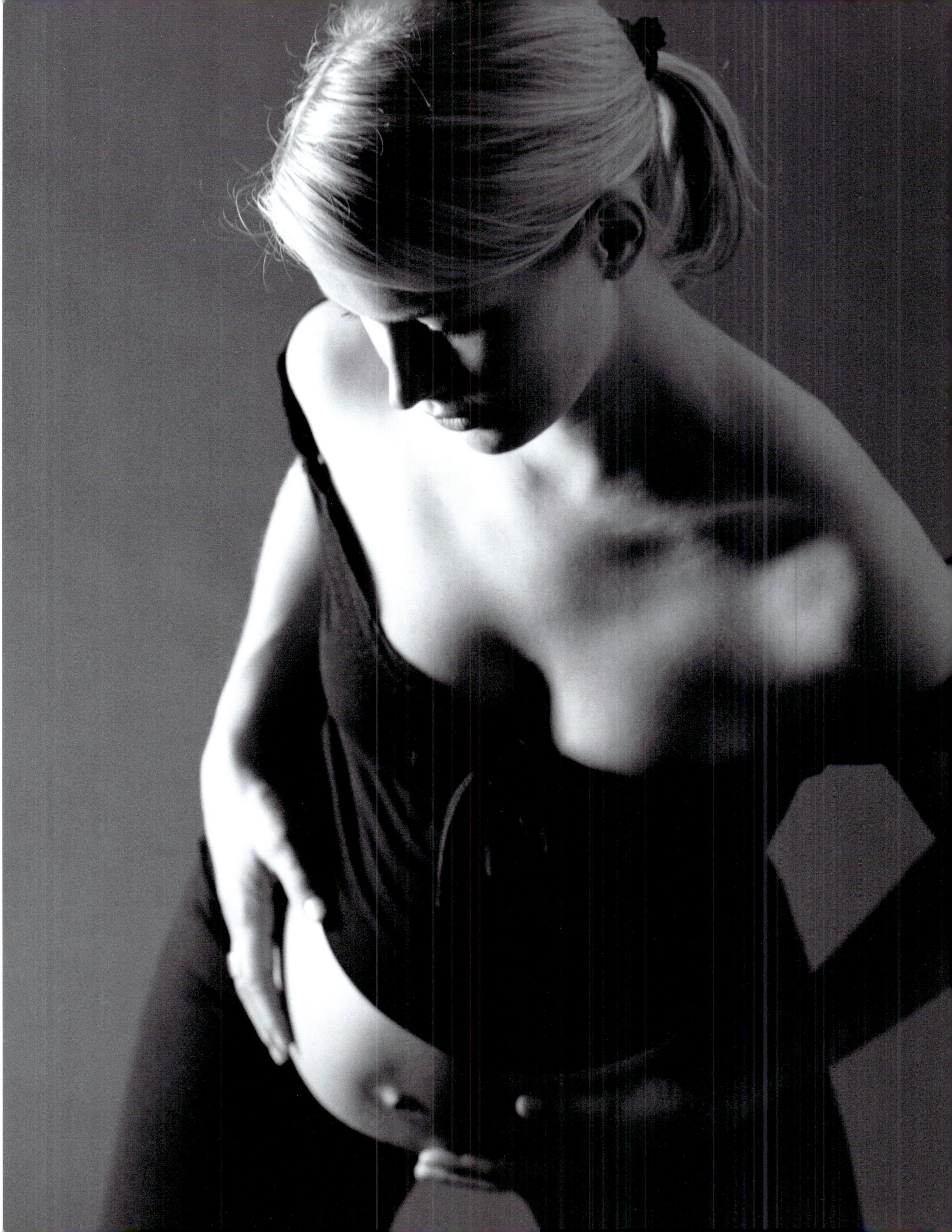

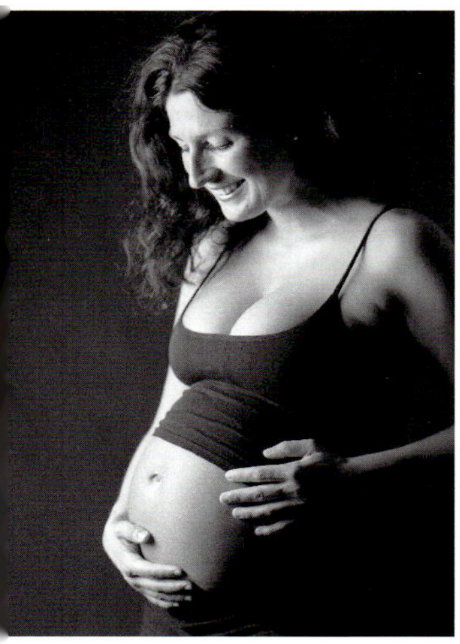
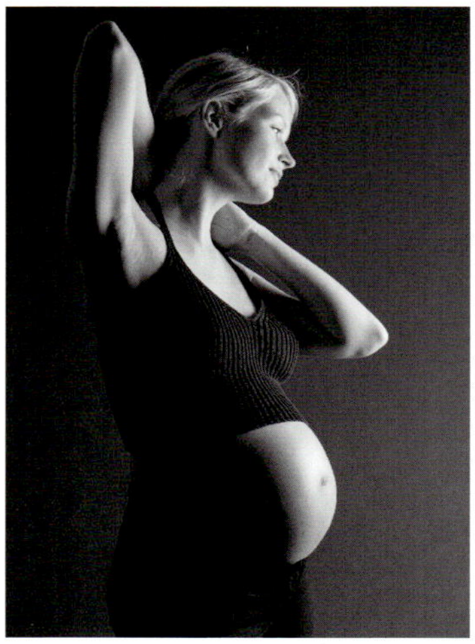
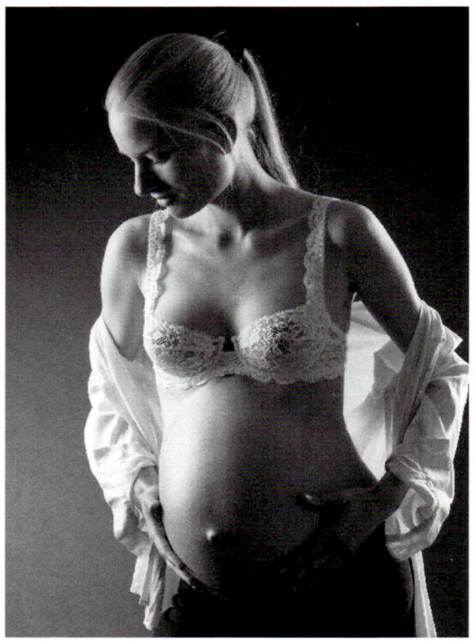
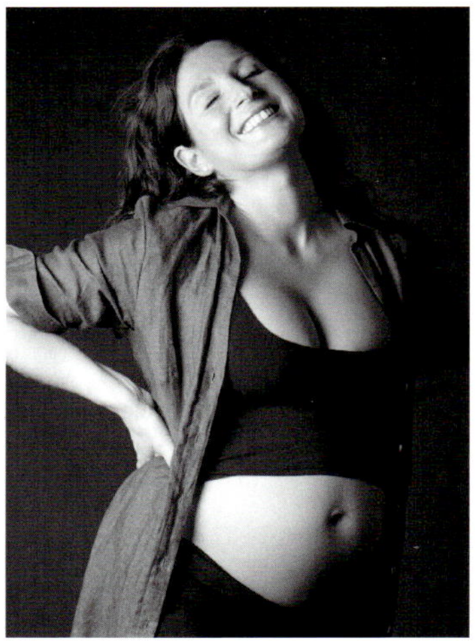
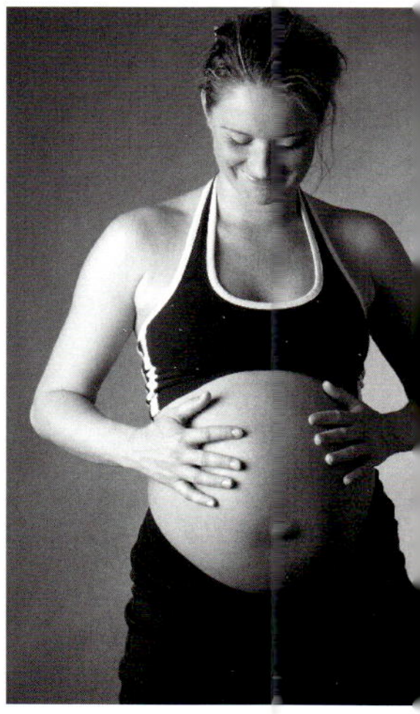

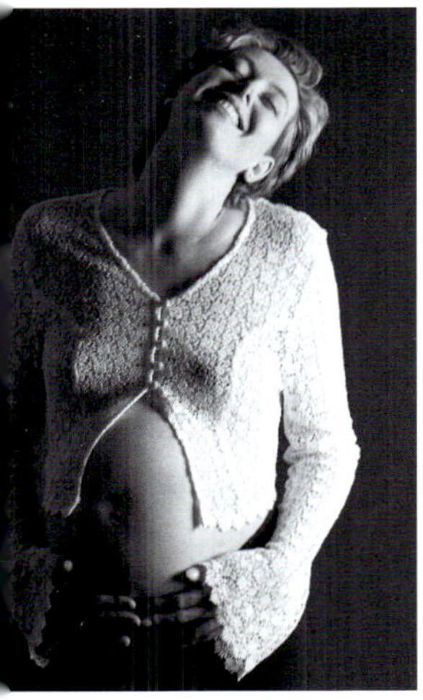
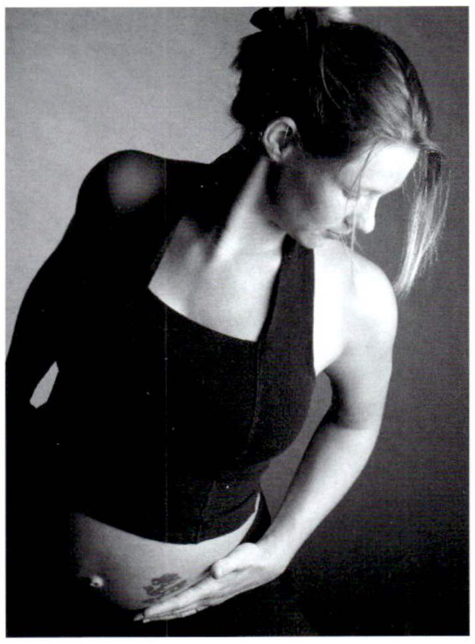
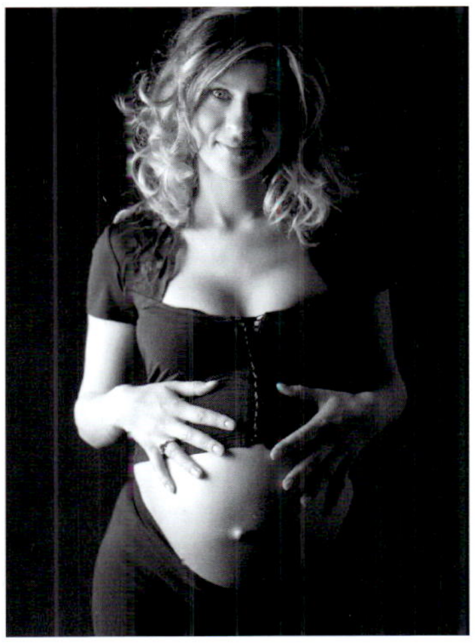
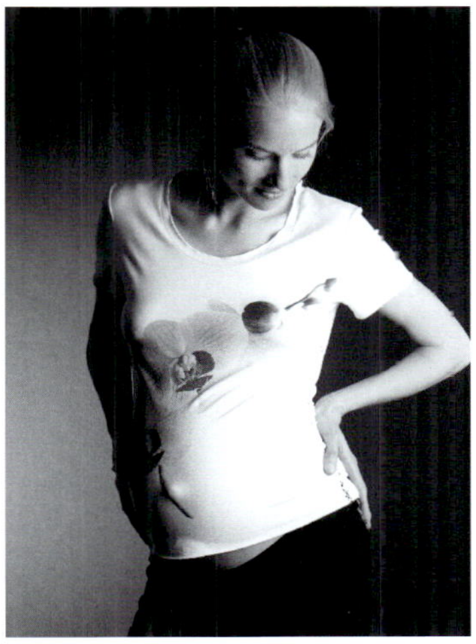
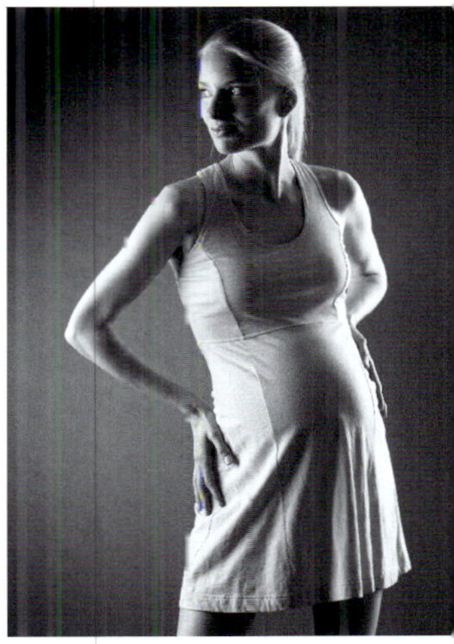

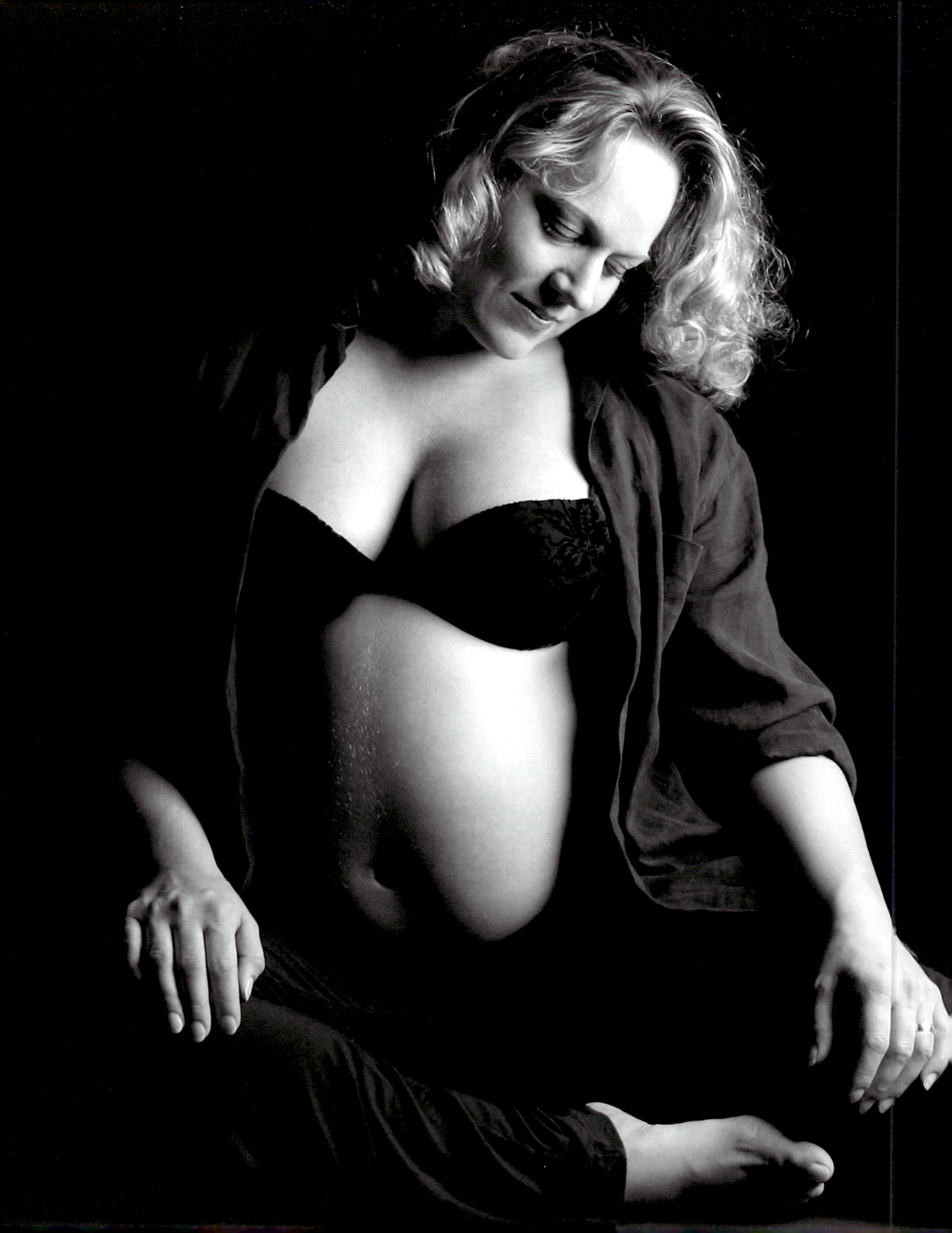

Ich habe das Gefühl,

dass mein Baby und mein Körper

mit aller Kraft zusammenarbeiten,

damit wir uns endlich kennen lernen.

DAS LICHT DER WELT

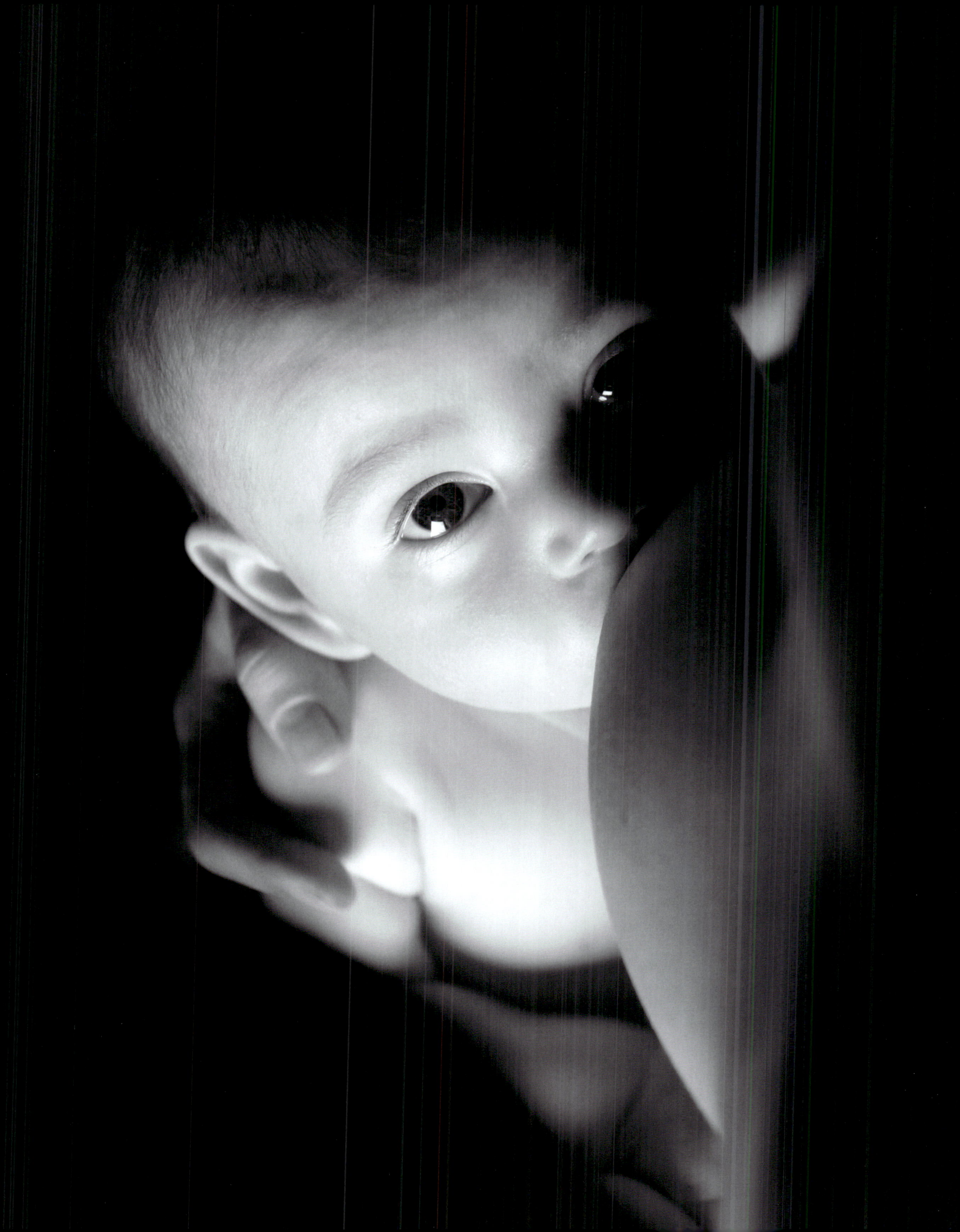

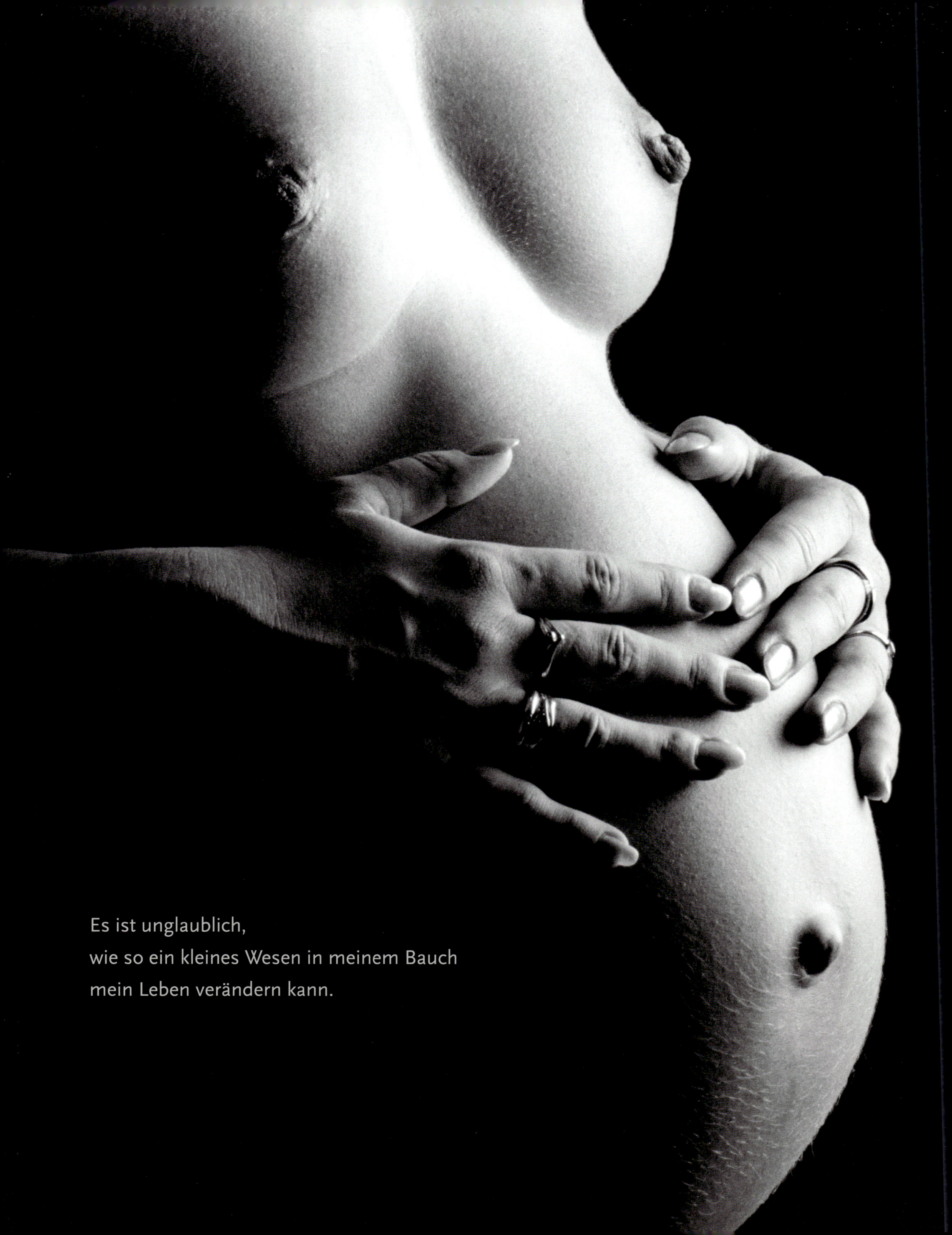

Es ist unglaublich,
wie so ein kleines Wesen in meinem Bauch
mein Leben verändern kann.

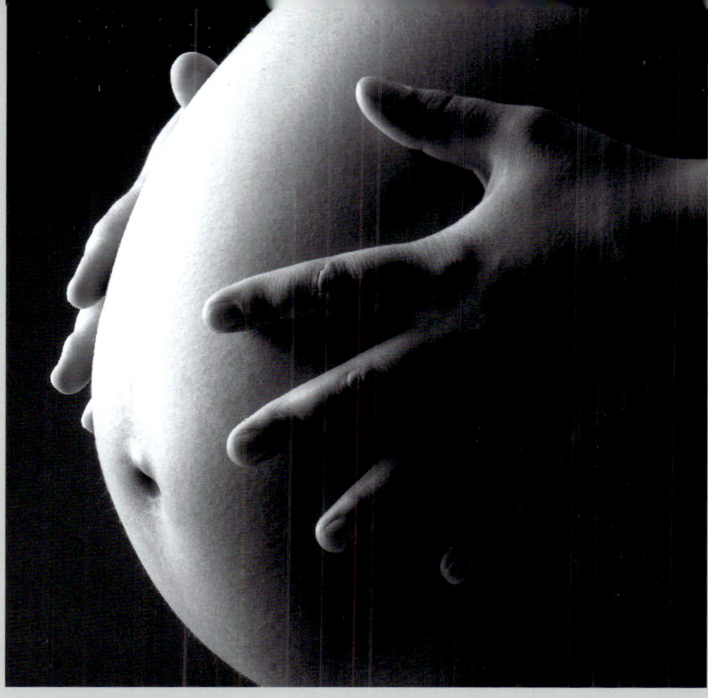

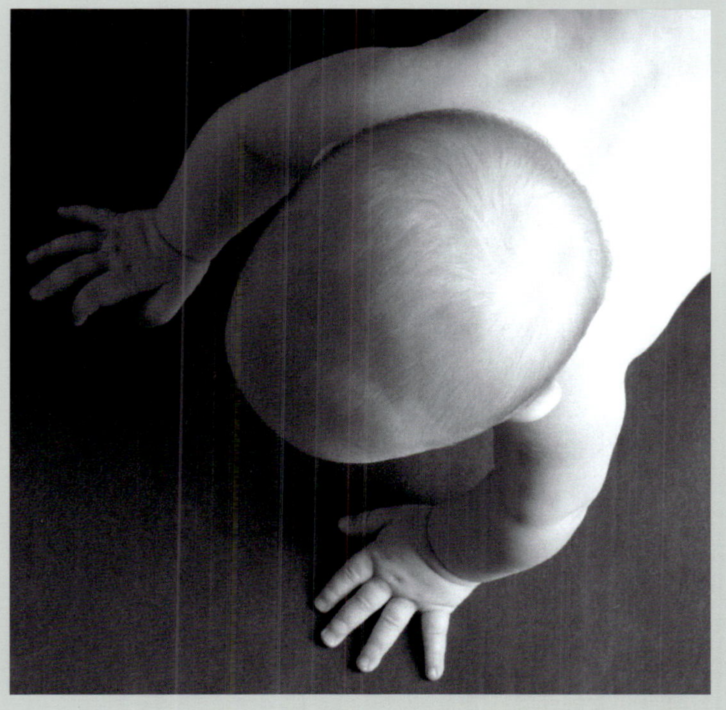

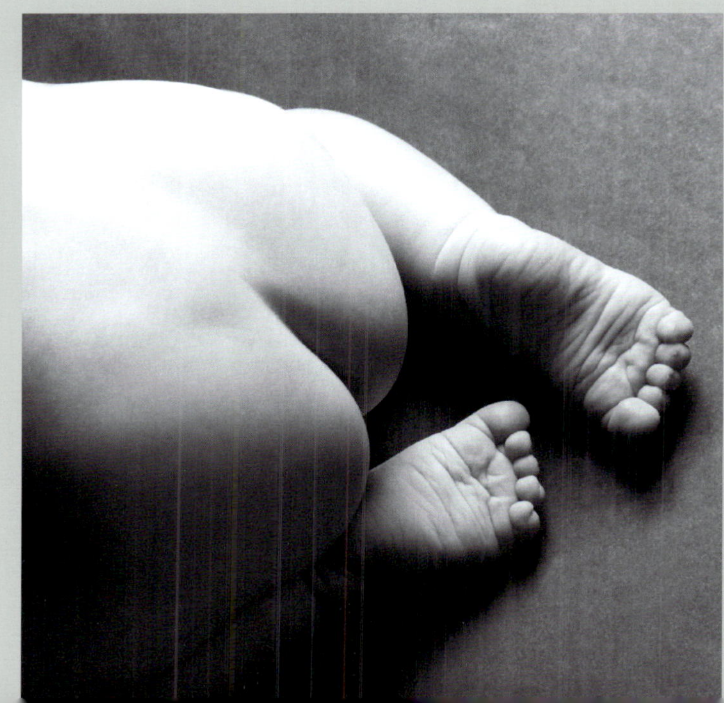

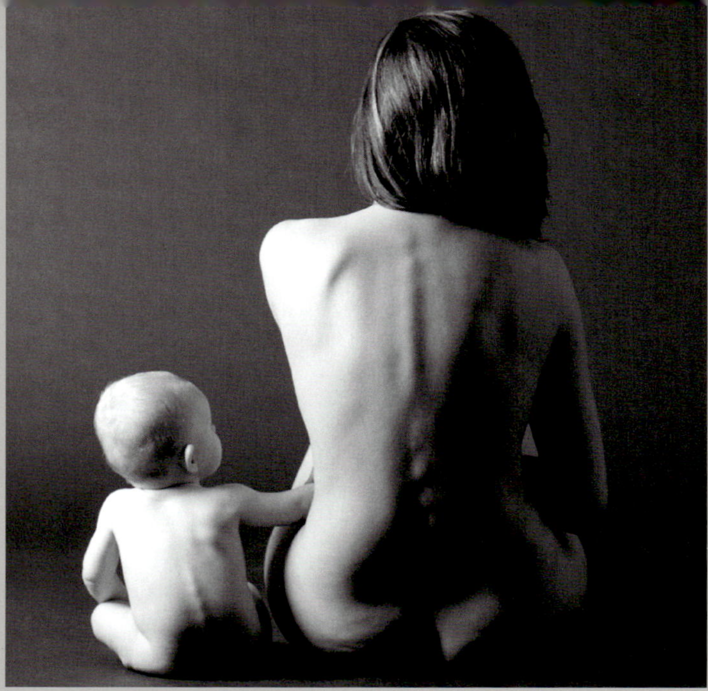

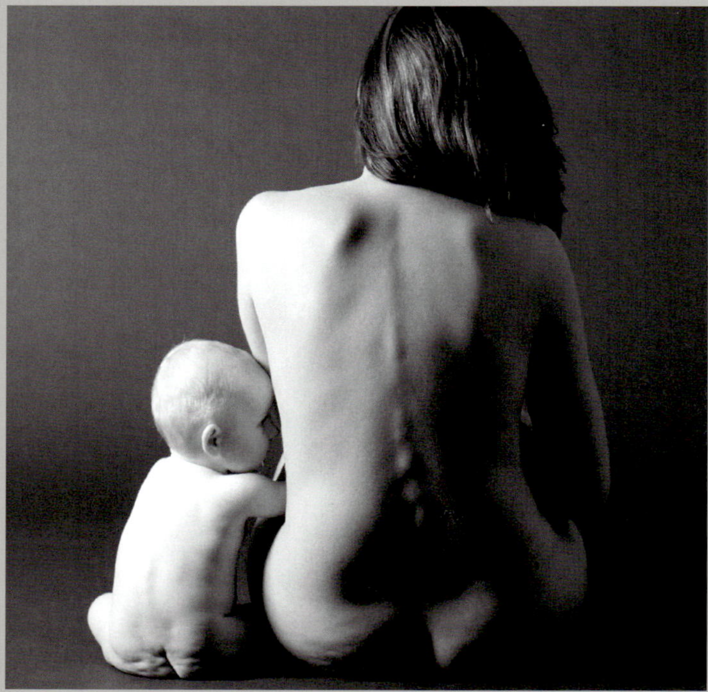

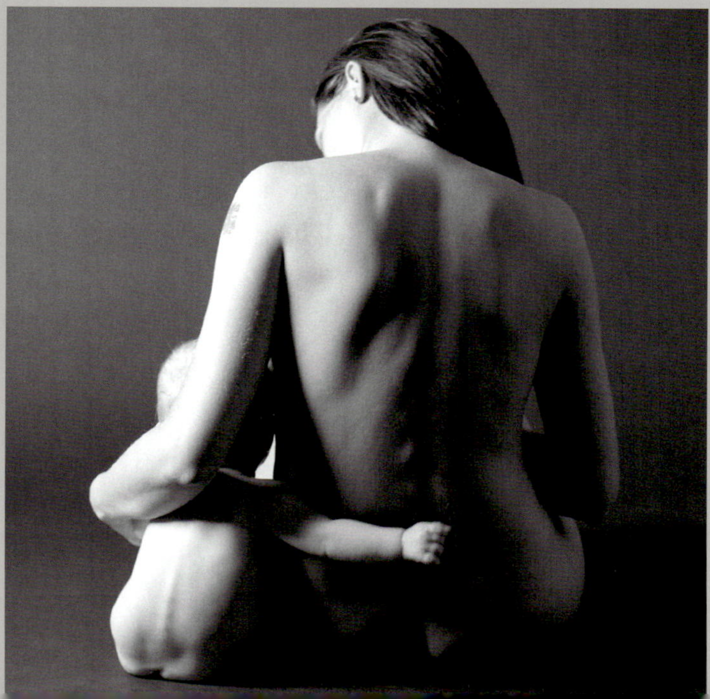

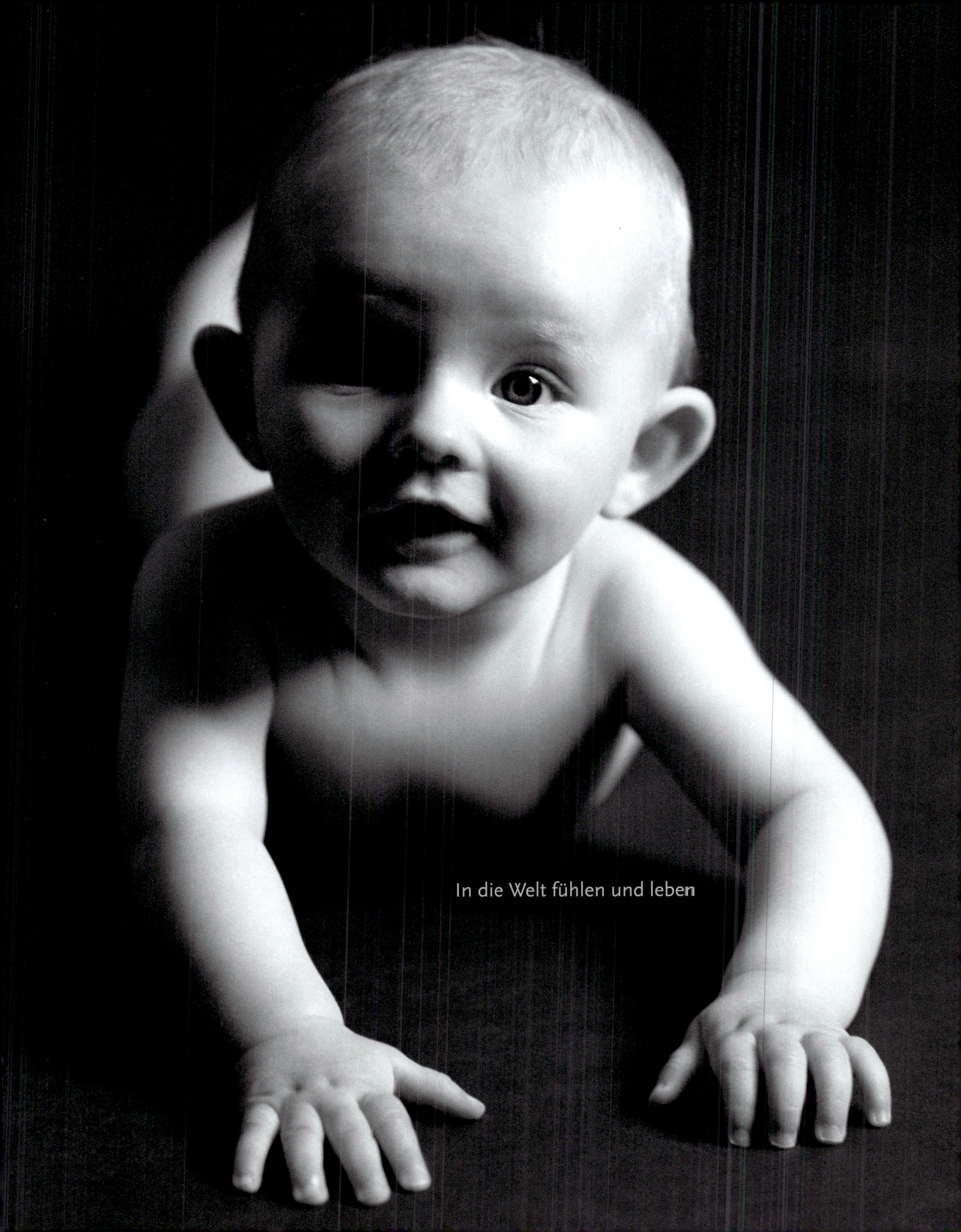

In die Welt fühlen und leben

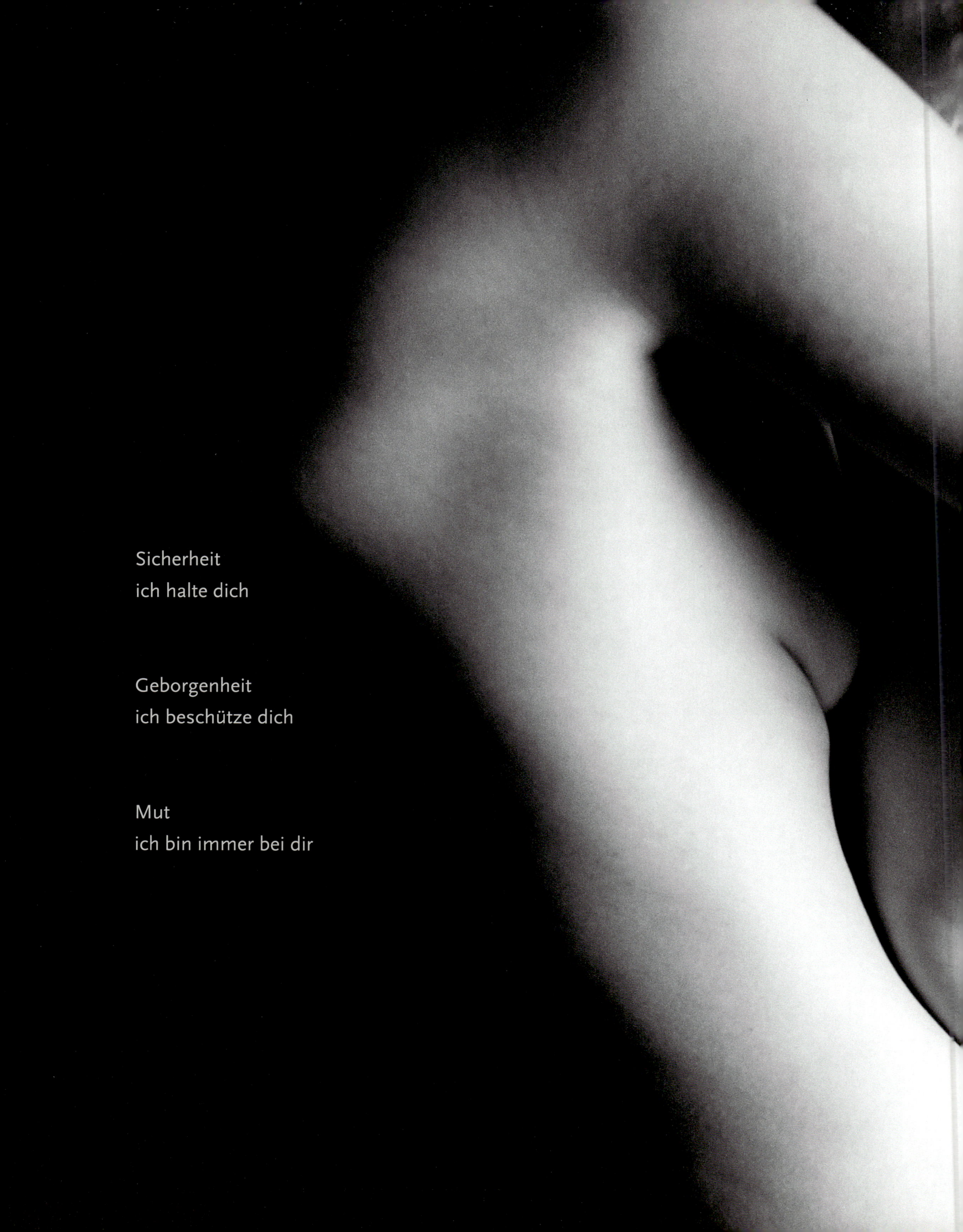

Sicherheit
ich halte dich

Geborgenheit
ich beschütze dich

Mut
ich bin immer bei dir

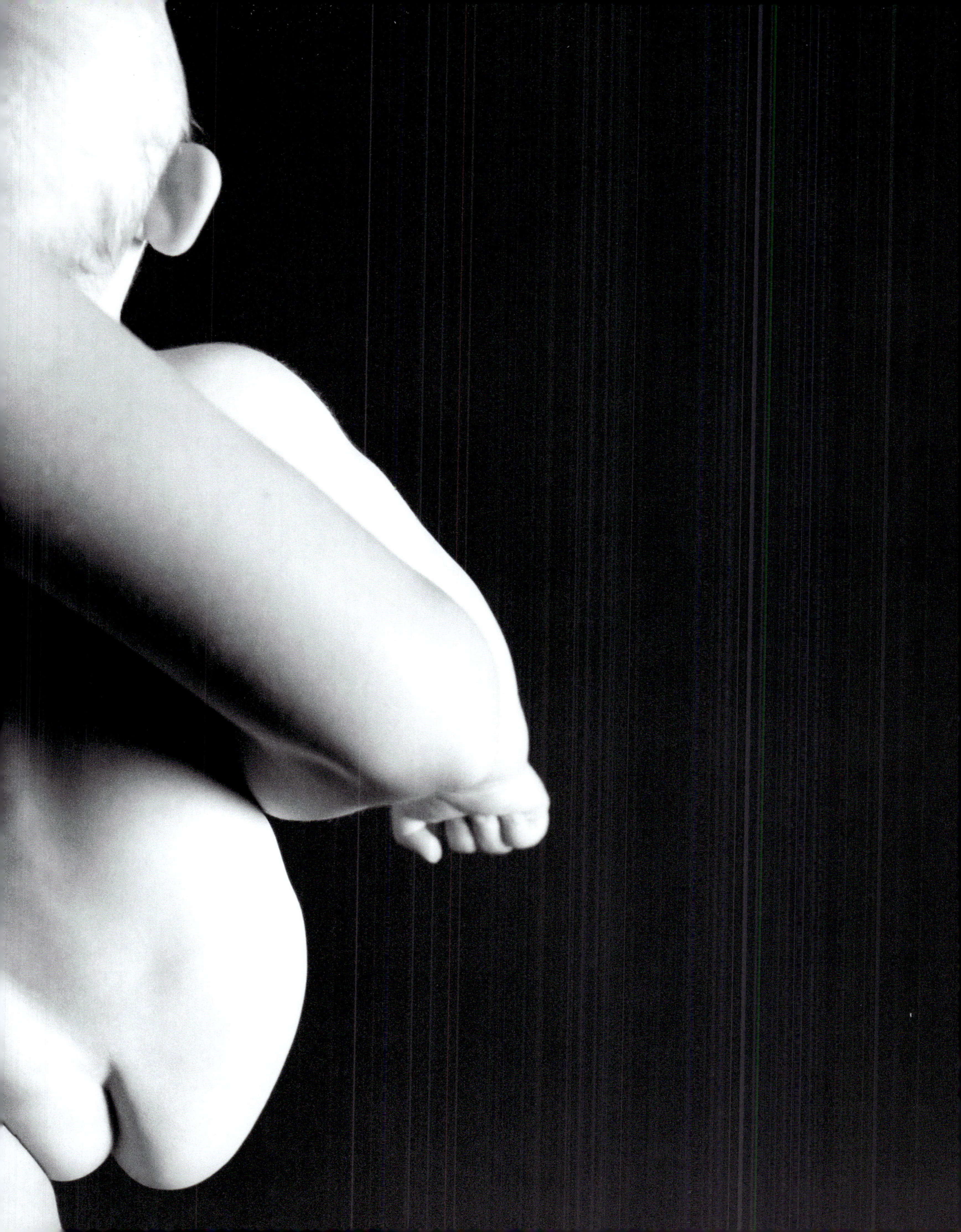

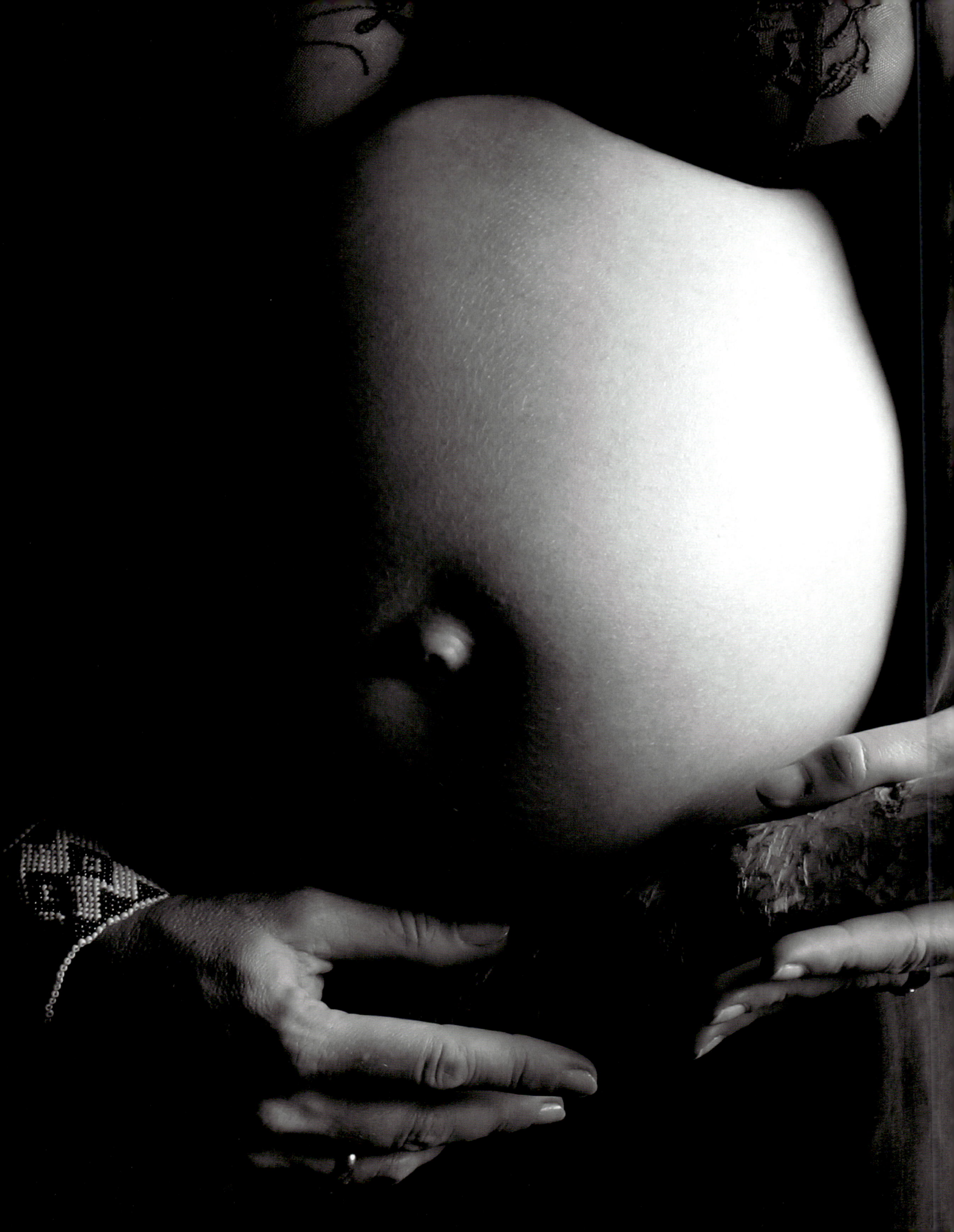

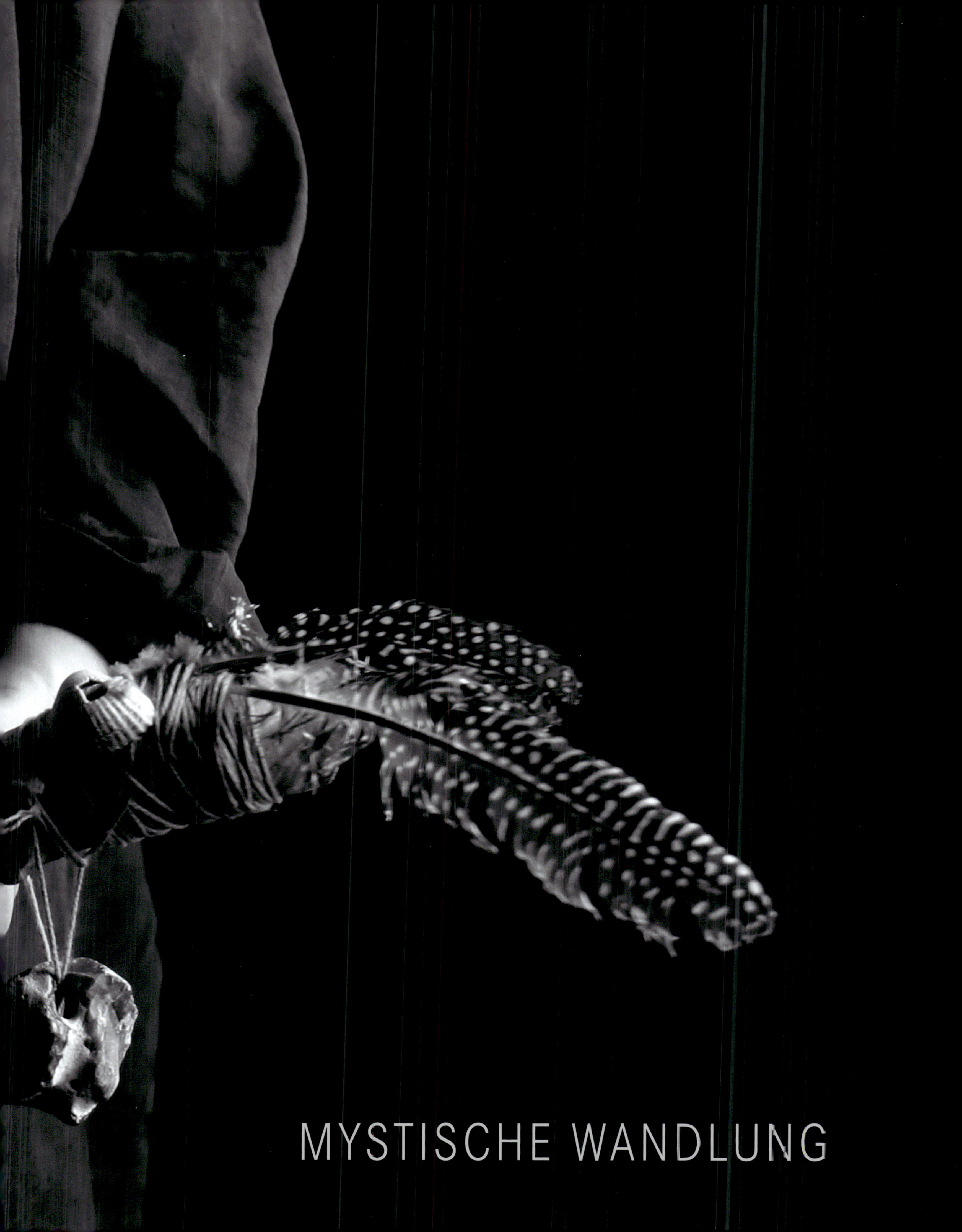

MYSTISCHE WANDLUNG

Entstehung

Fließende Gefühle

Glück

Unsicherheit

Veränderung

Mut

Hoffnung in ein neues Glück

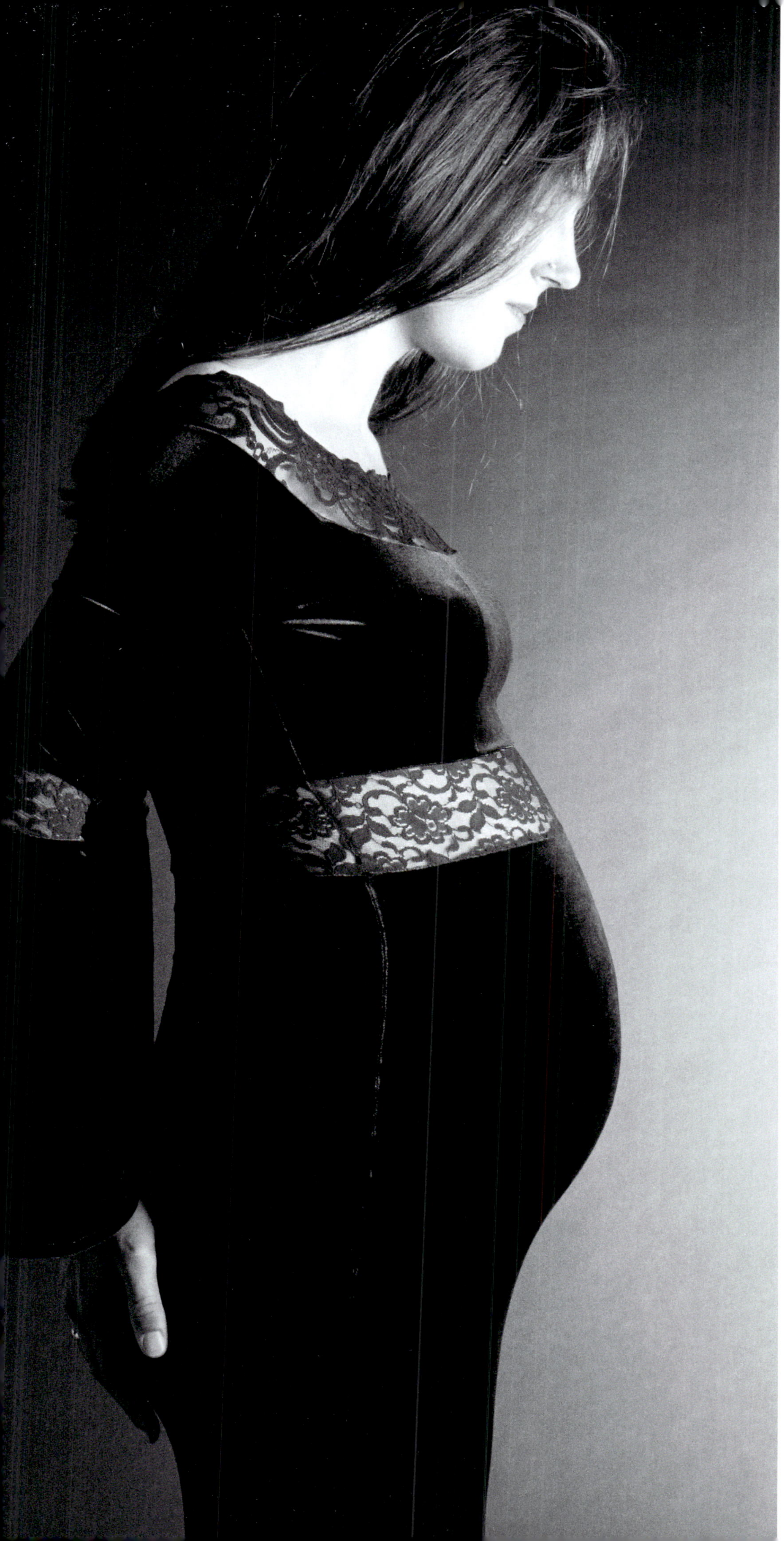

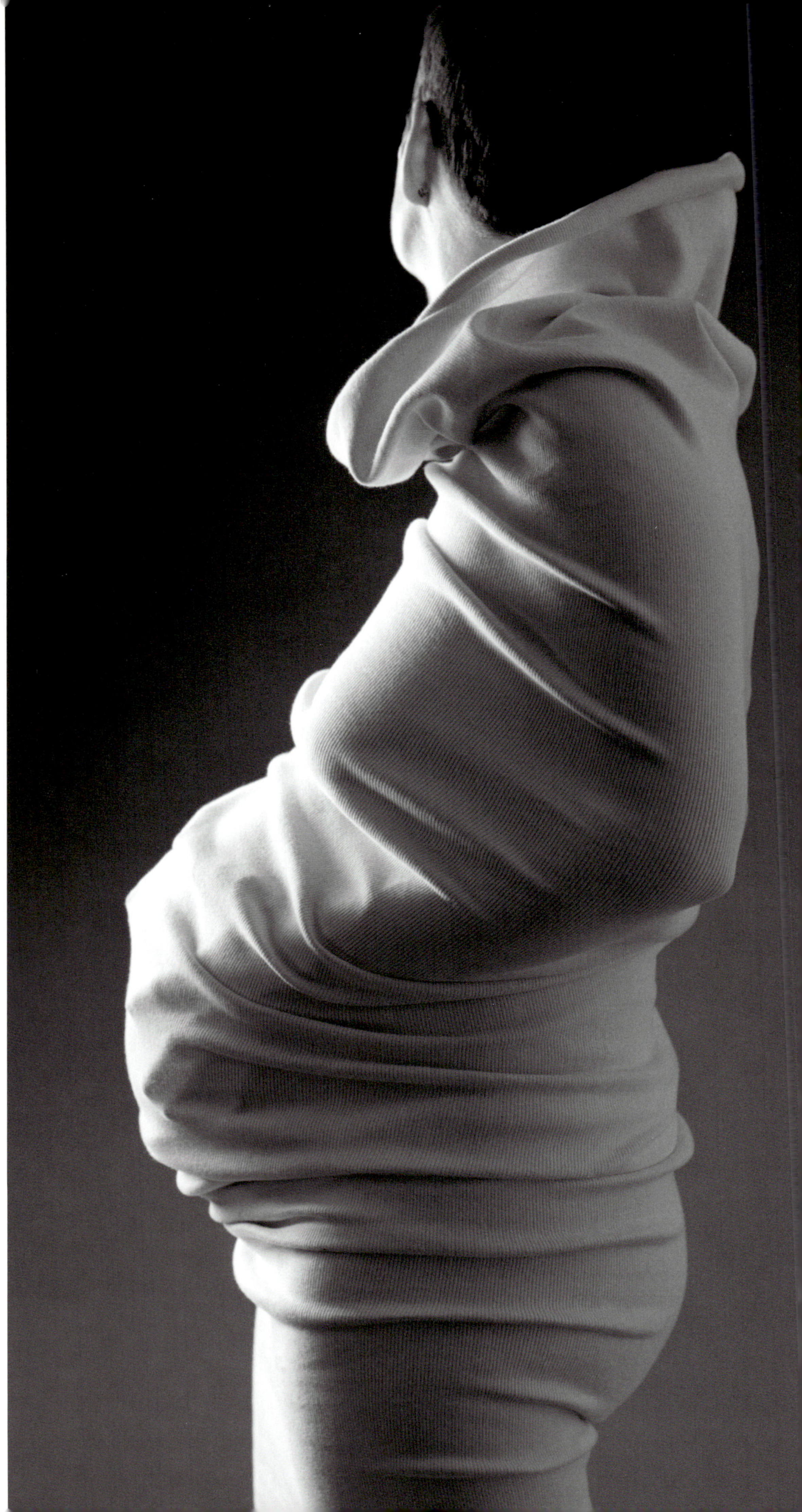

Schwanger

Freude

Ungewissheit

Liebe

Angst

Hoffnung

Vertrauen

Geborgenheit

Lust auf Leben

Du

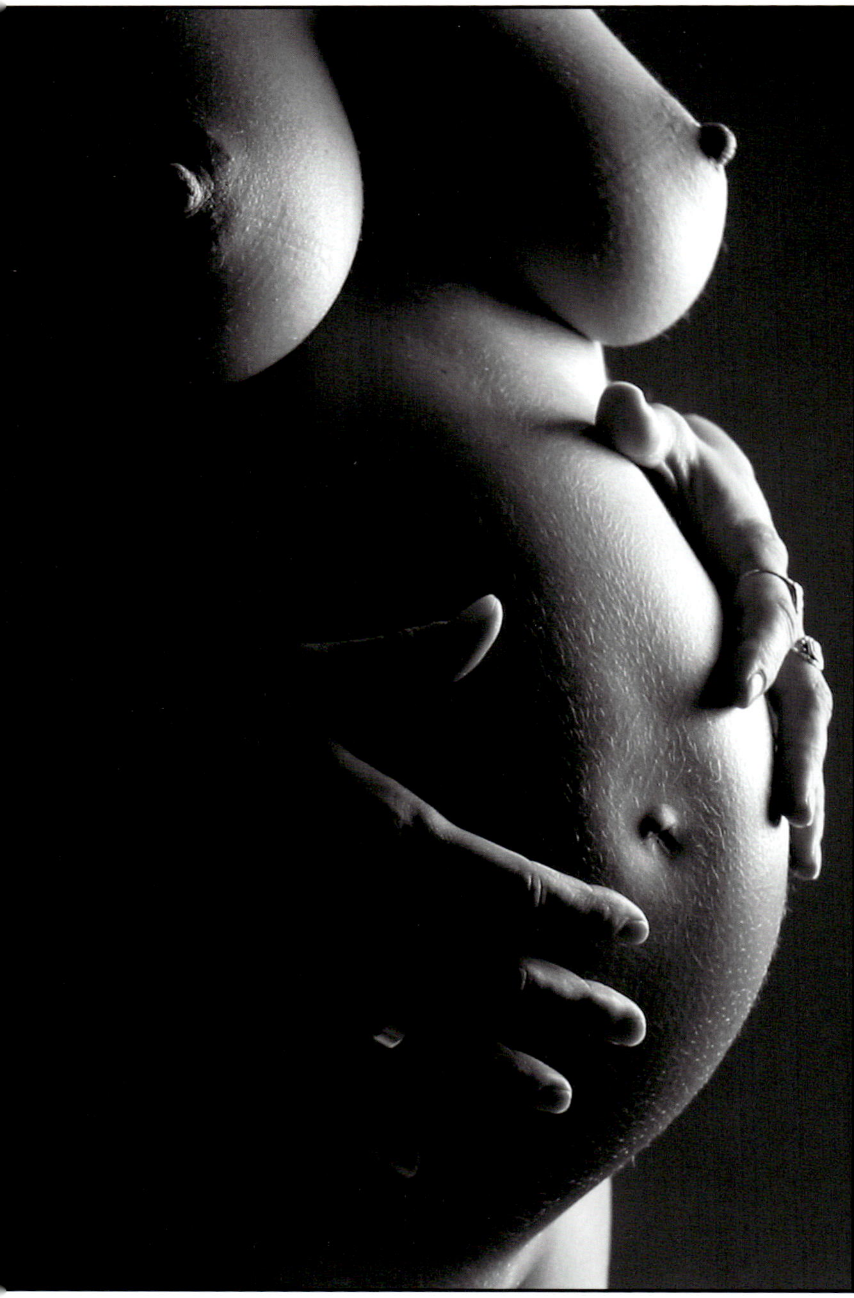

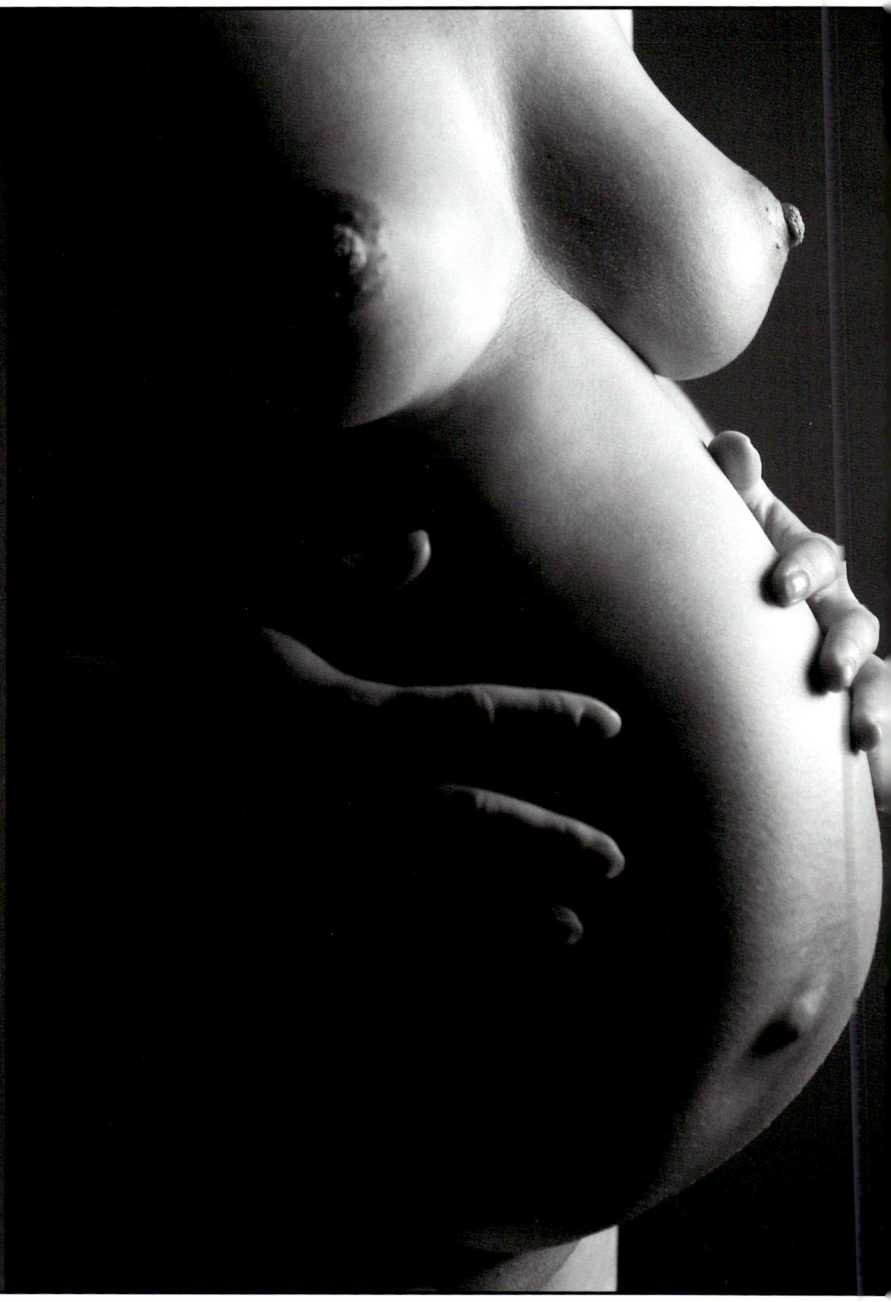

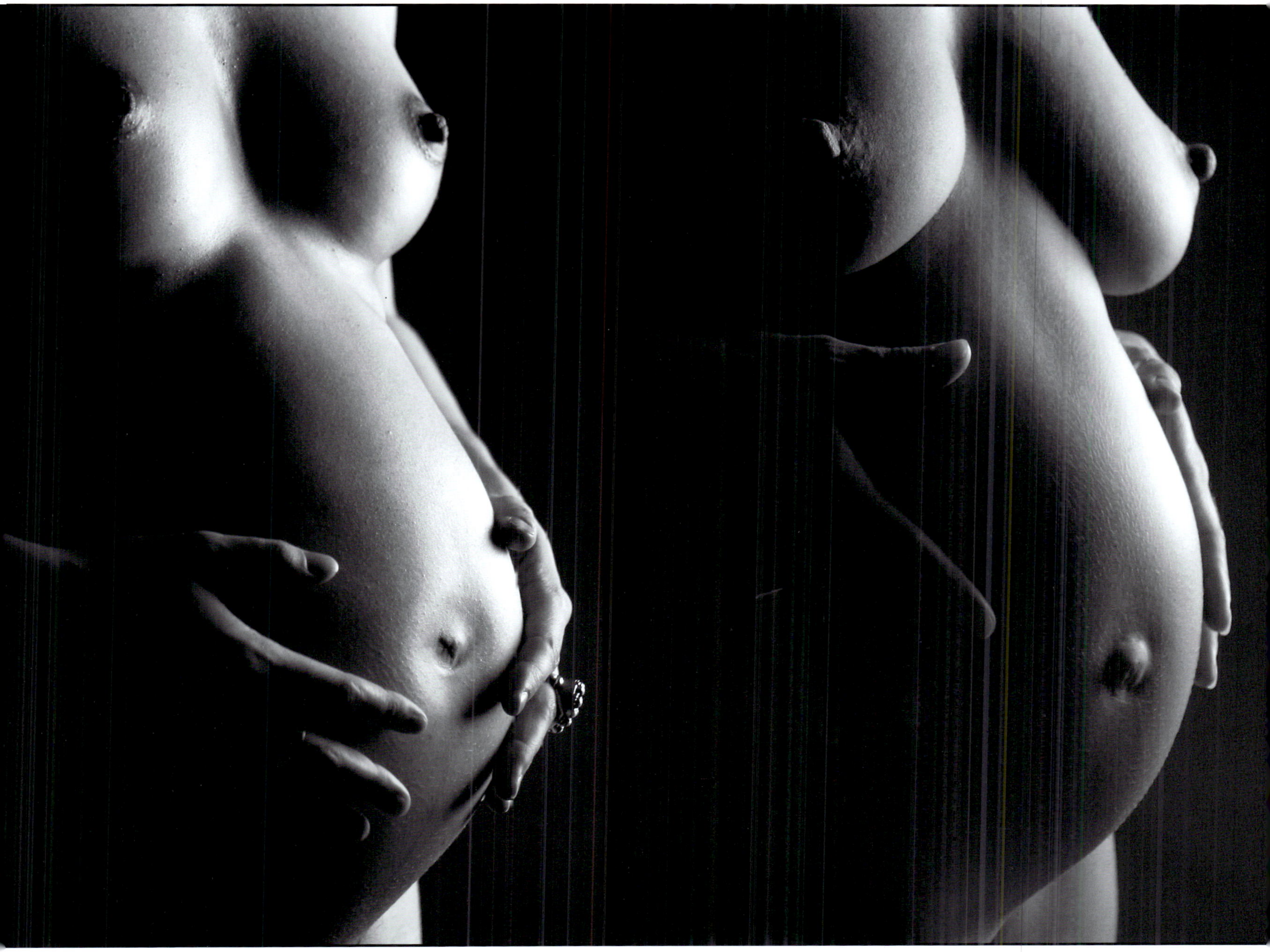

STIMMUNGS-

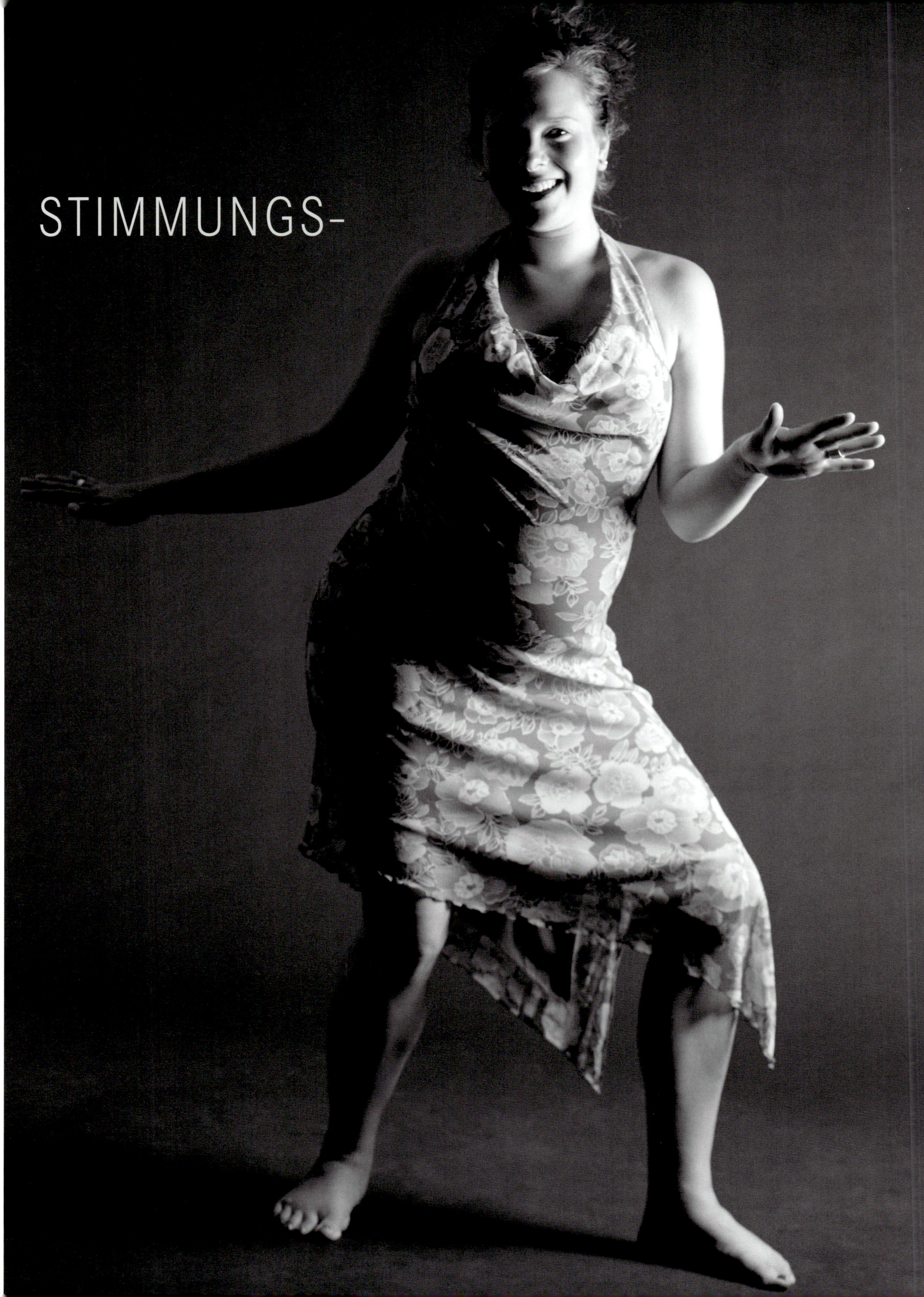

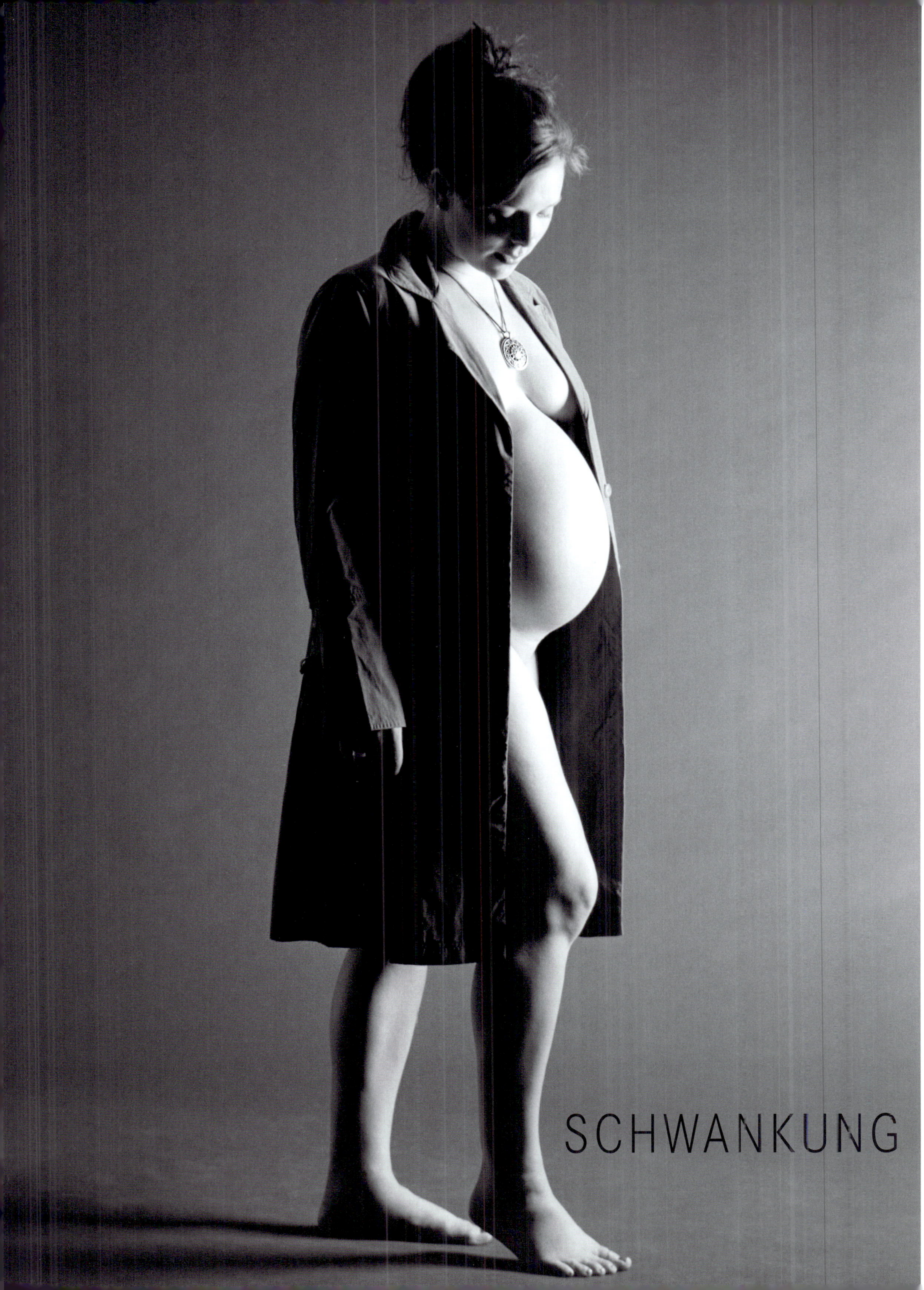

SCHWANKUNG

Du wächst in mir
und ein Teil von dir
nimmt einen Teil von mir

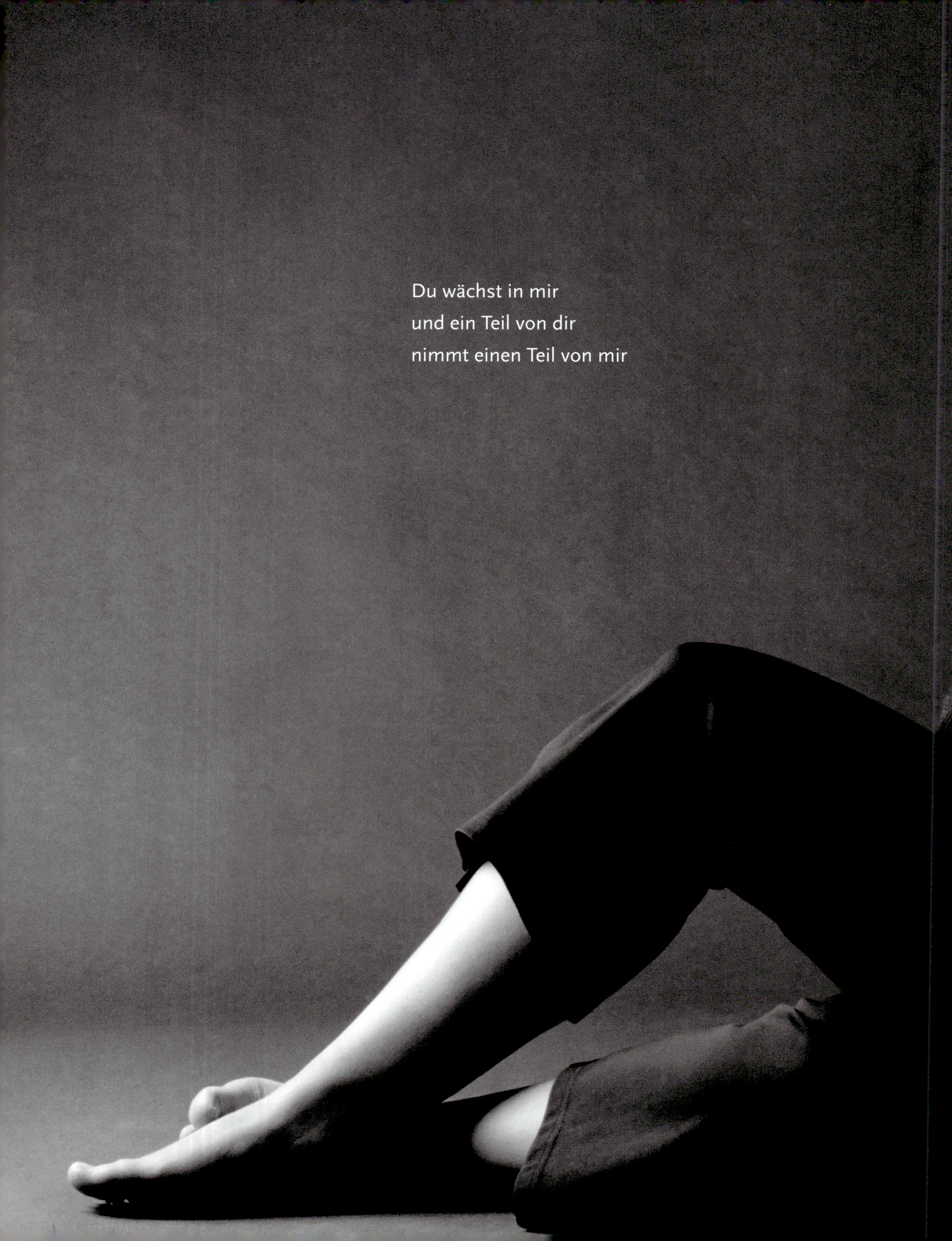

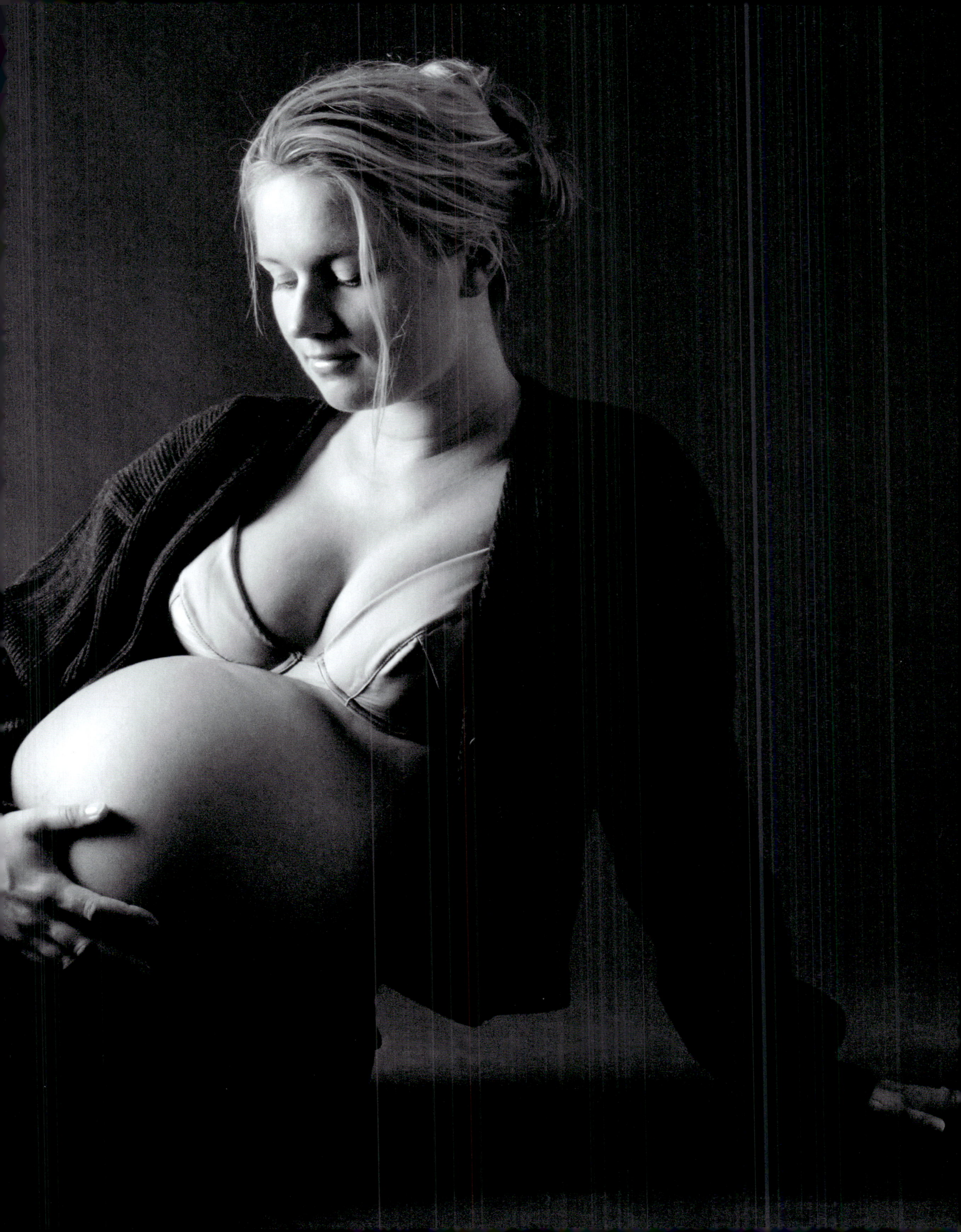

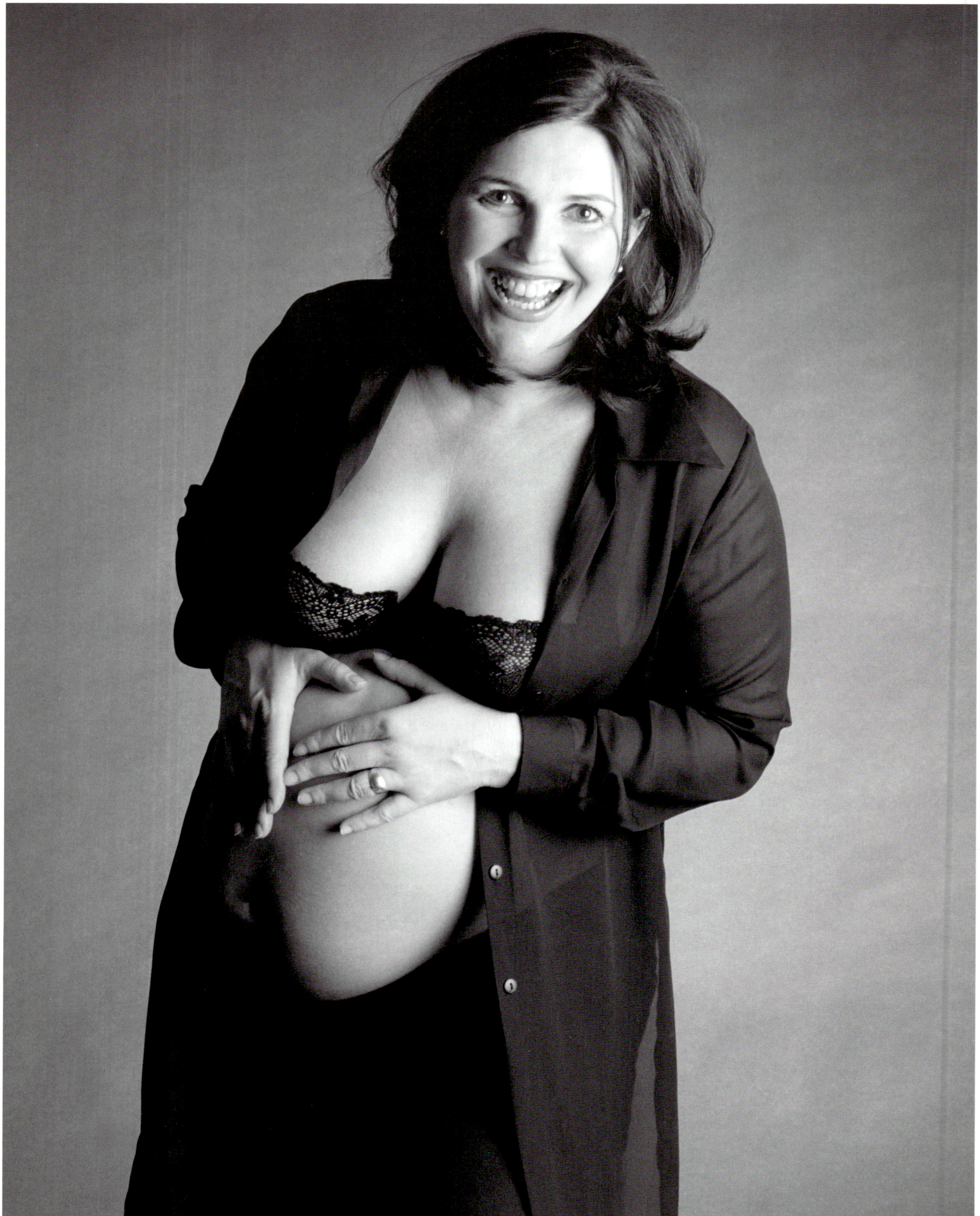

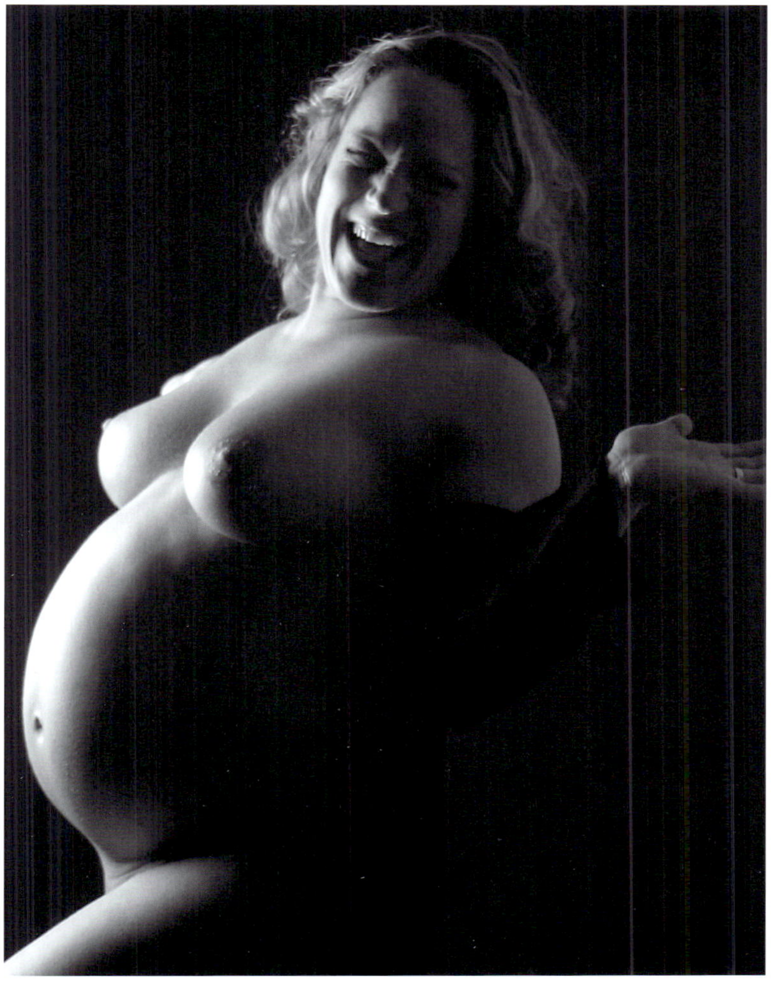
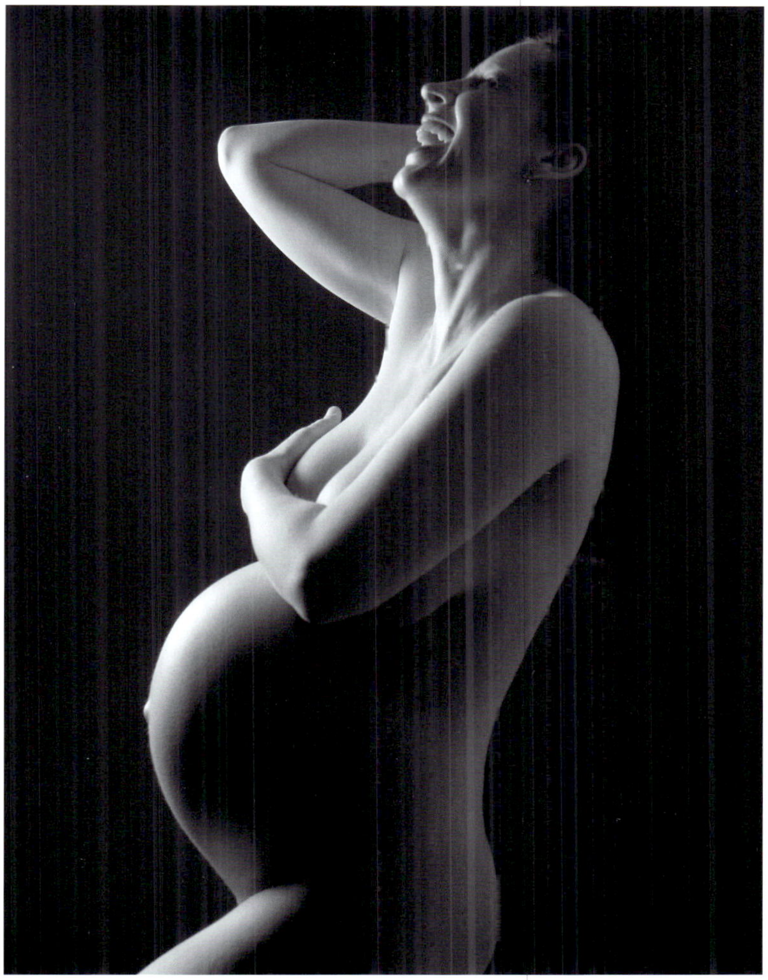
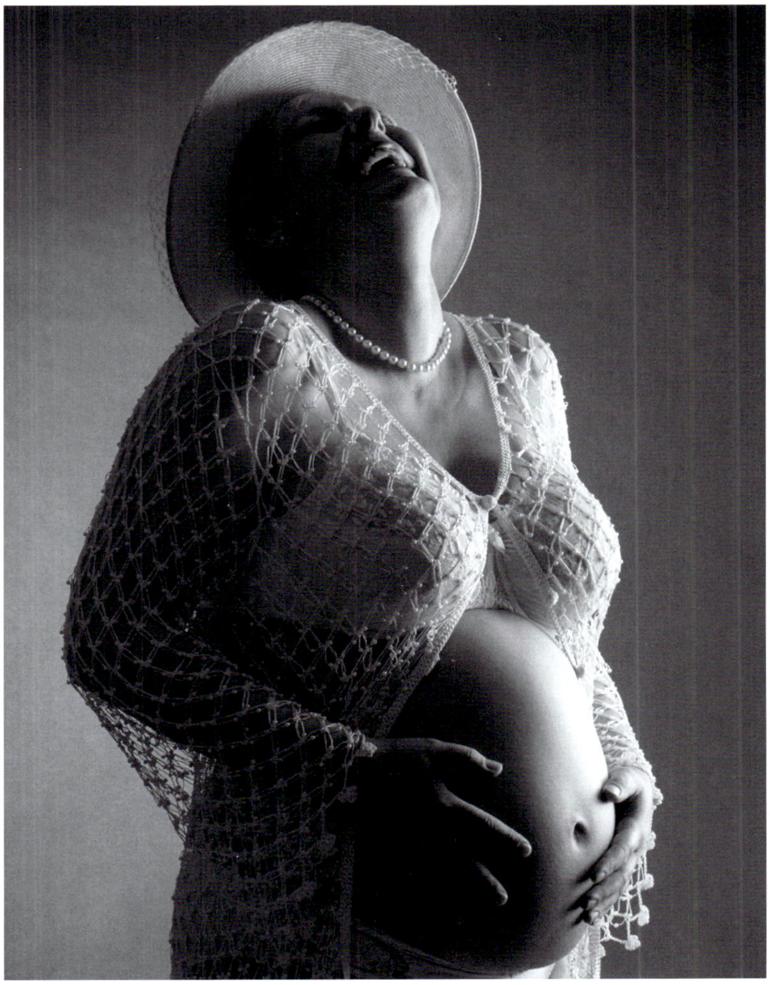
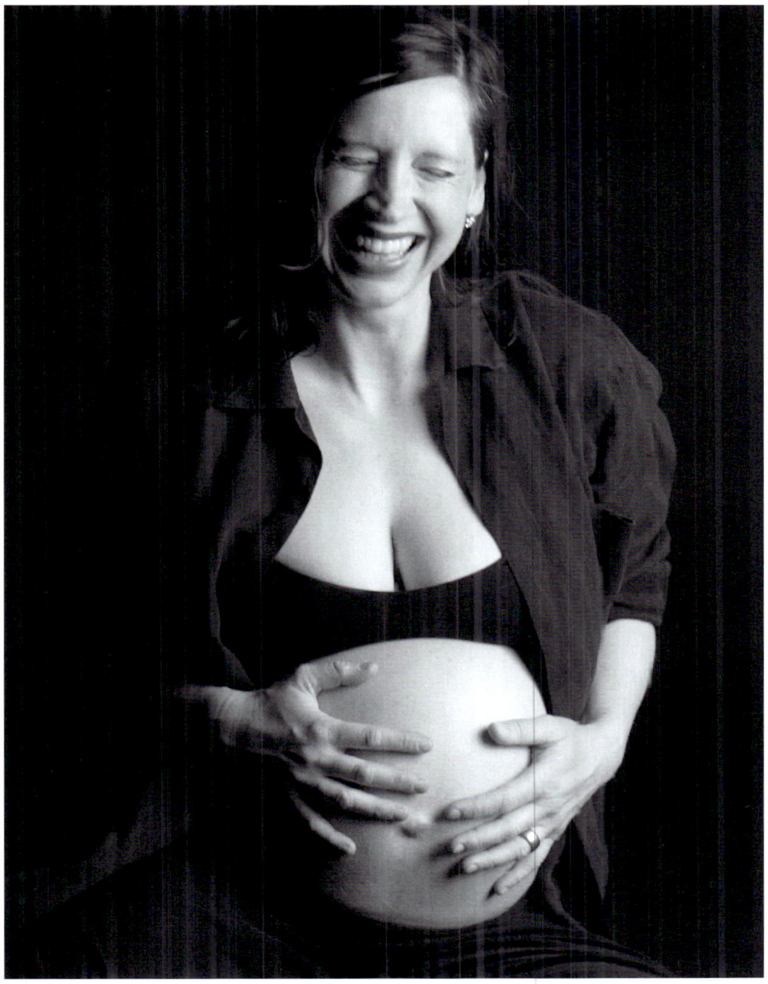

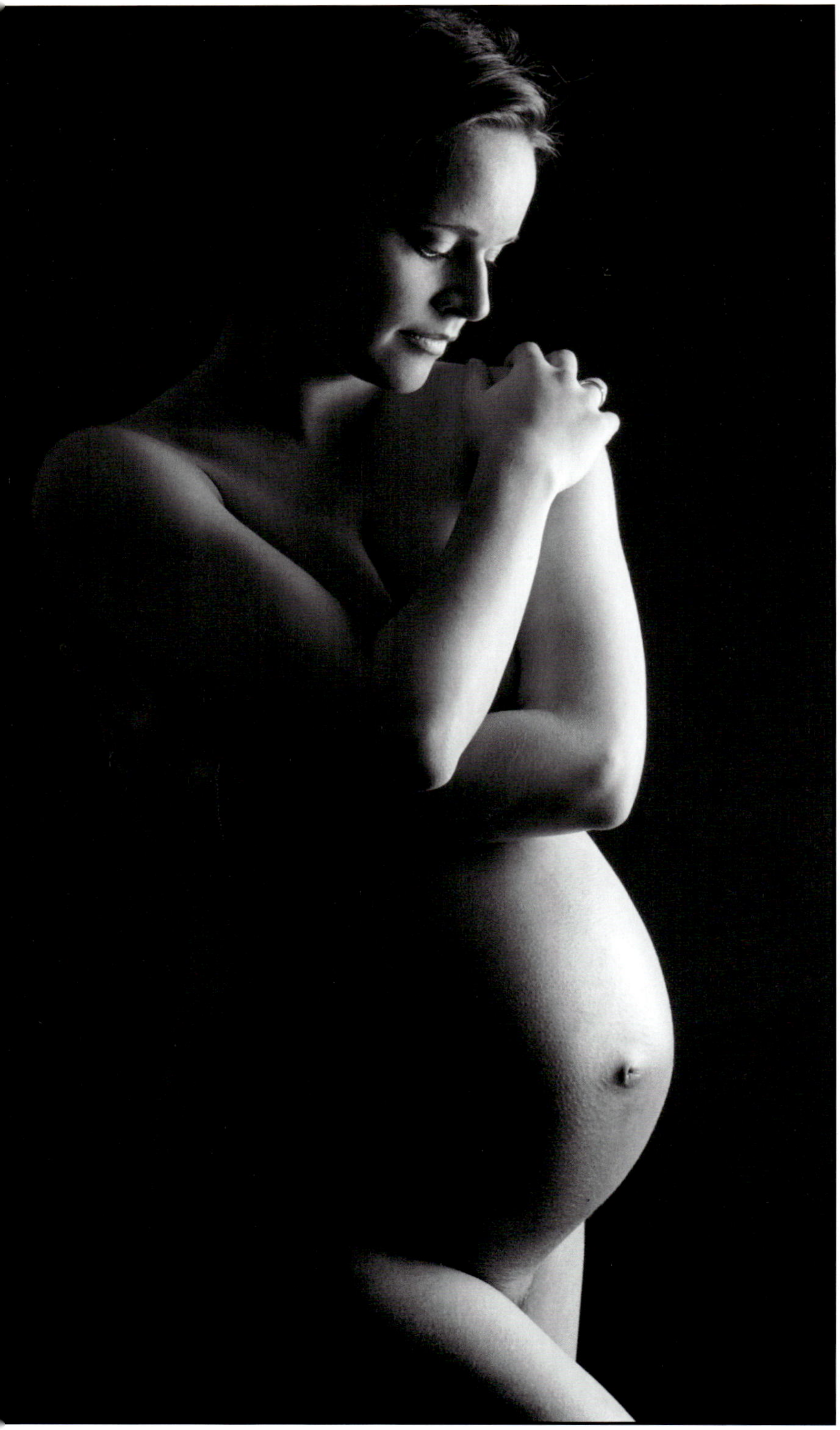

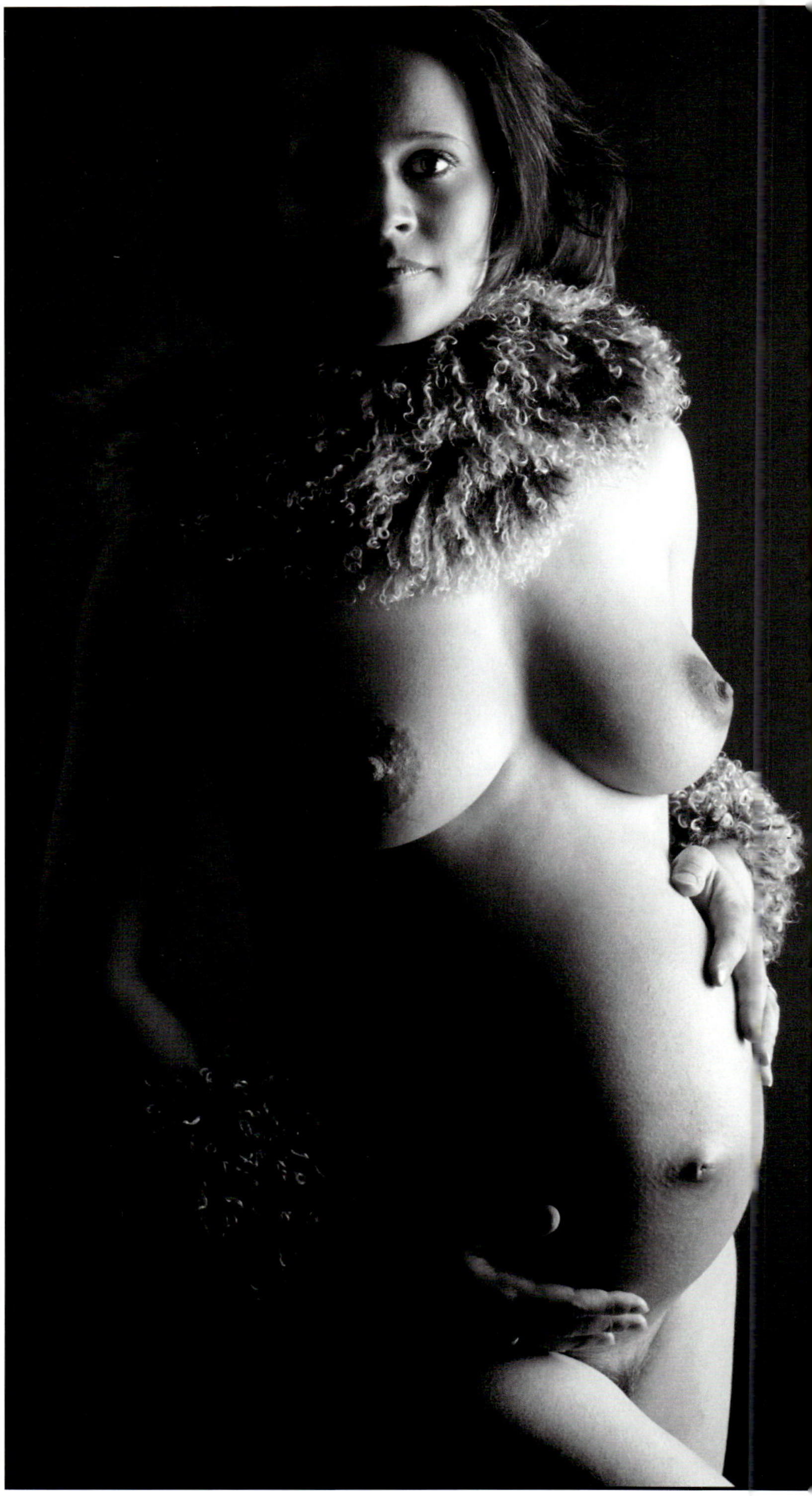

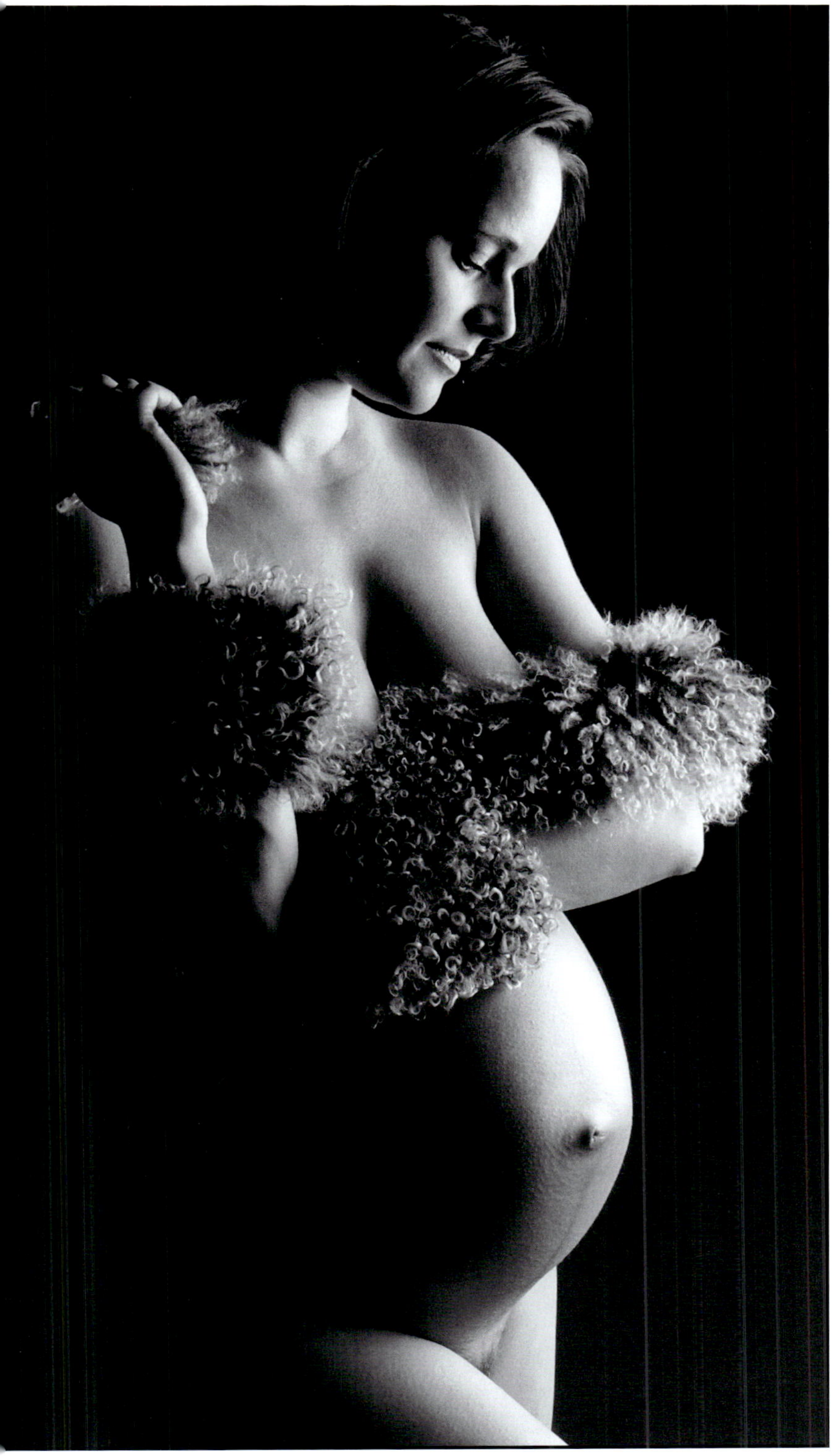

Wenn man diesen Zustand
doch erhalten könnte ...

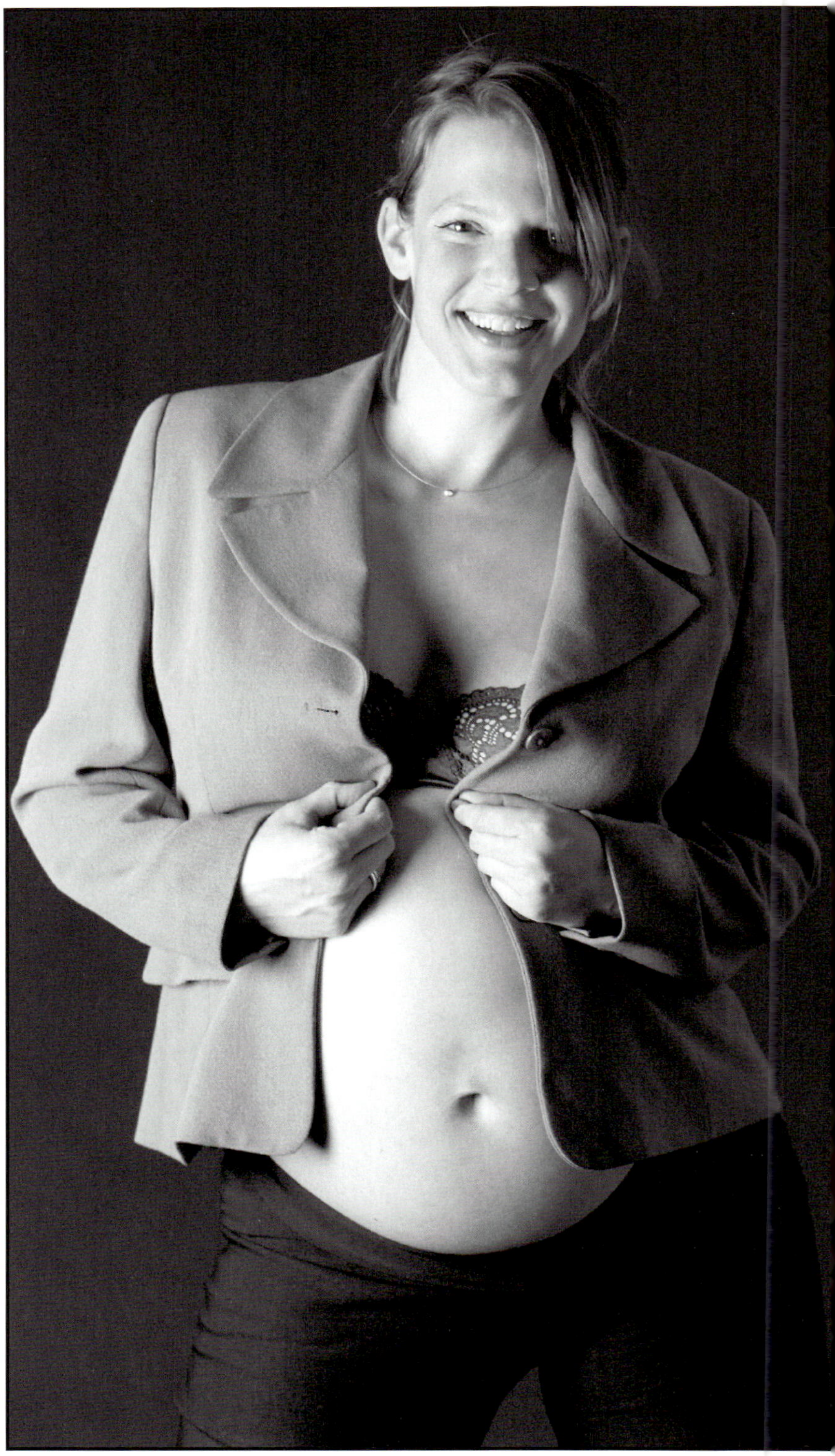

Endlich mal den gesellschaftlichen Zwängen entfliehen und so richtig Bauch zeigen.

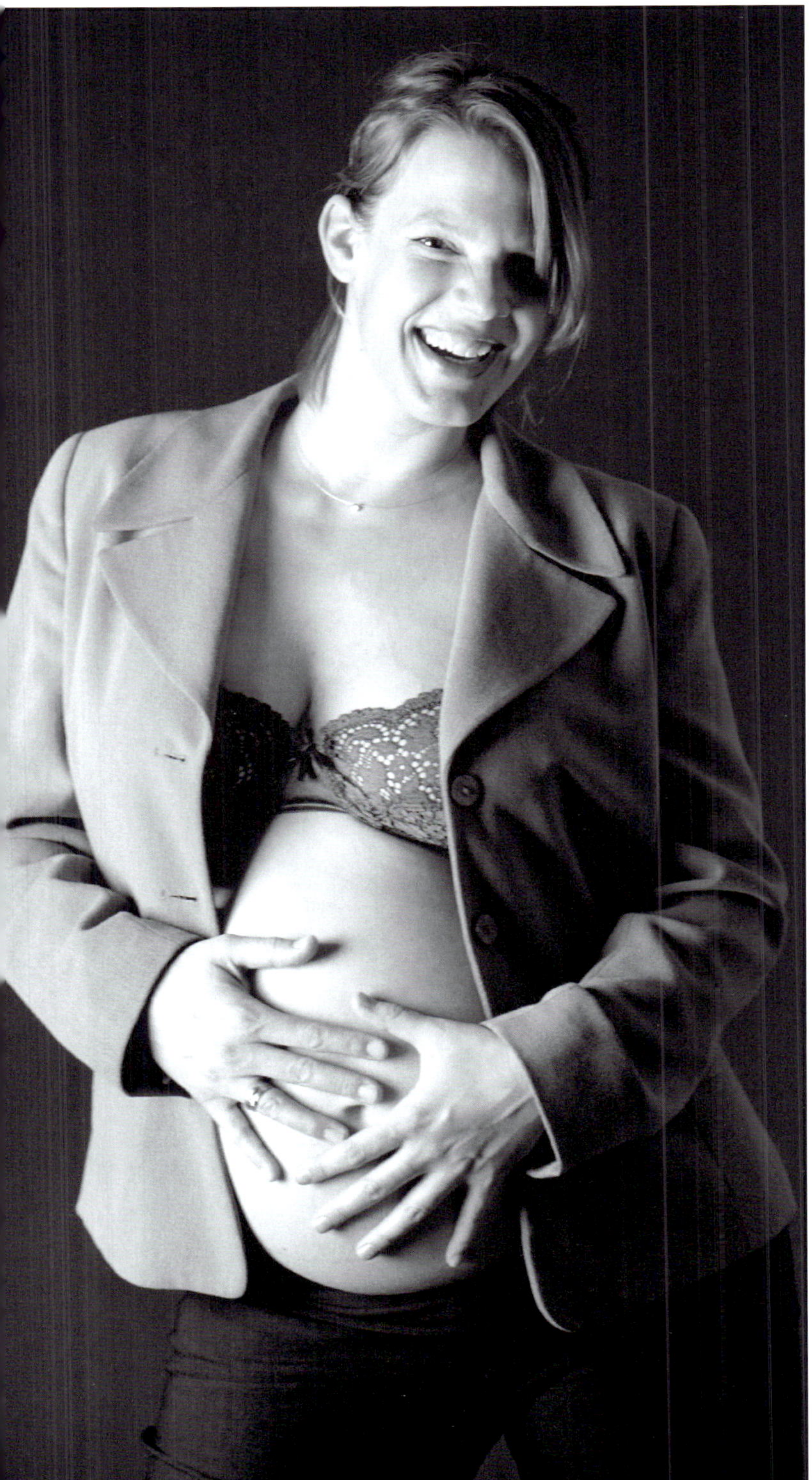

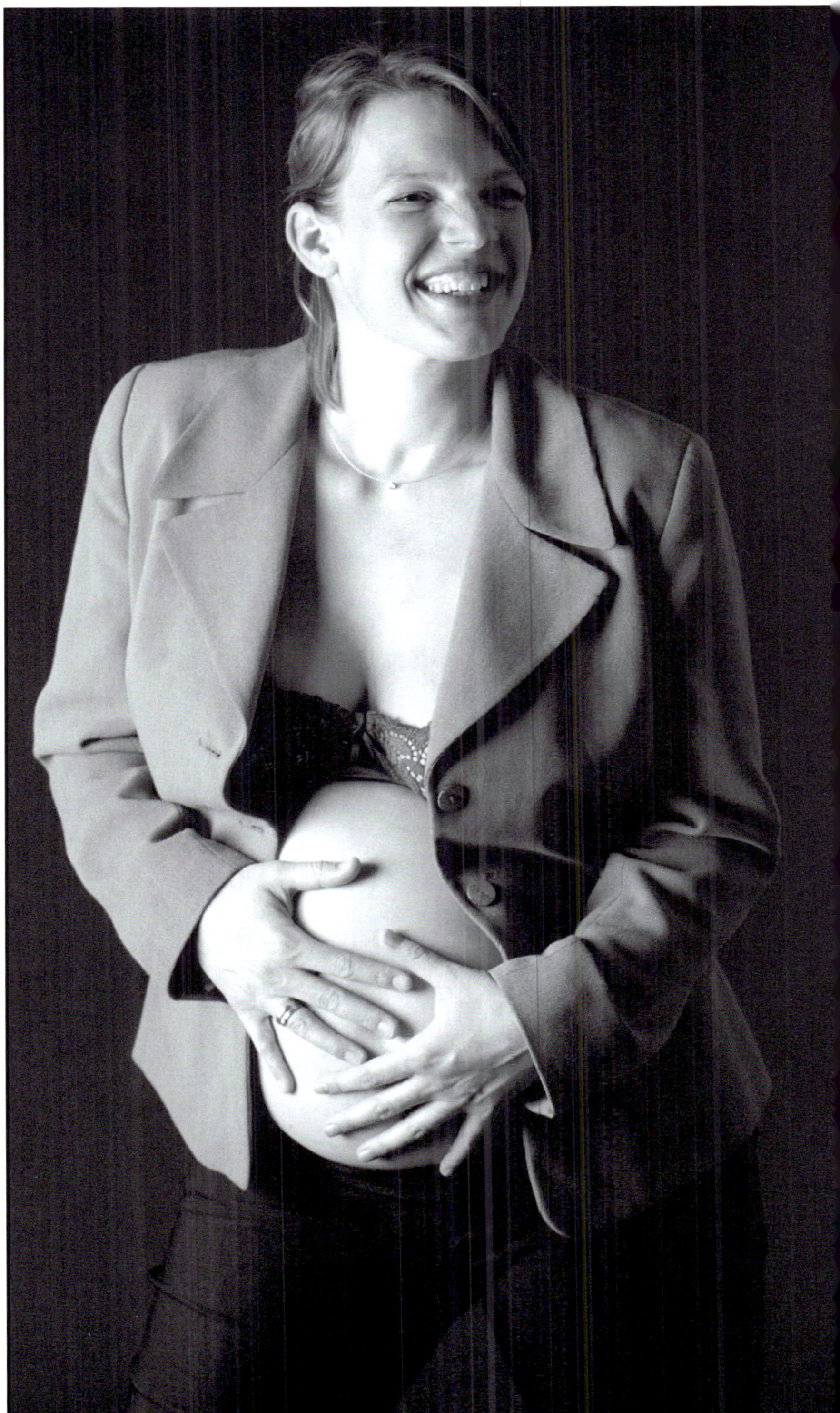

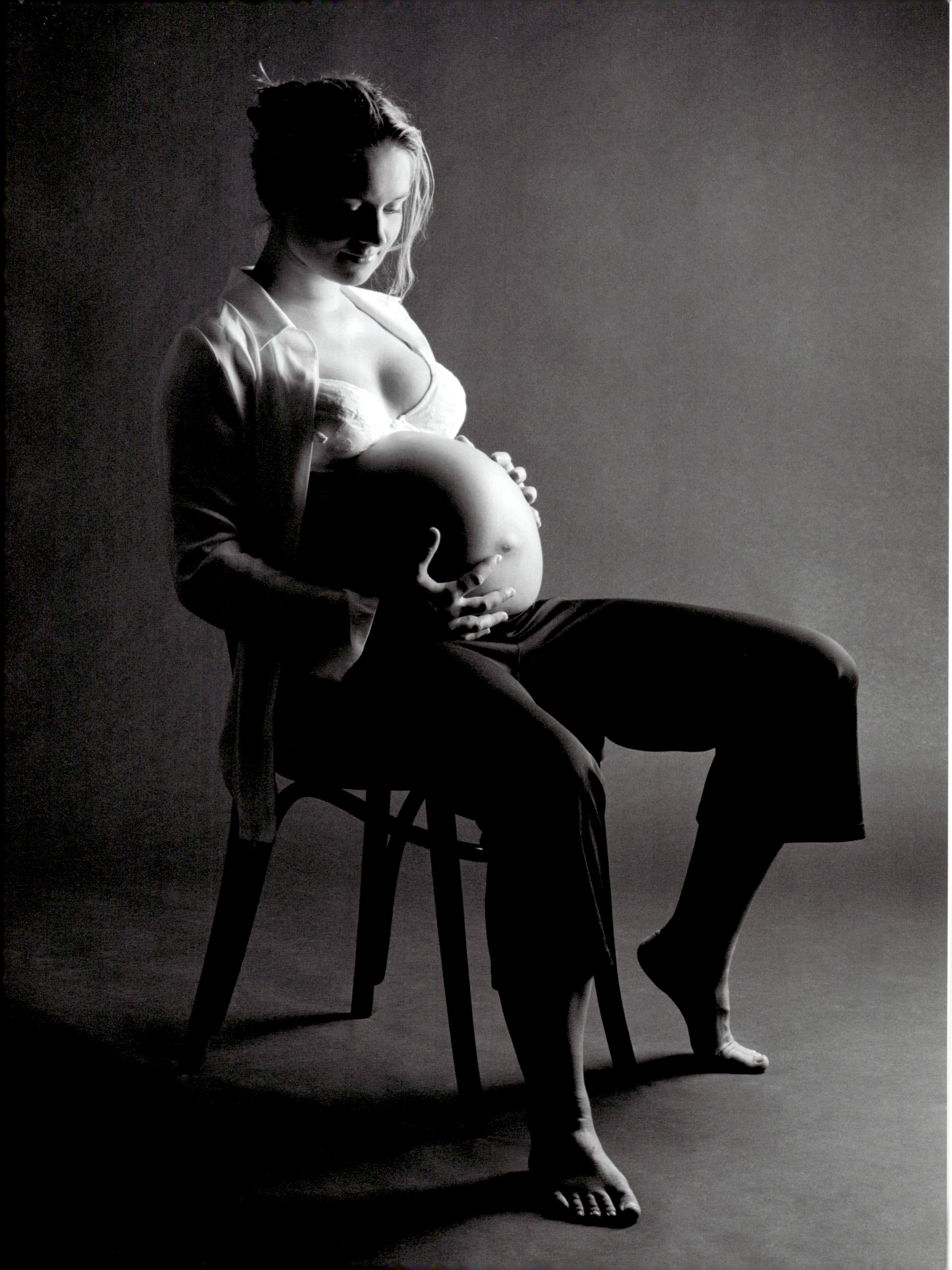

Ich wünsche dir ein Leben voller Liebe,

welches du mit deinen Augen sehen,

mit deinen Händen fühlen

und mit deinen Worten beschreiben kannst.

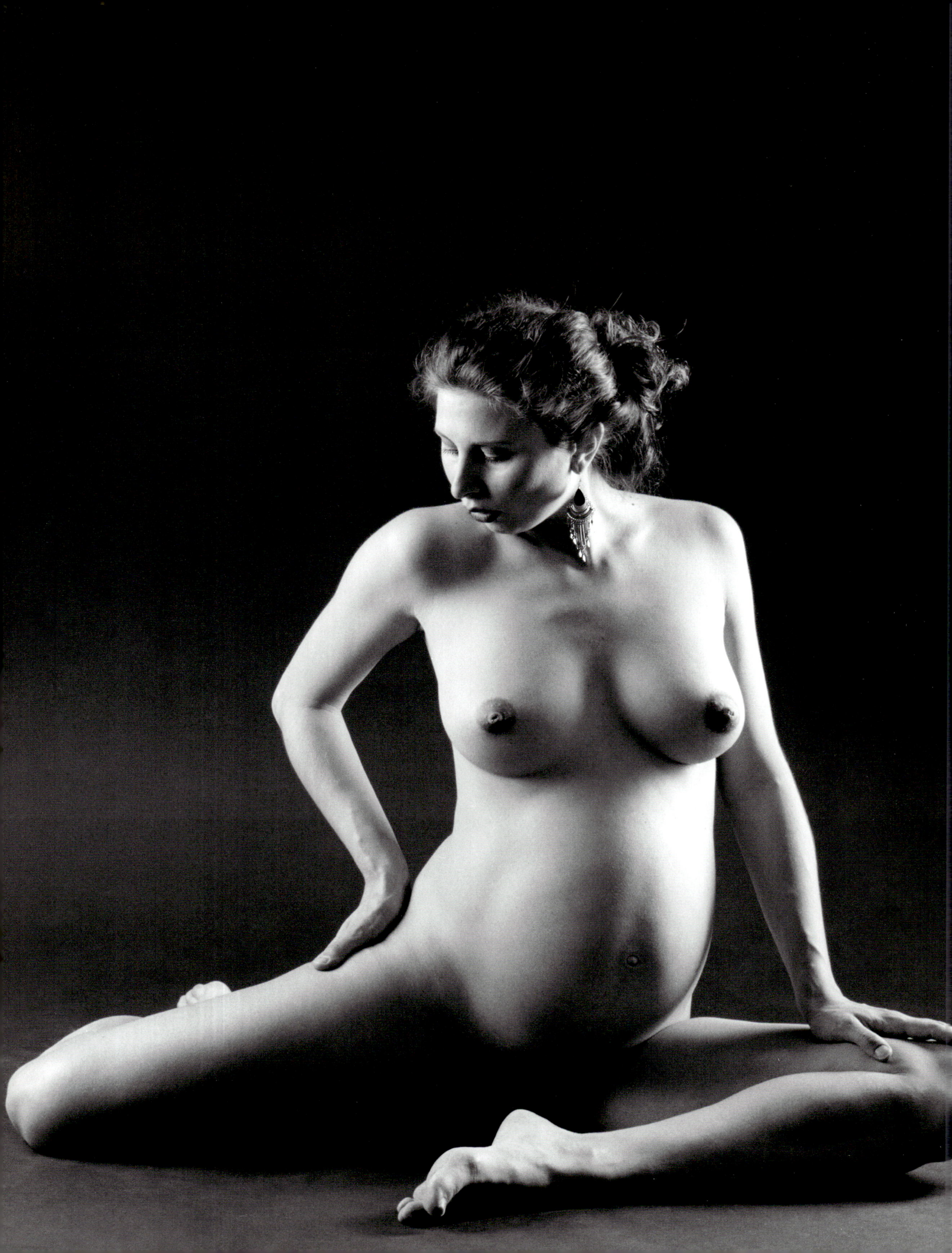

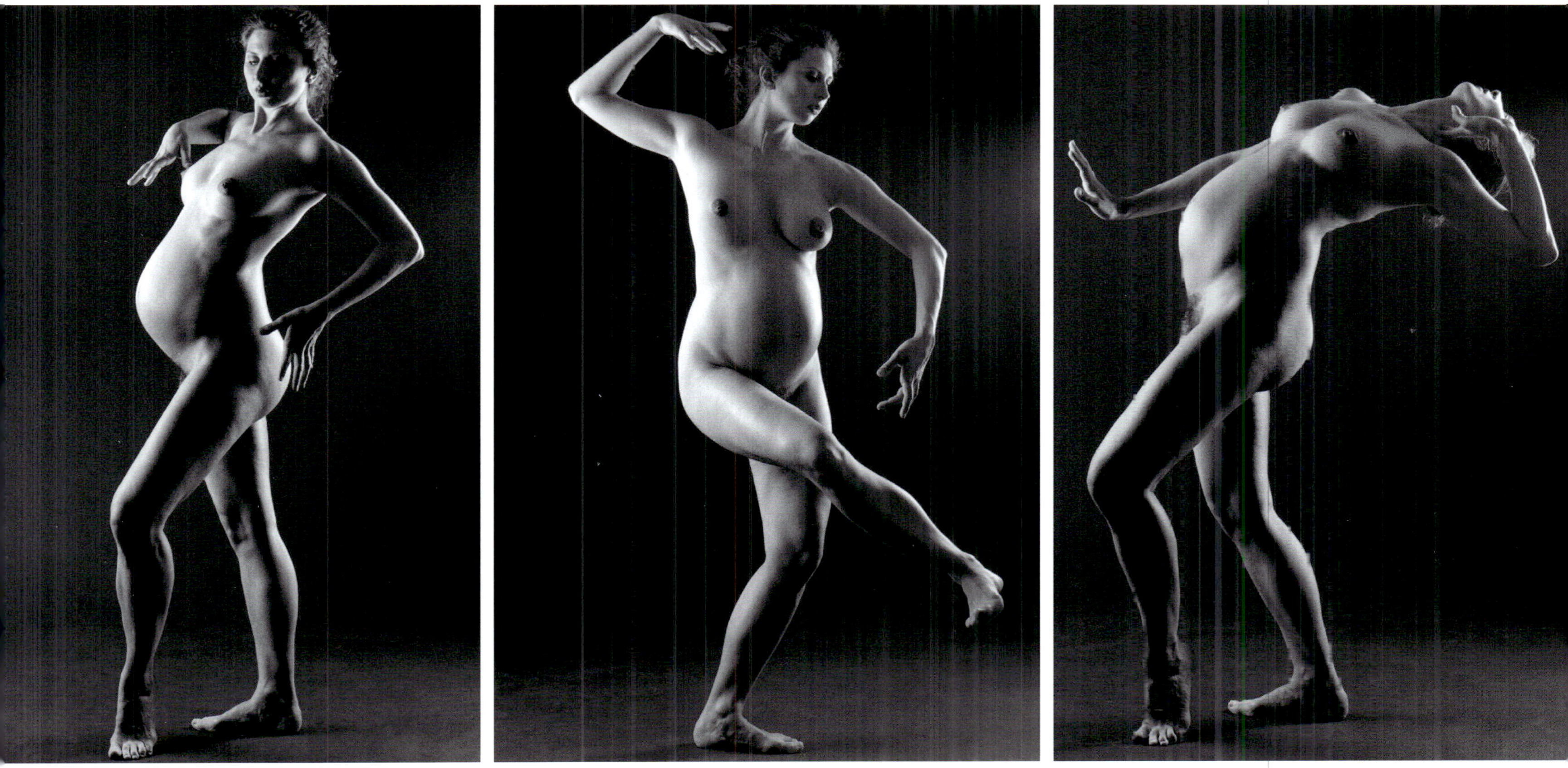

BESCHWERTE LEICHTIGKEIT

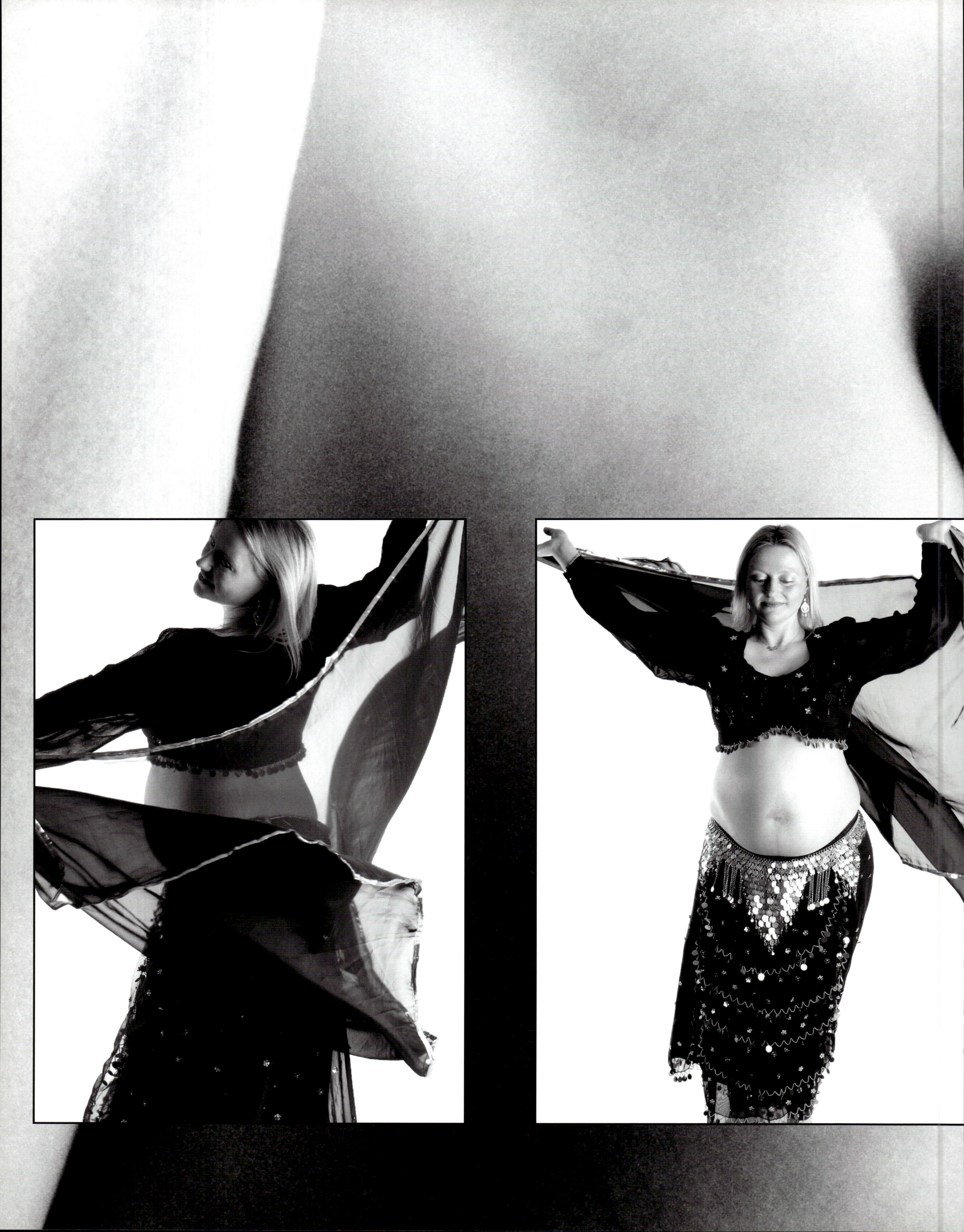

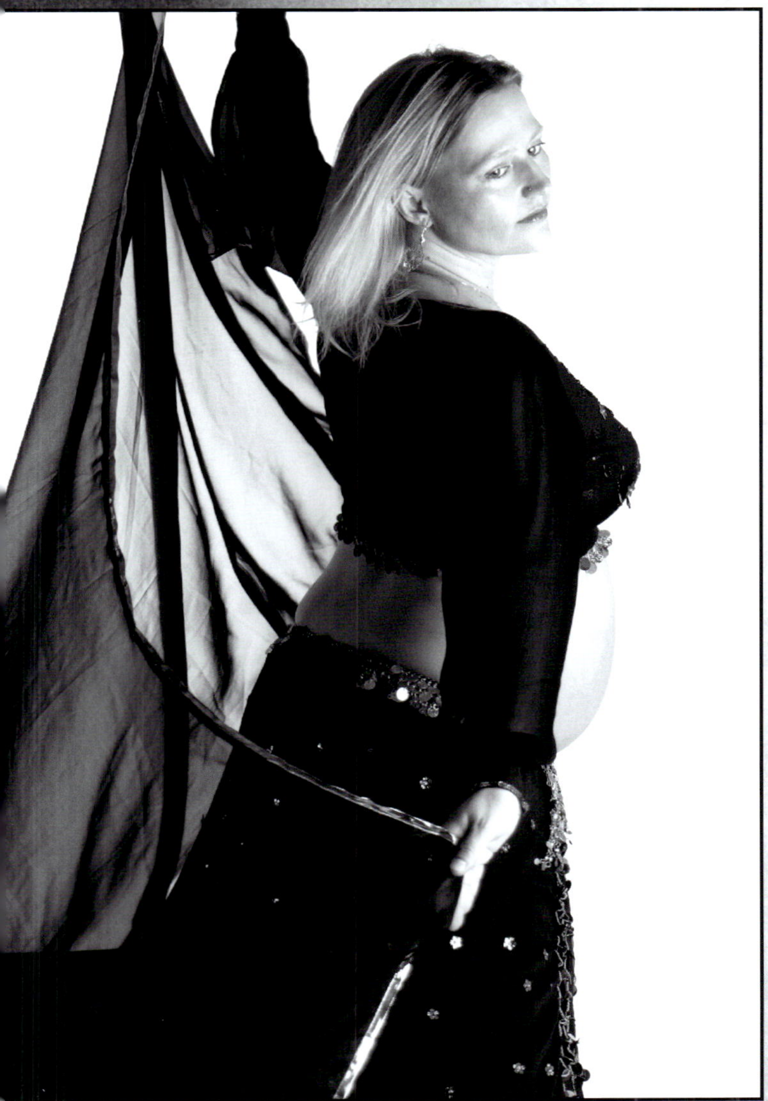

Jeden Abend gibst du mir Zeichen. Mein Bauch schlägt dann Wellen und der Gedanke an dich beflügelt mich.

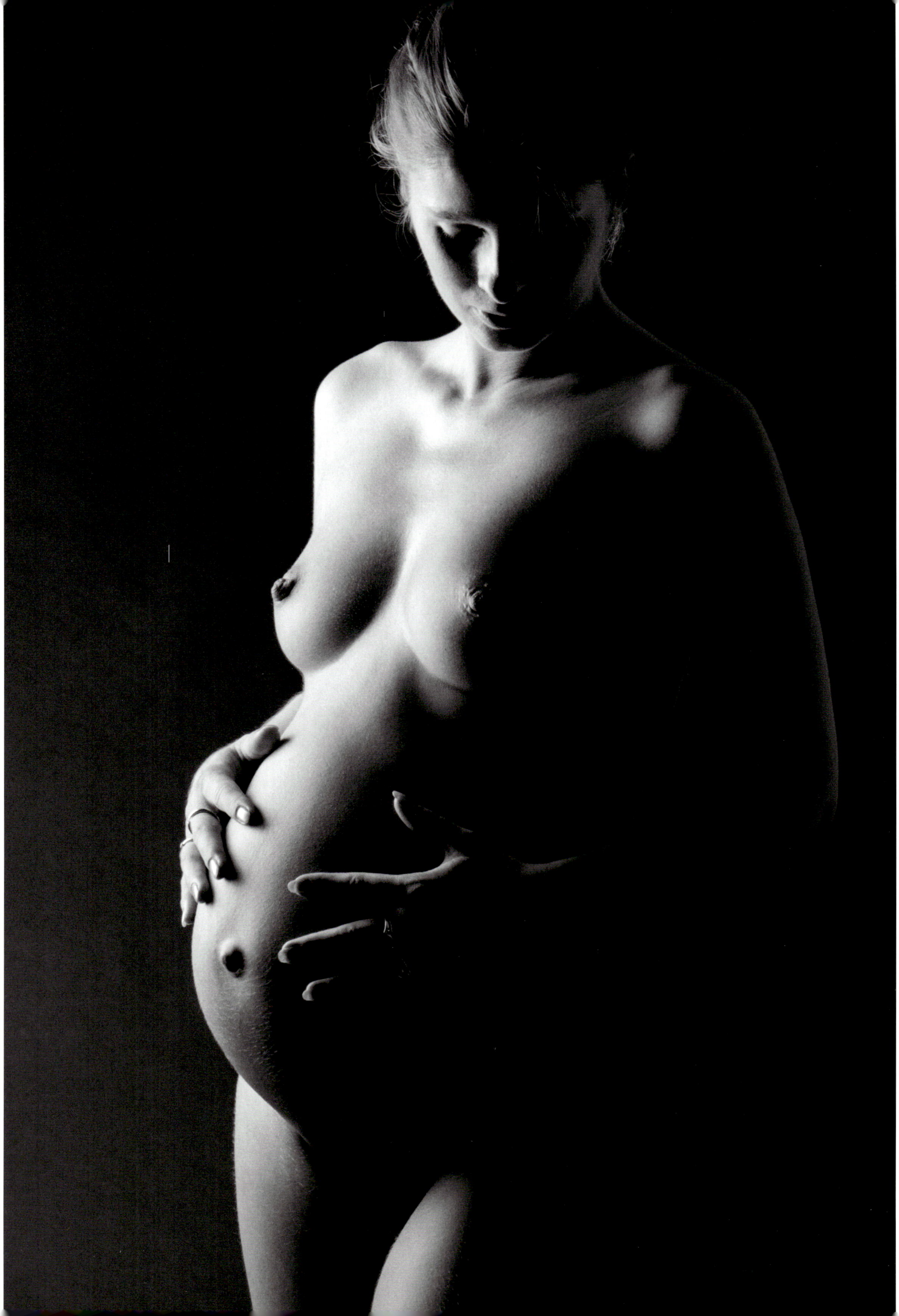

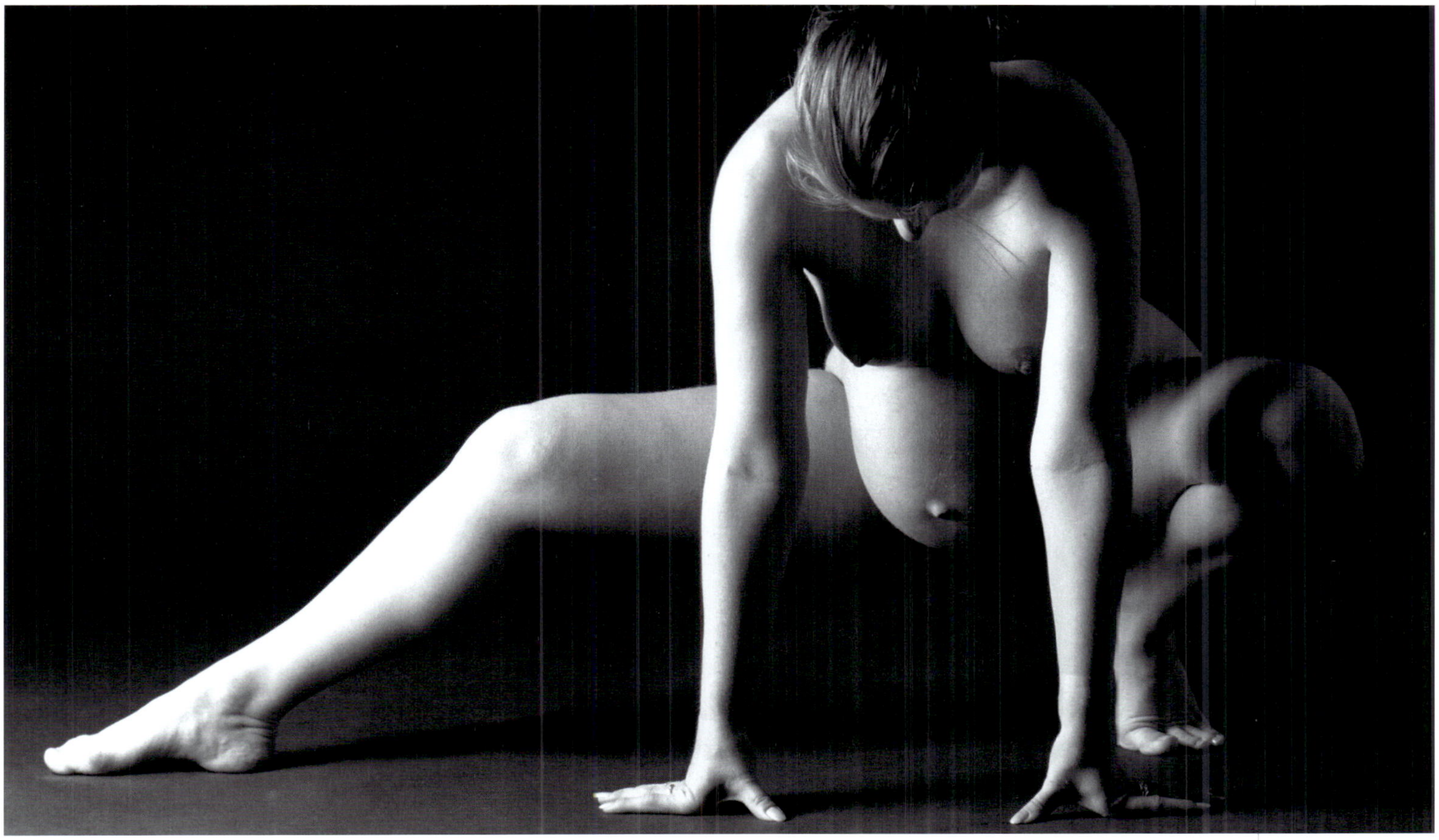

ERHABENES KÖRPERGEFÜHL

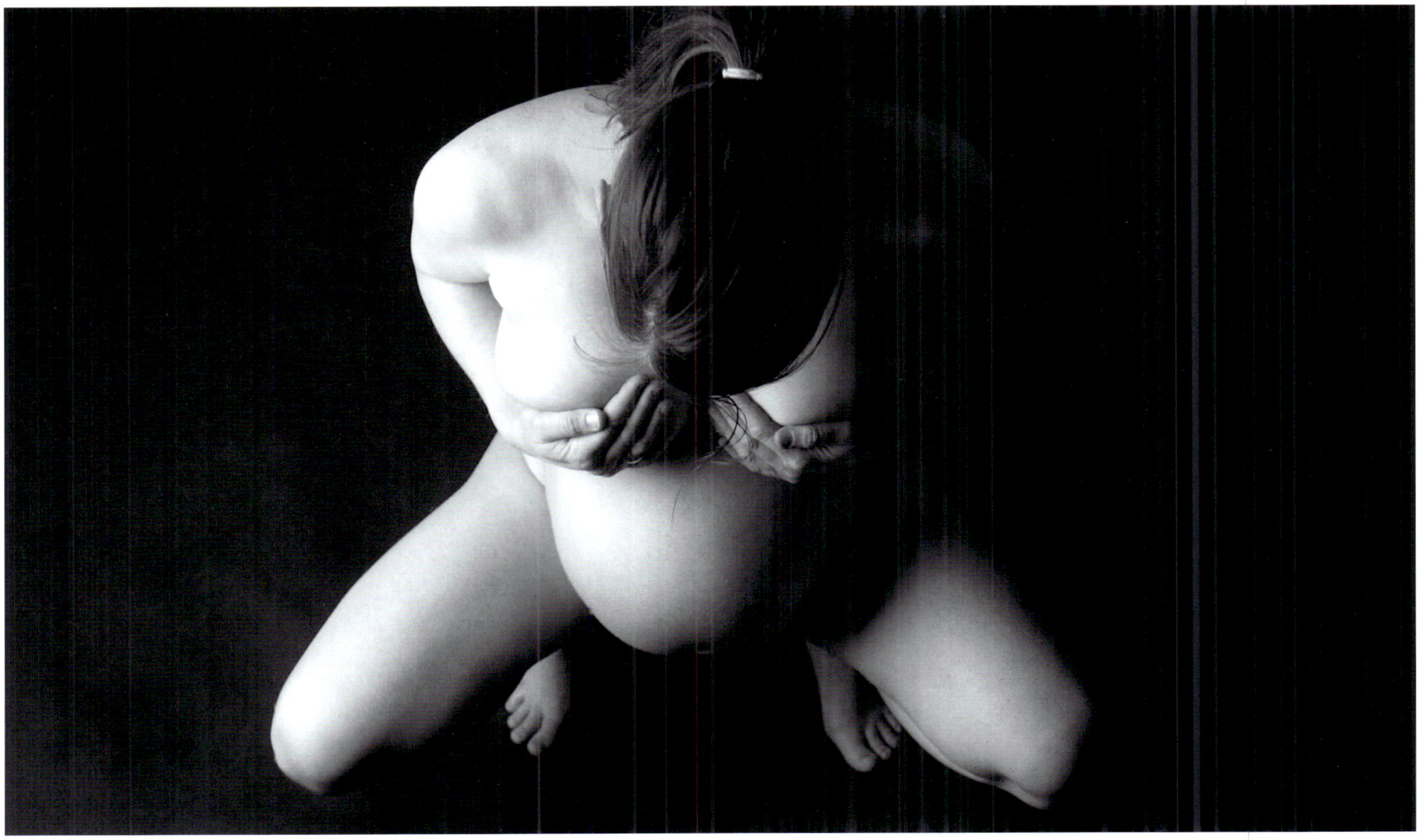

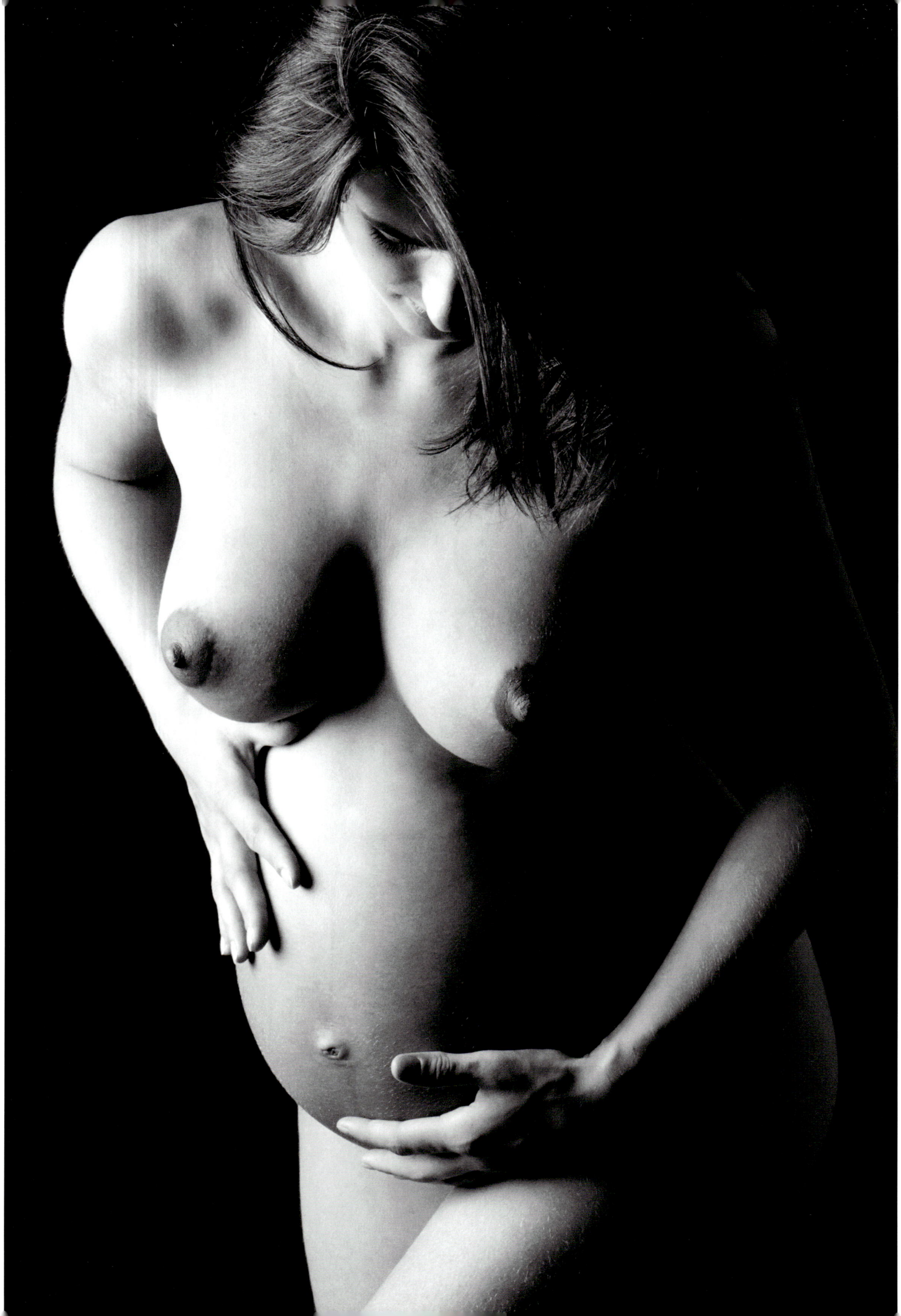

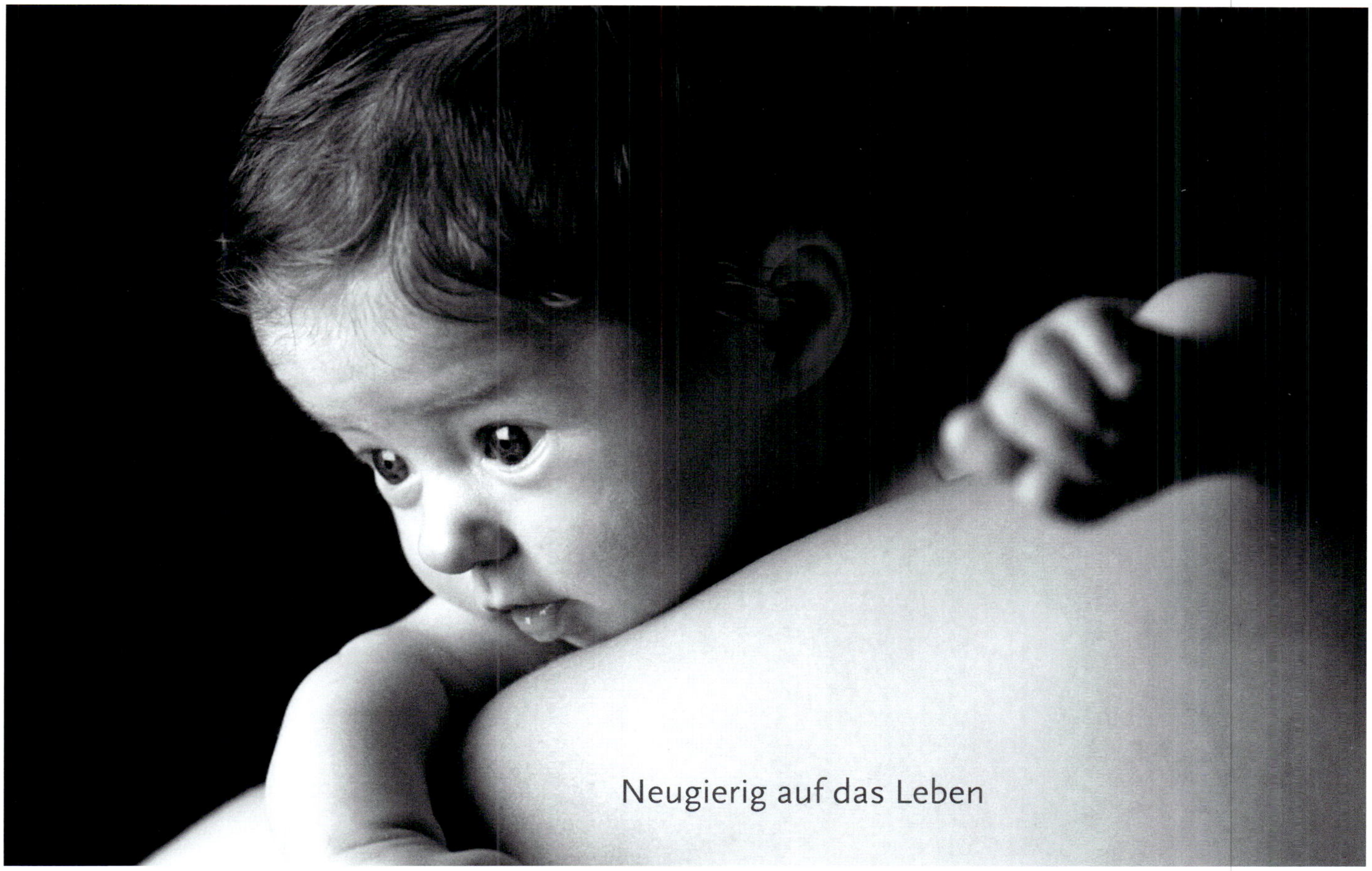
Neugierig auf das Leben

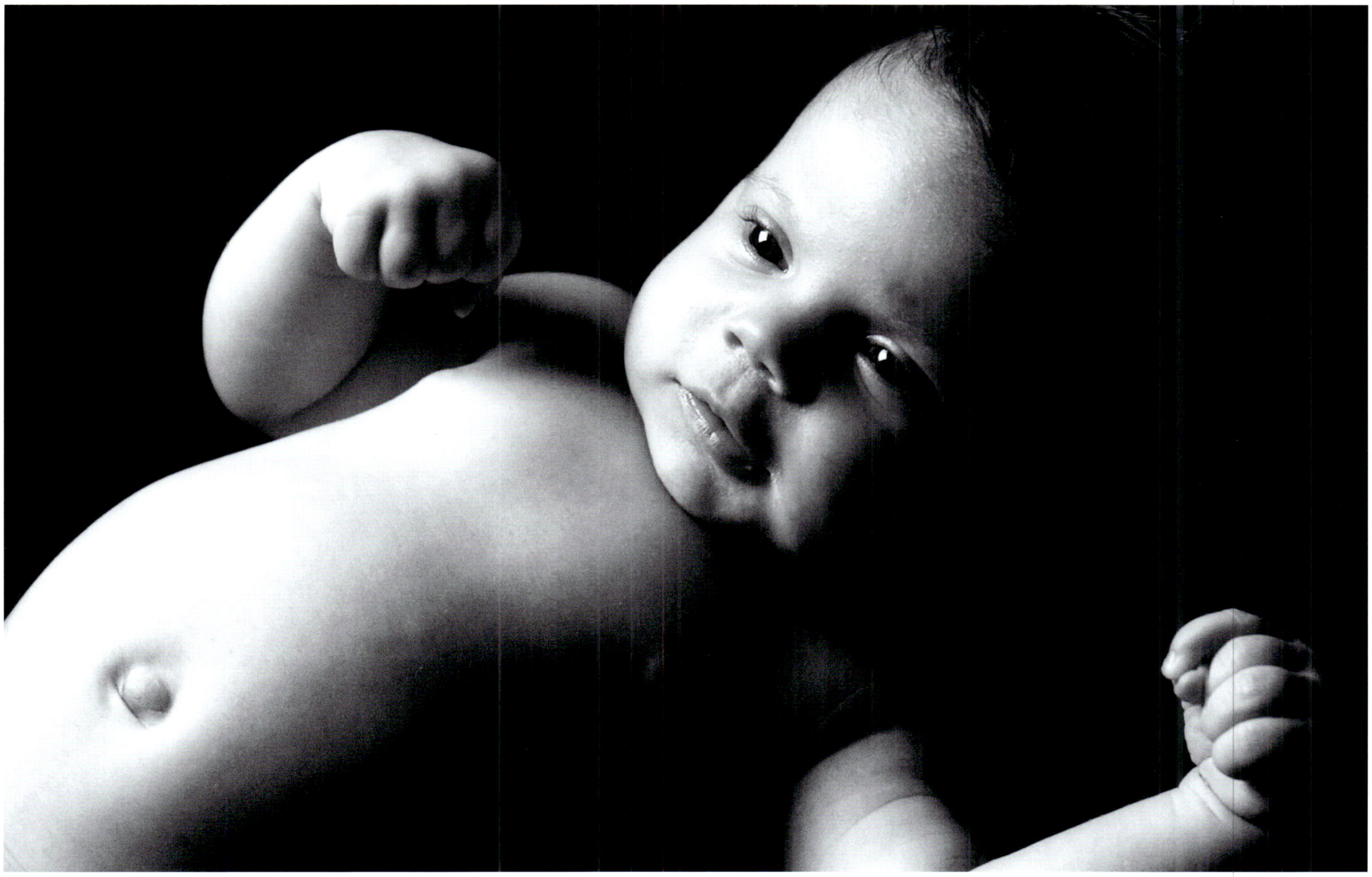

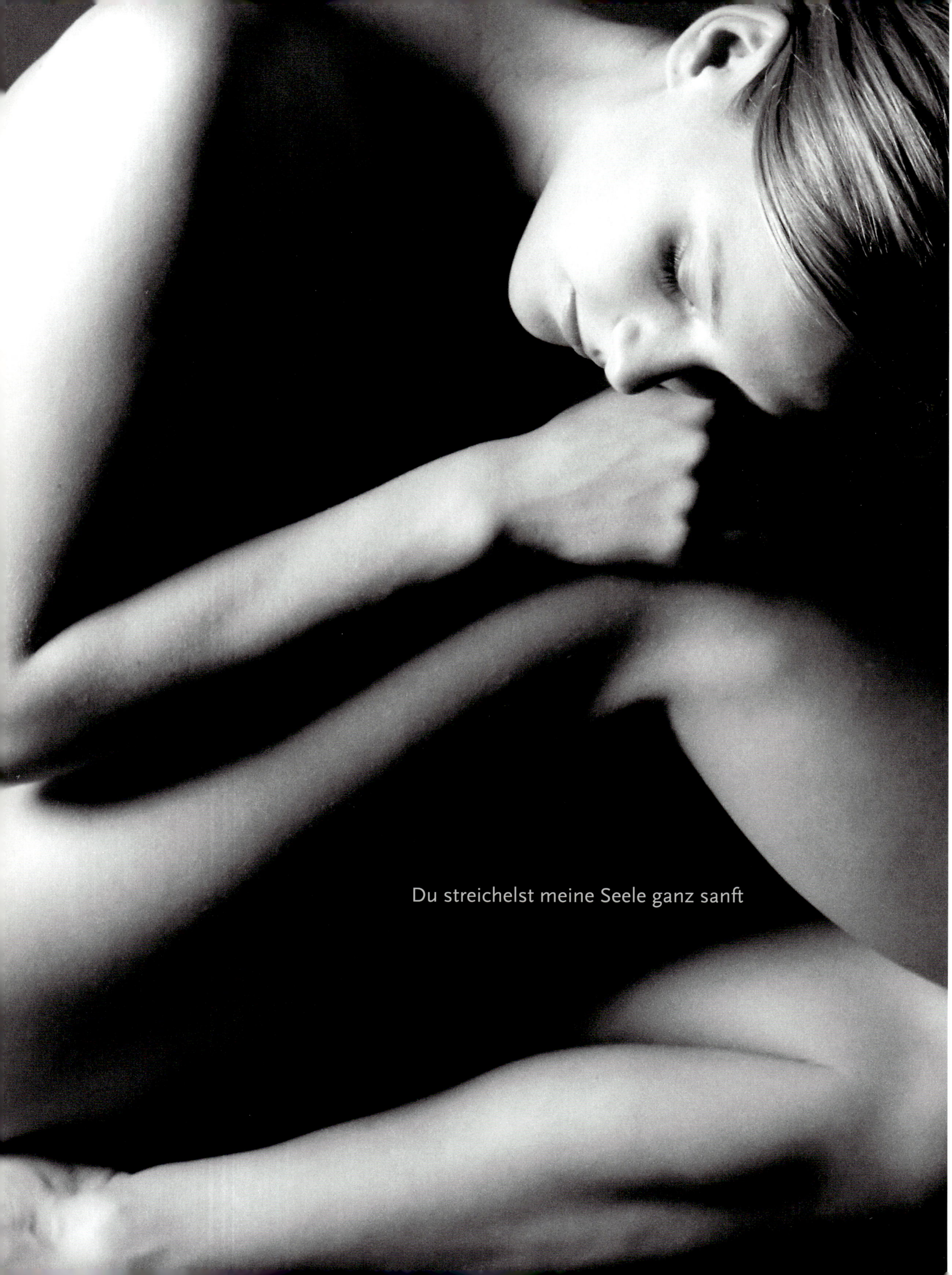
Du streichelst meine Seele ganz sanft

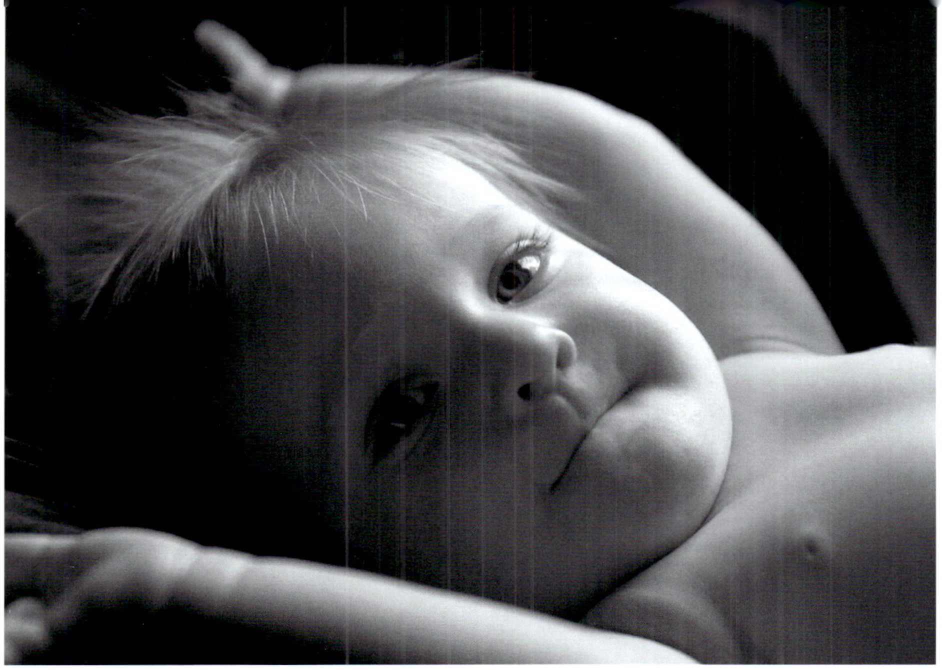

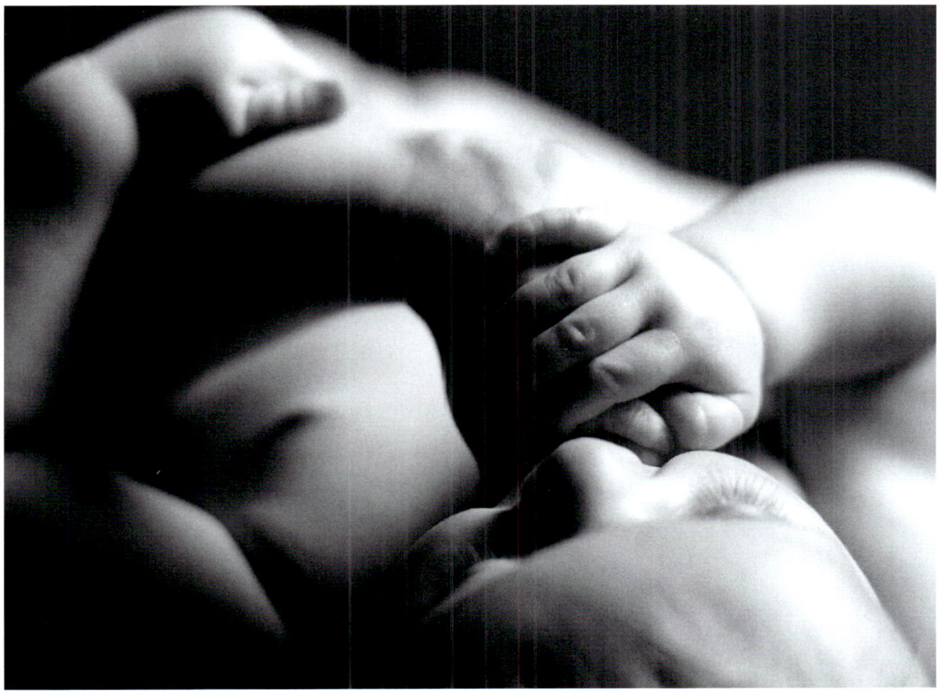

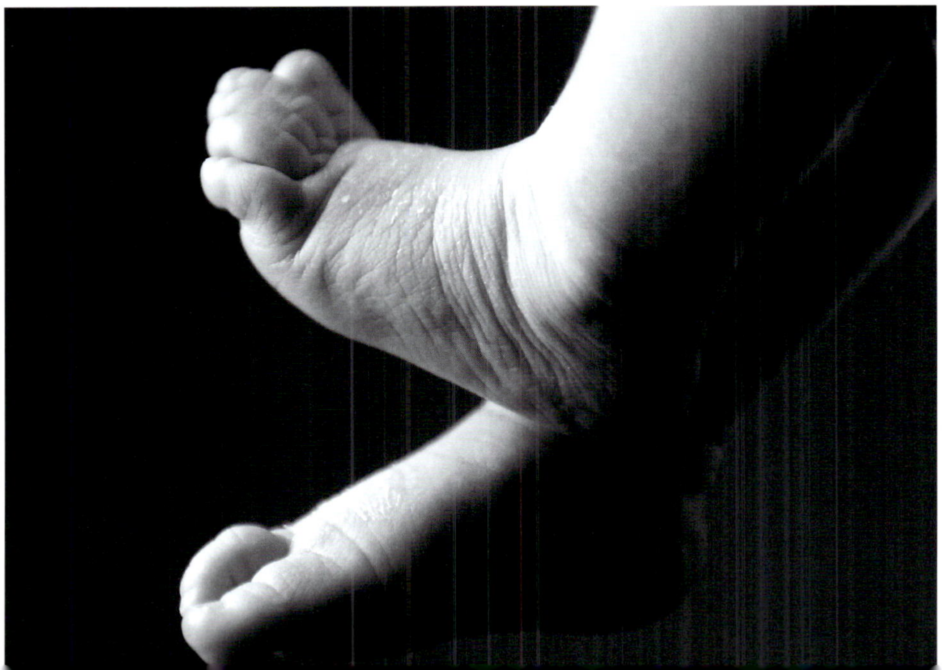

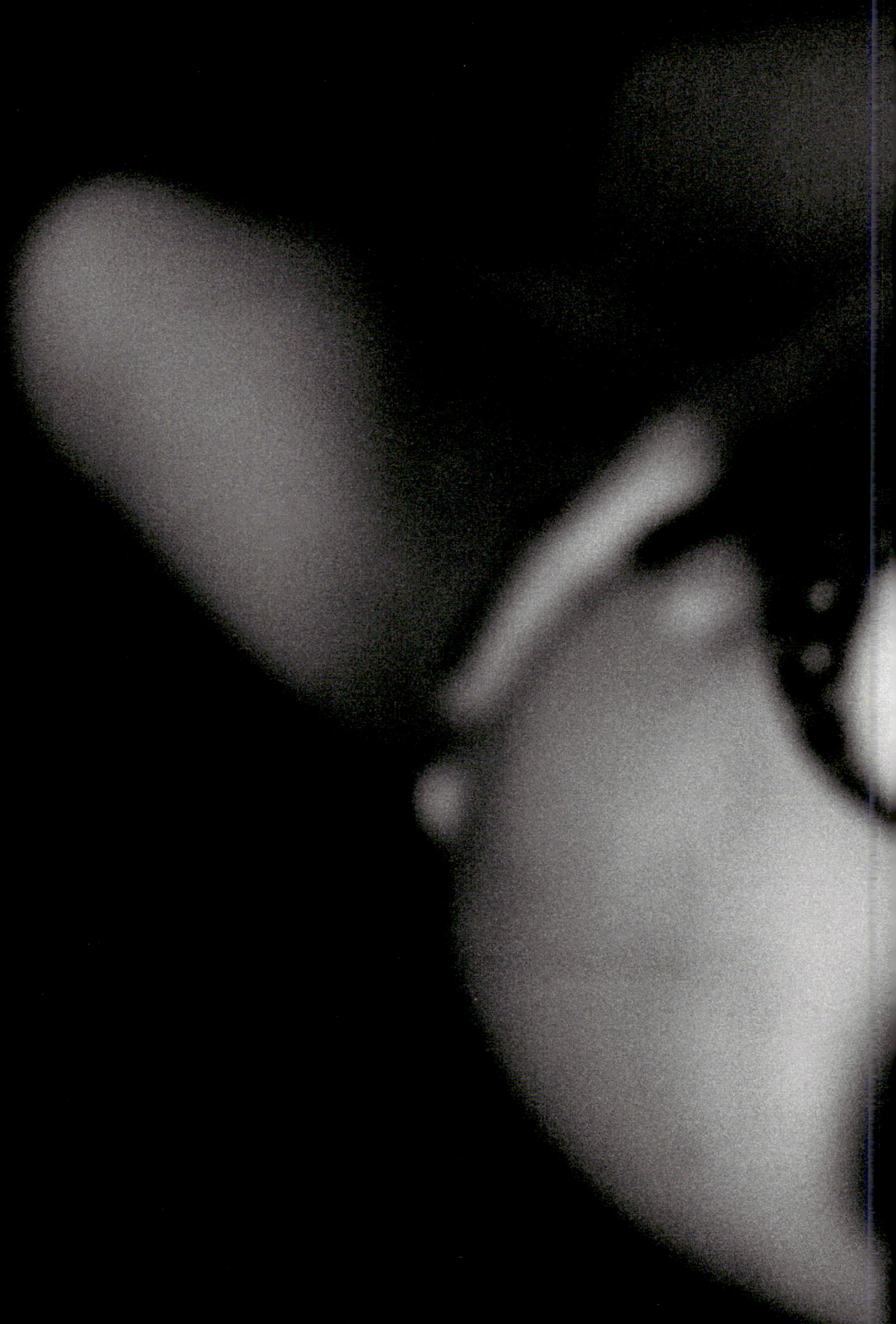

Ich entdecke jeden Tag eine neue Rundung an mir
und liebe meinen Körper immer wieder neu.

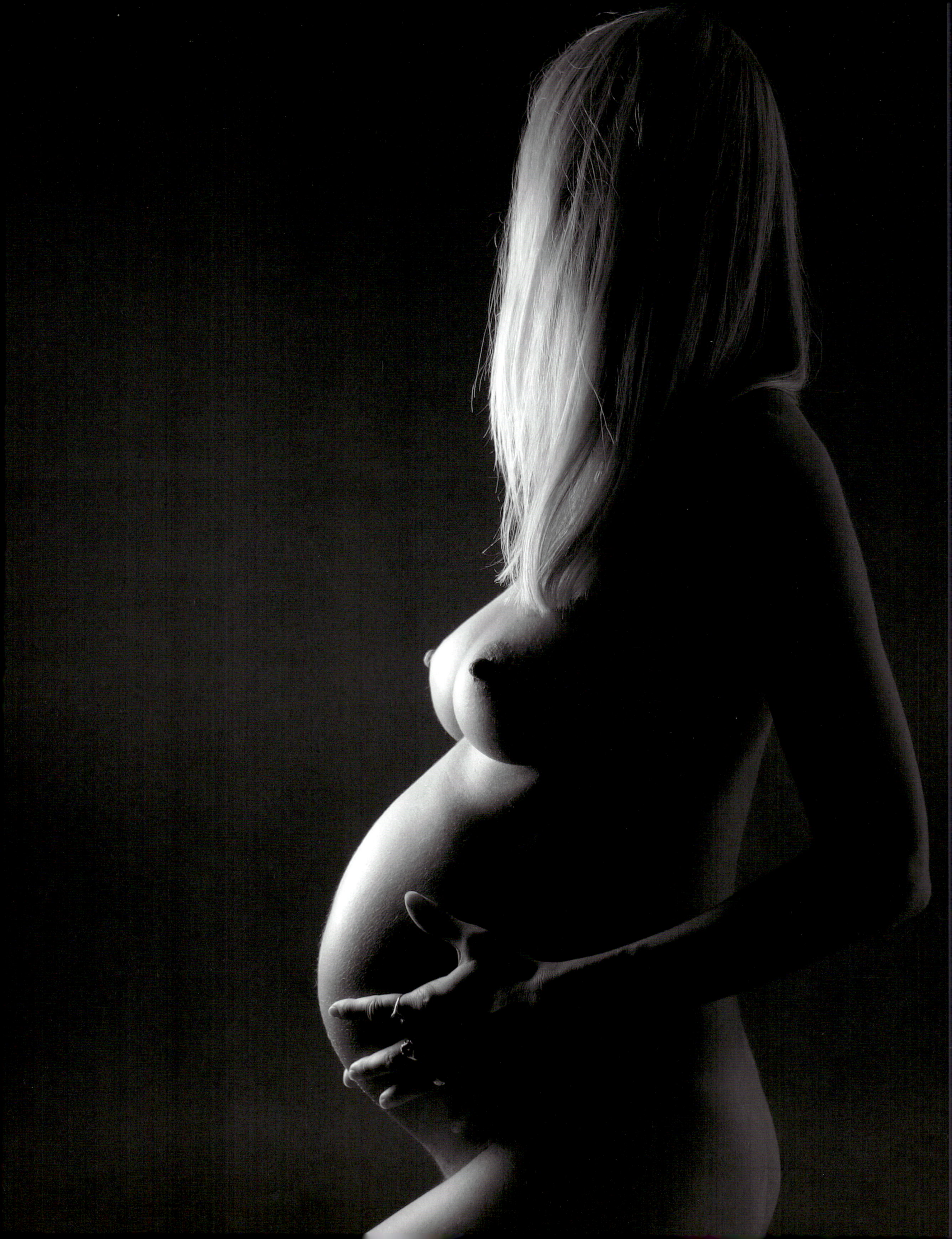

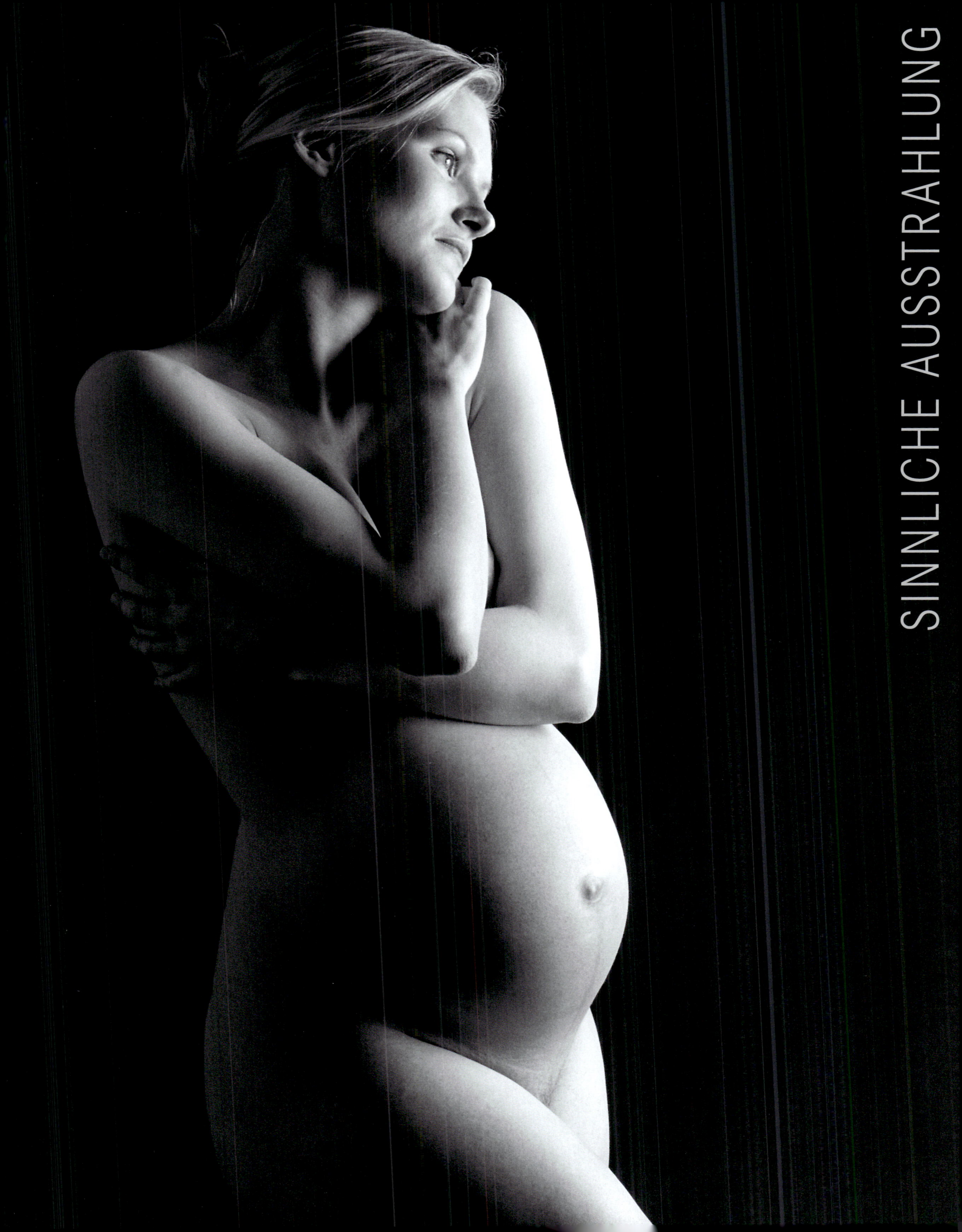
SINNLICHE AUSSTRAHLUNG

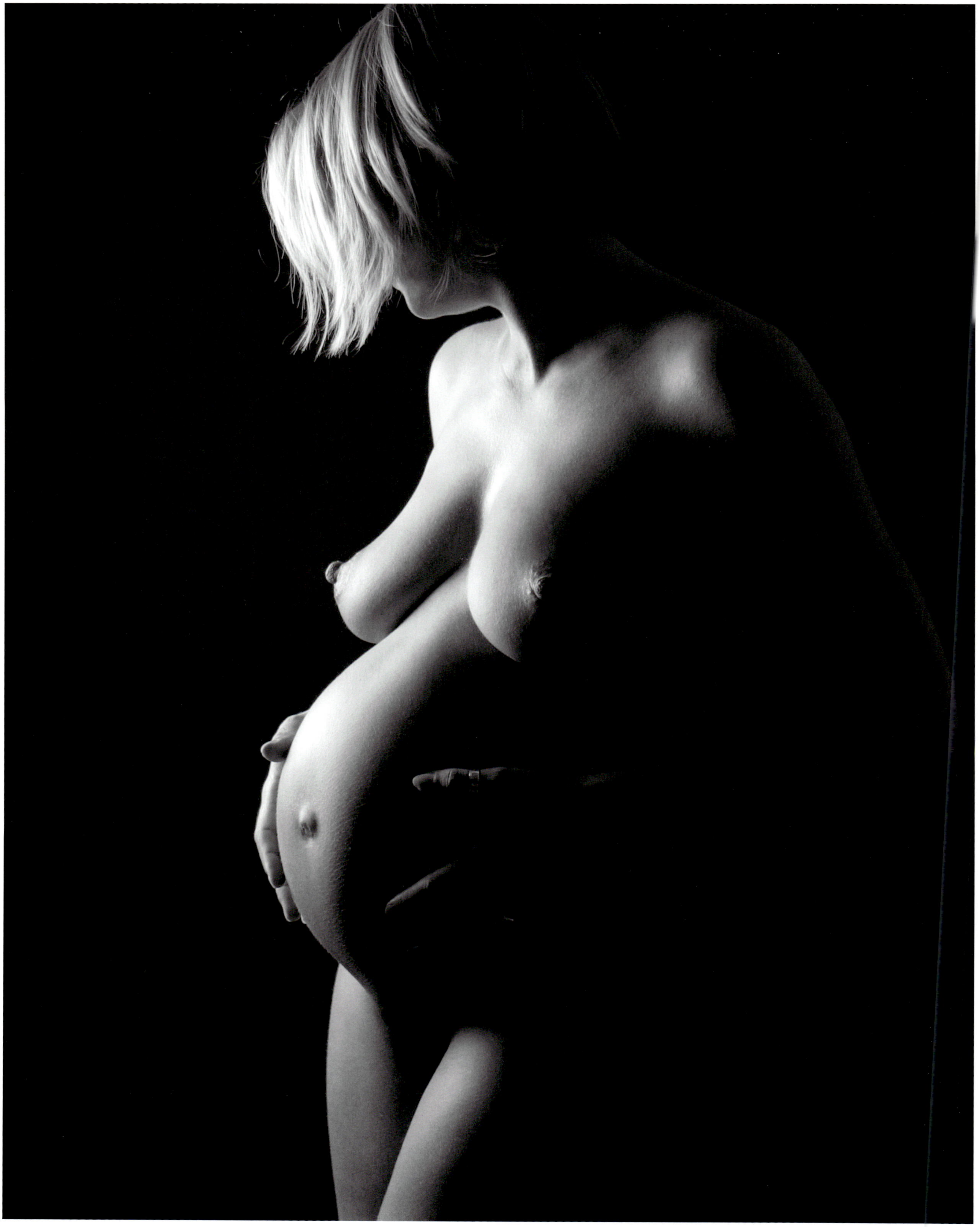

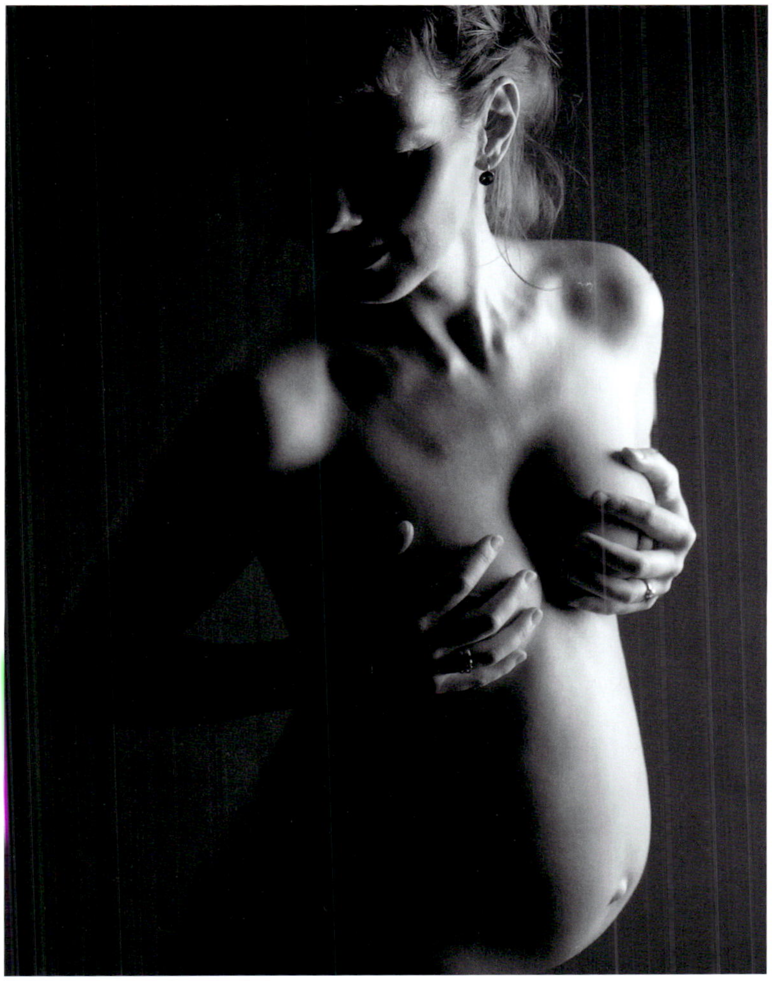
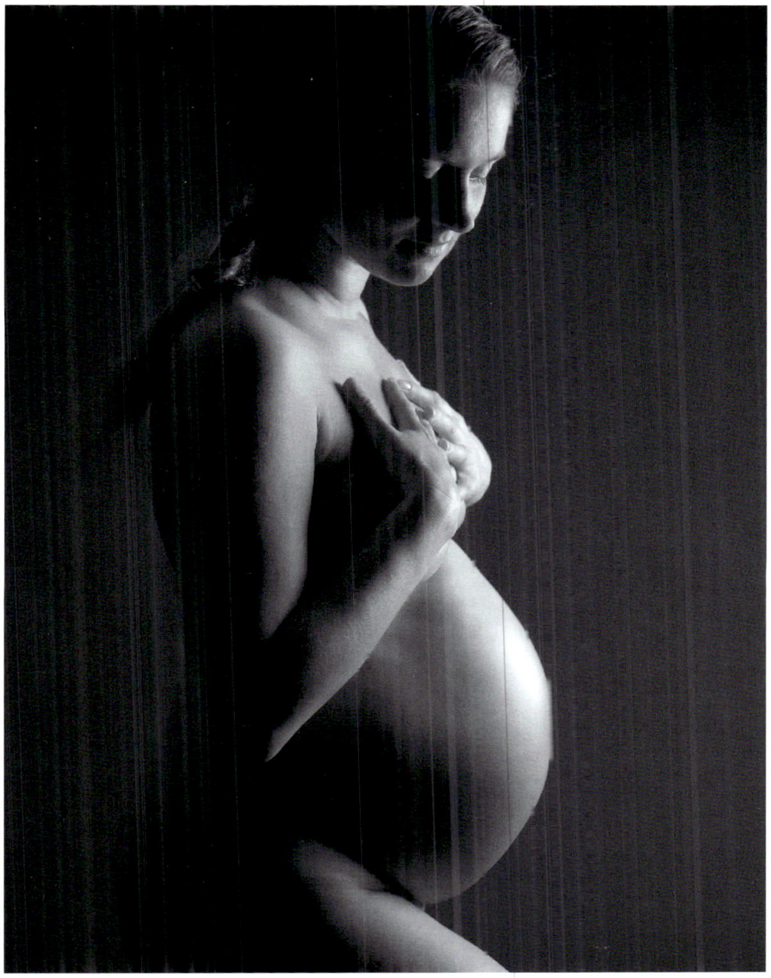
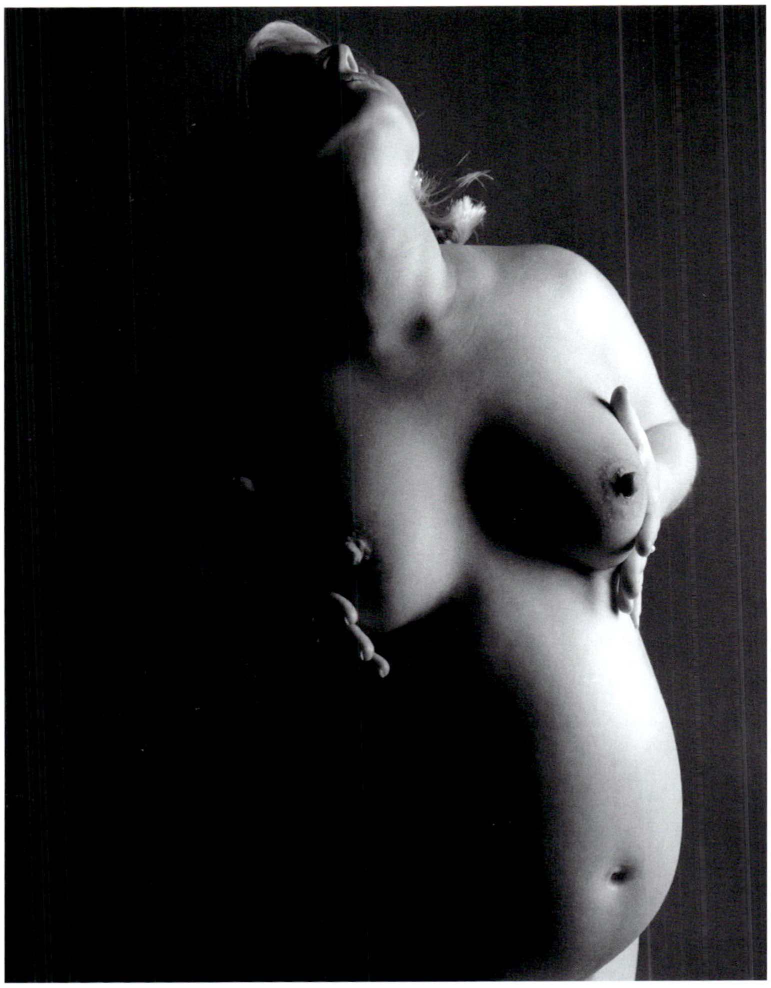
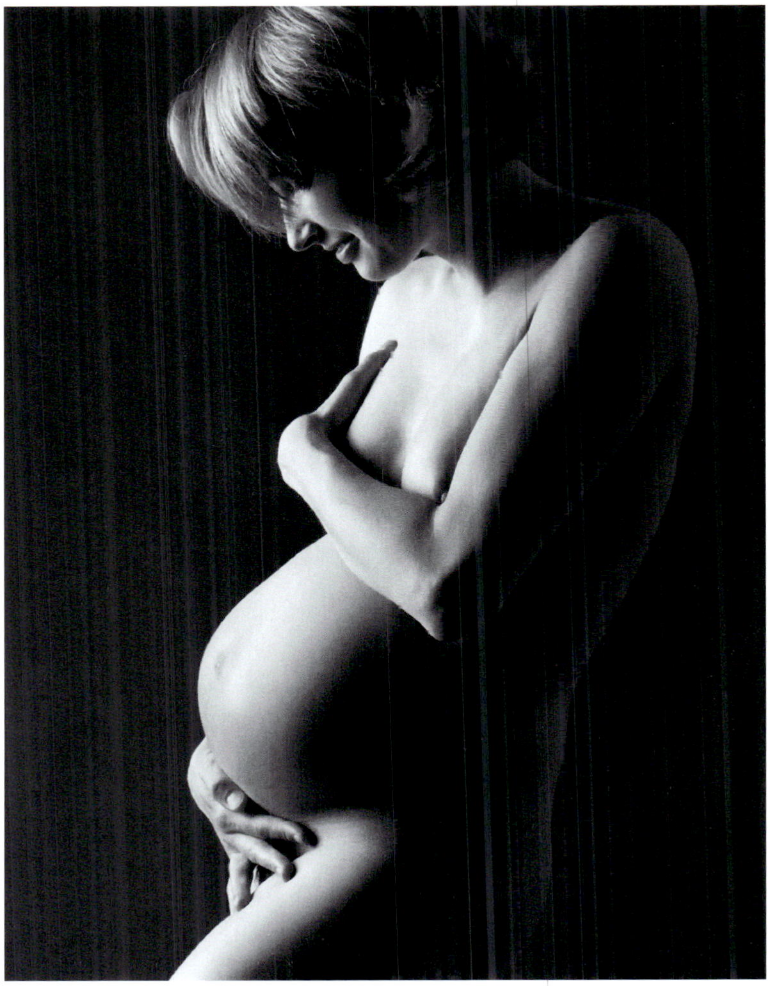

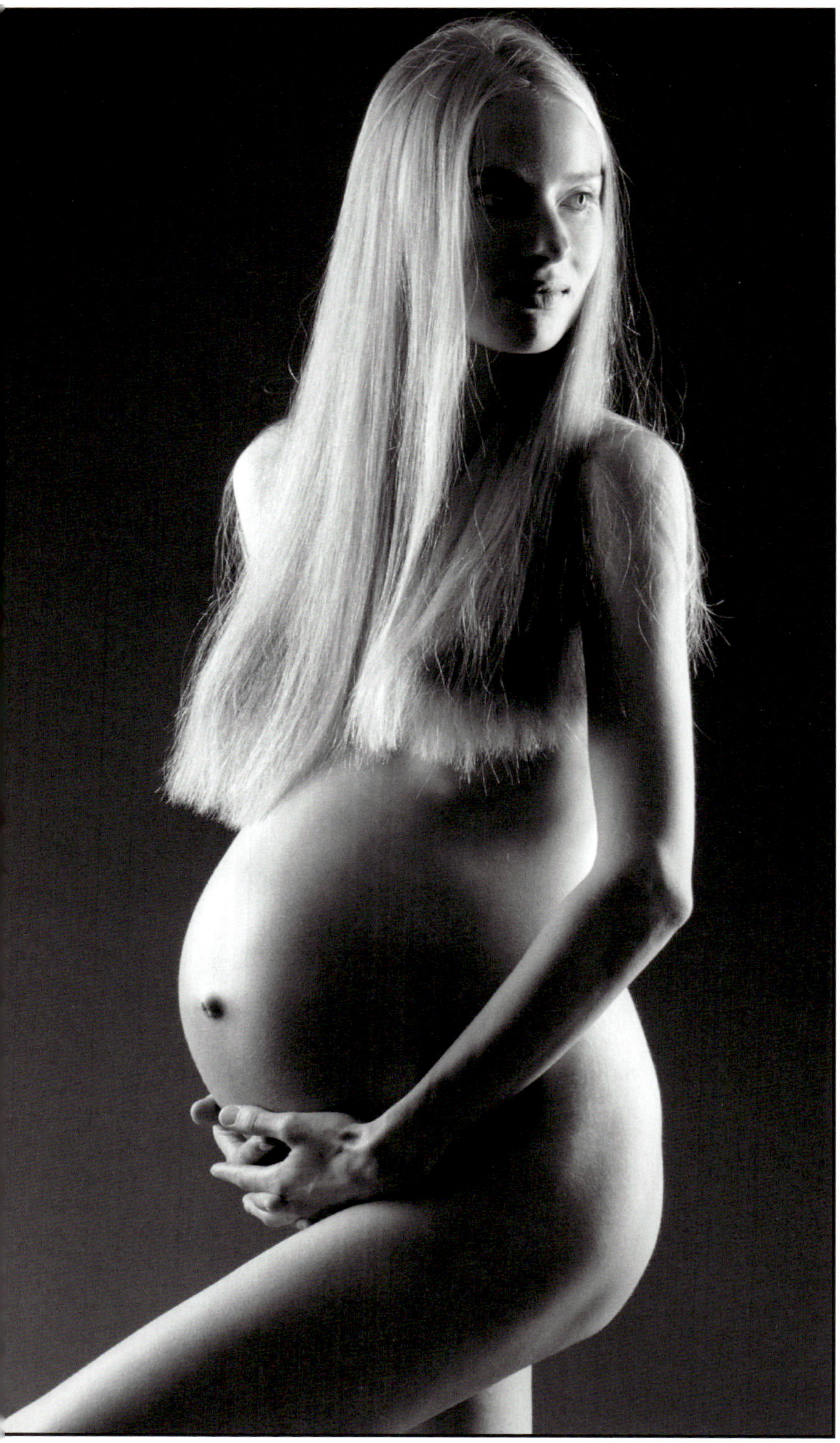

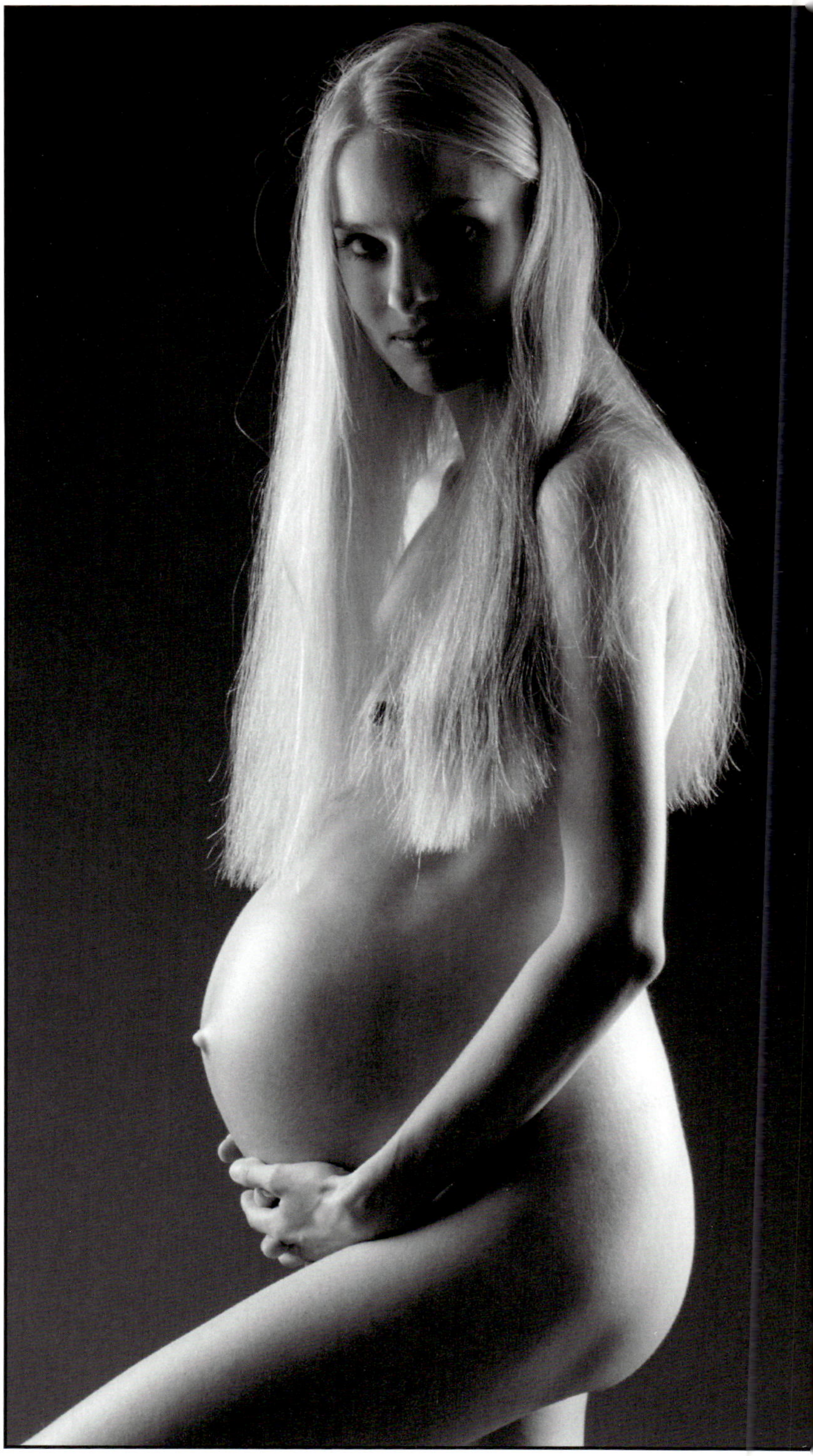

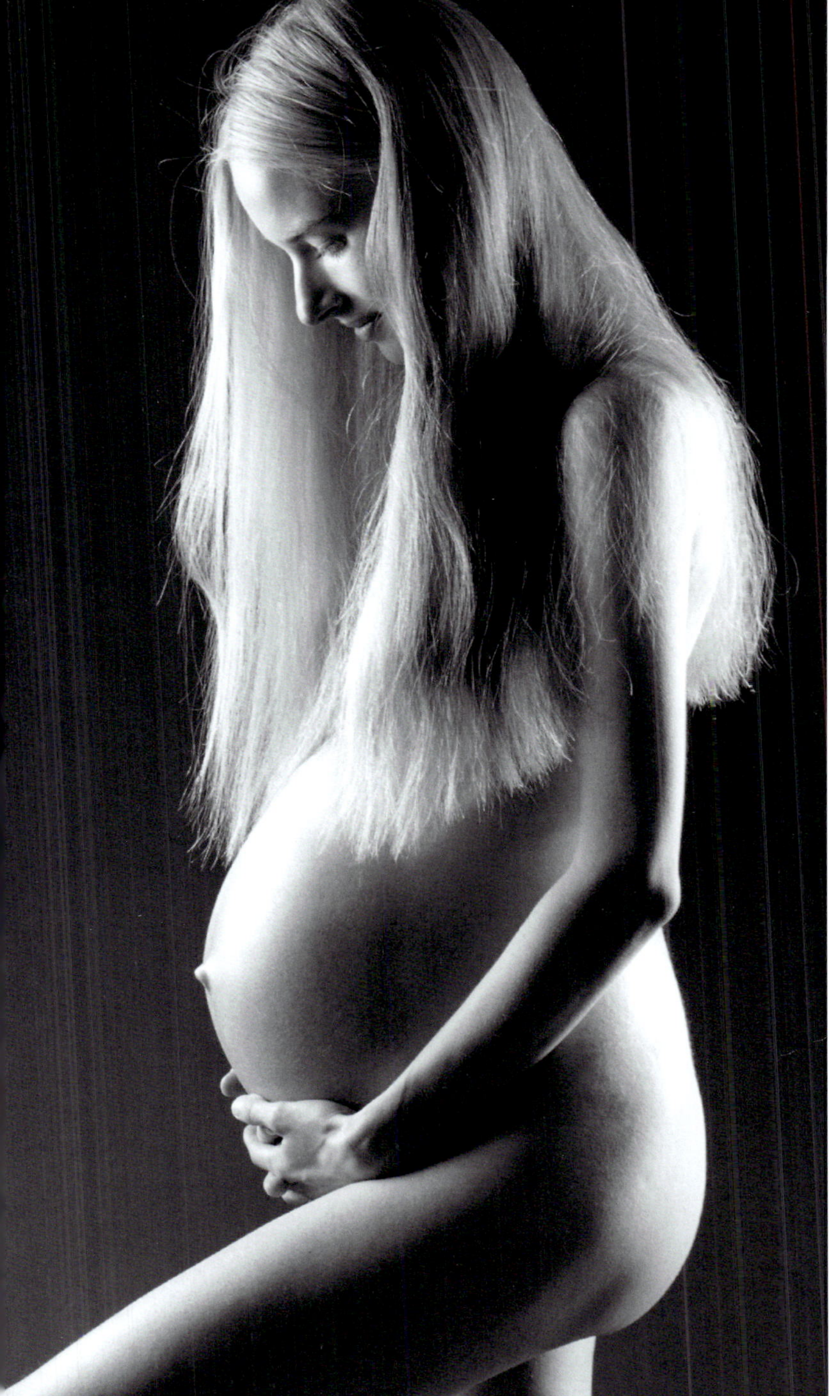 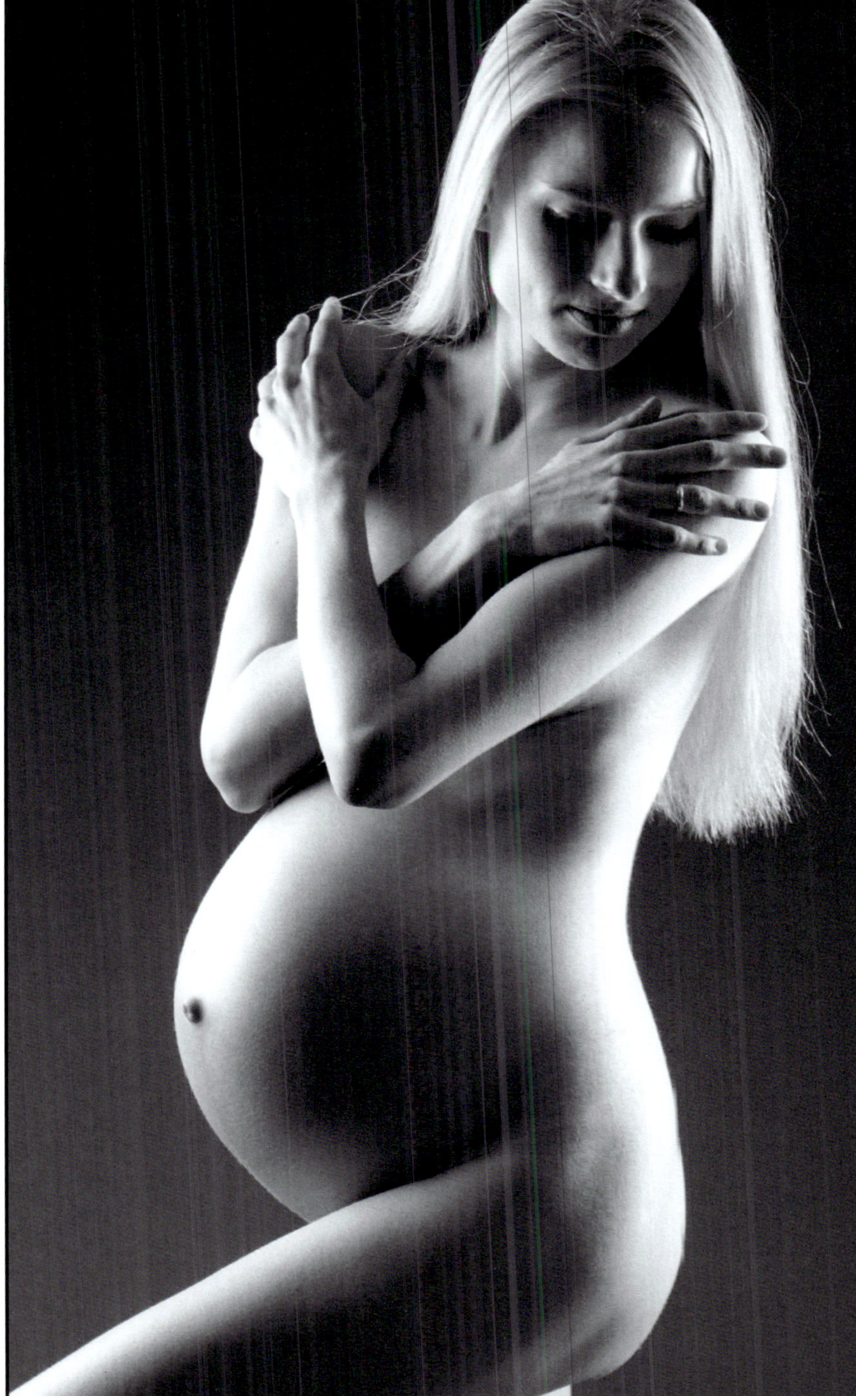

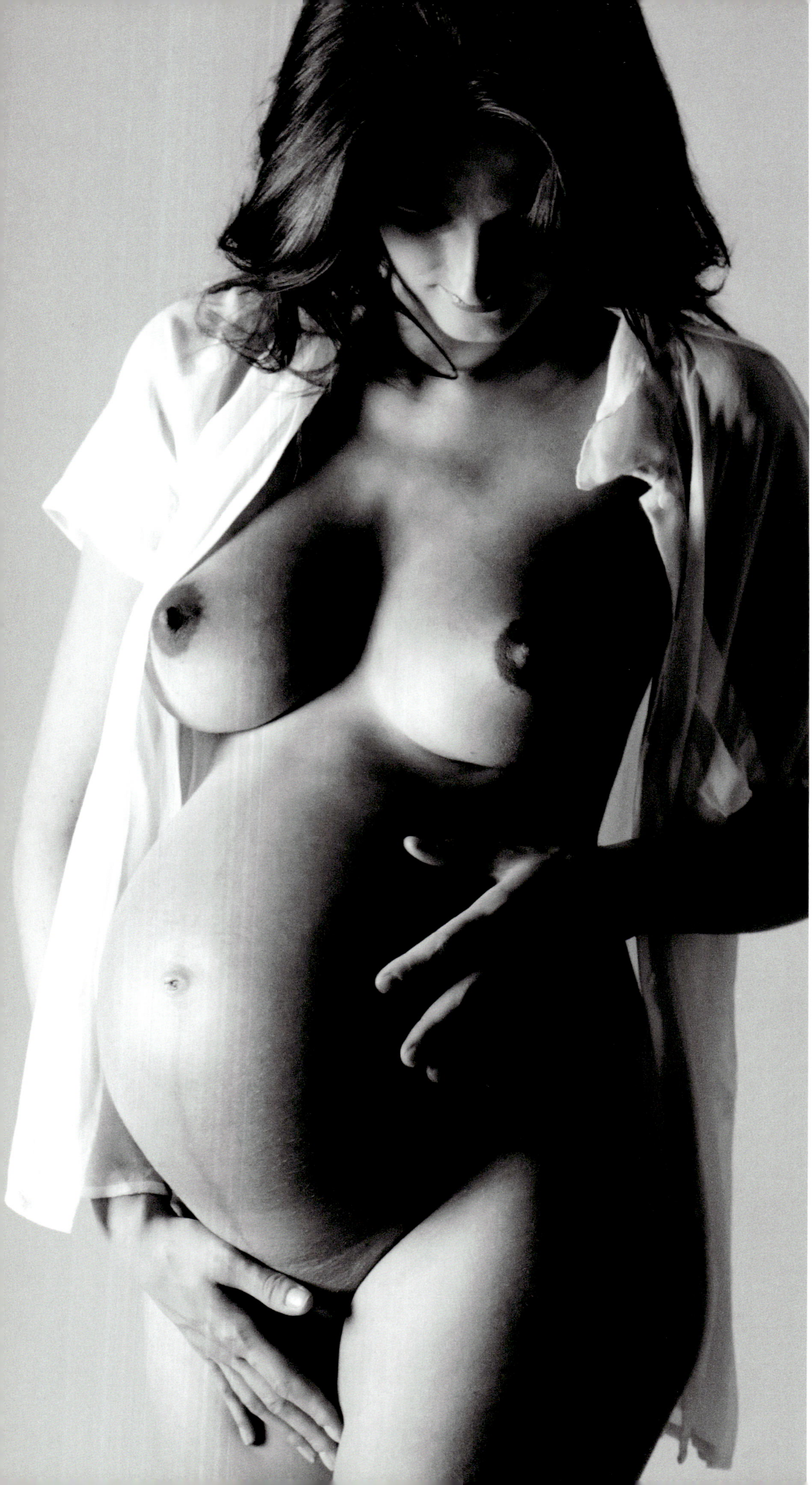

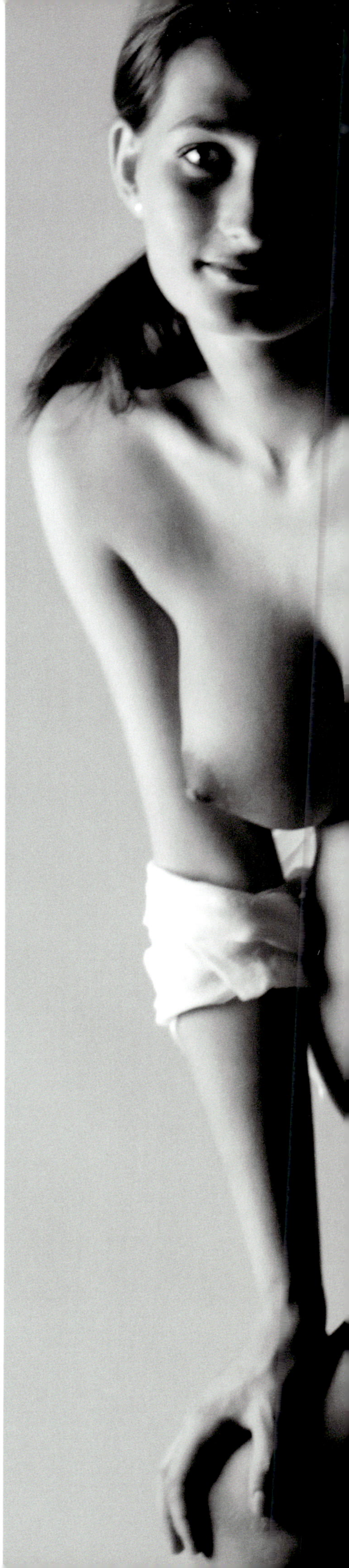

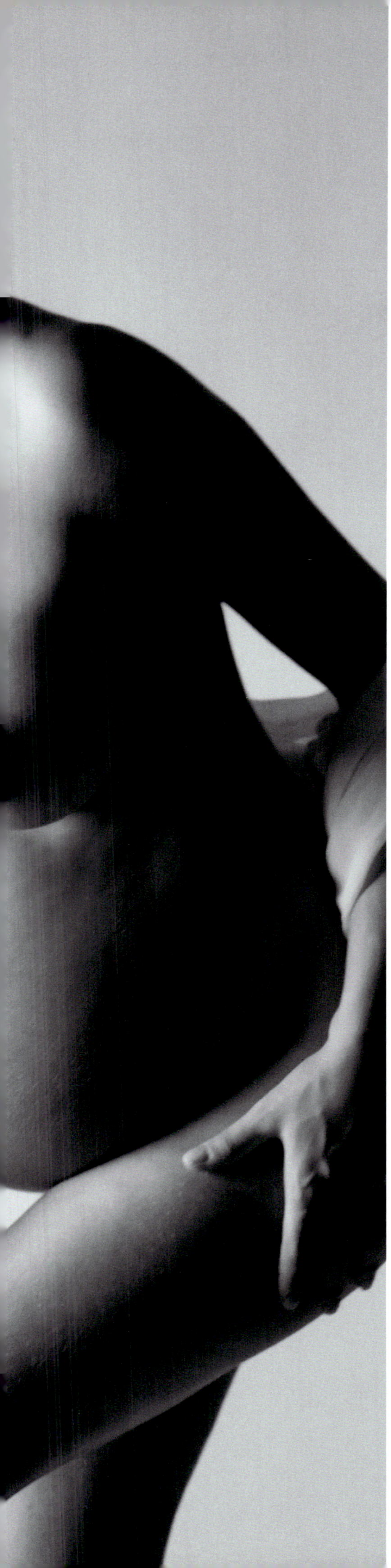

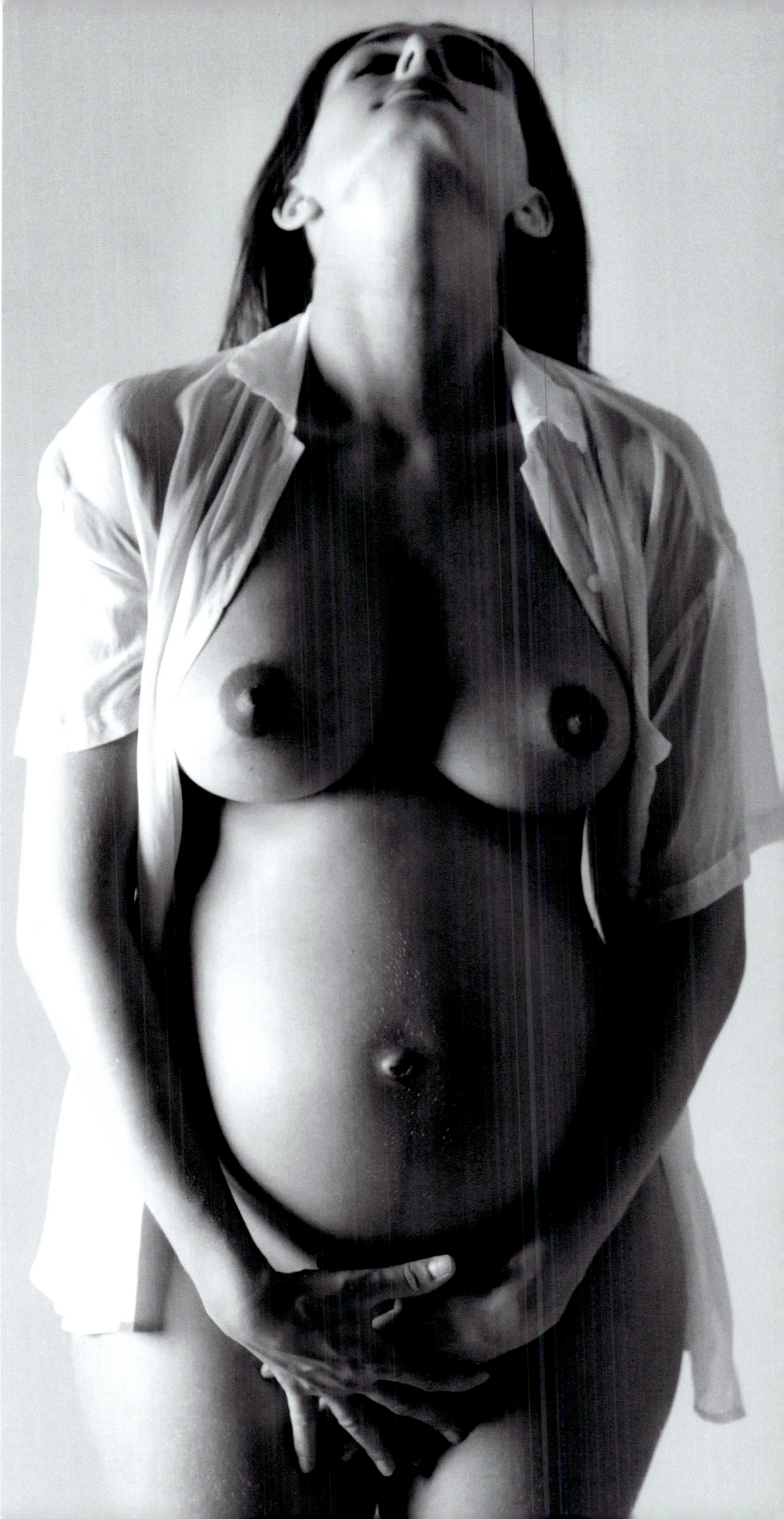

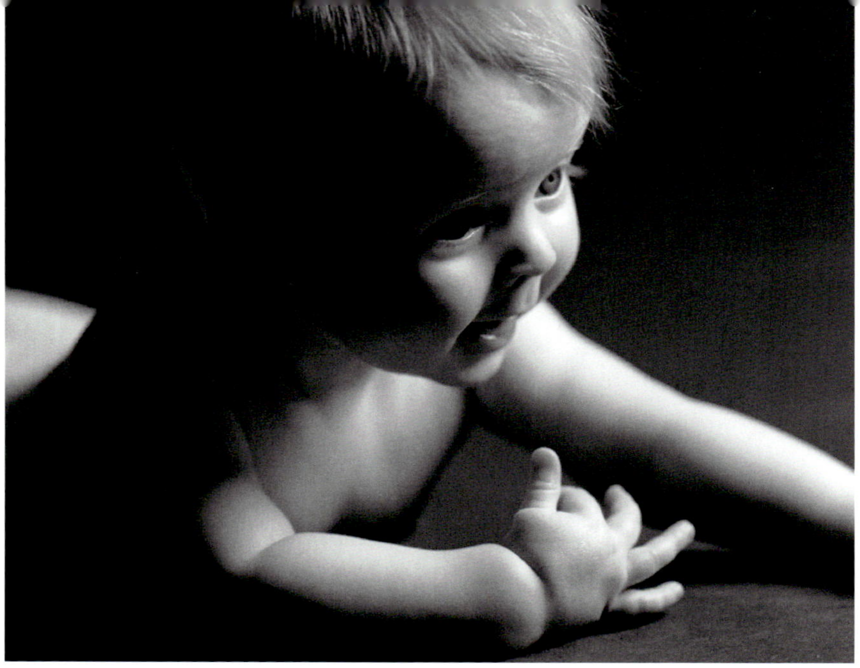

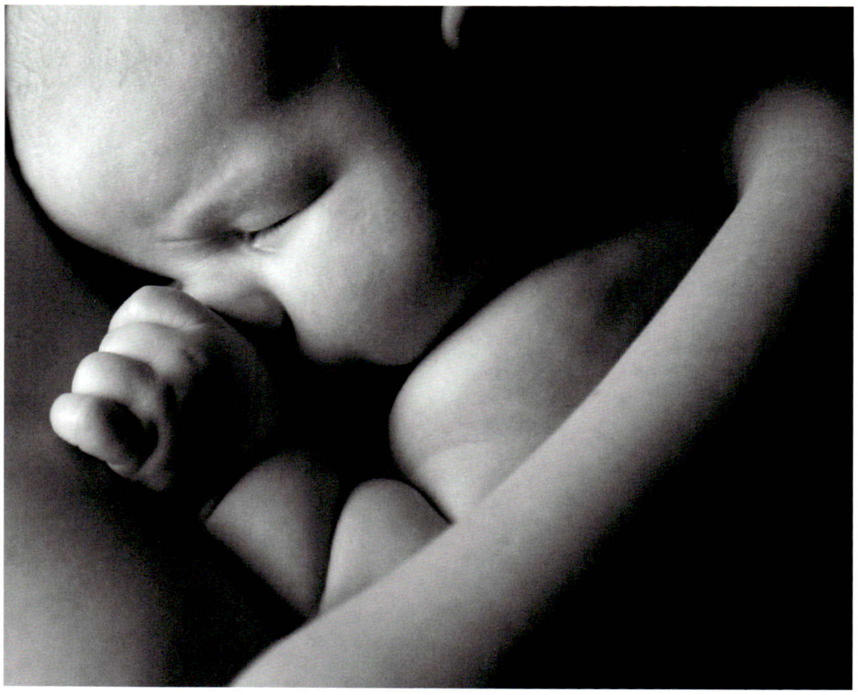

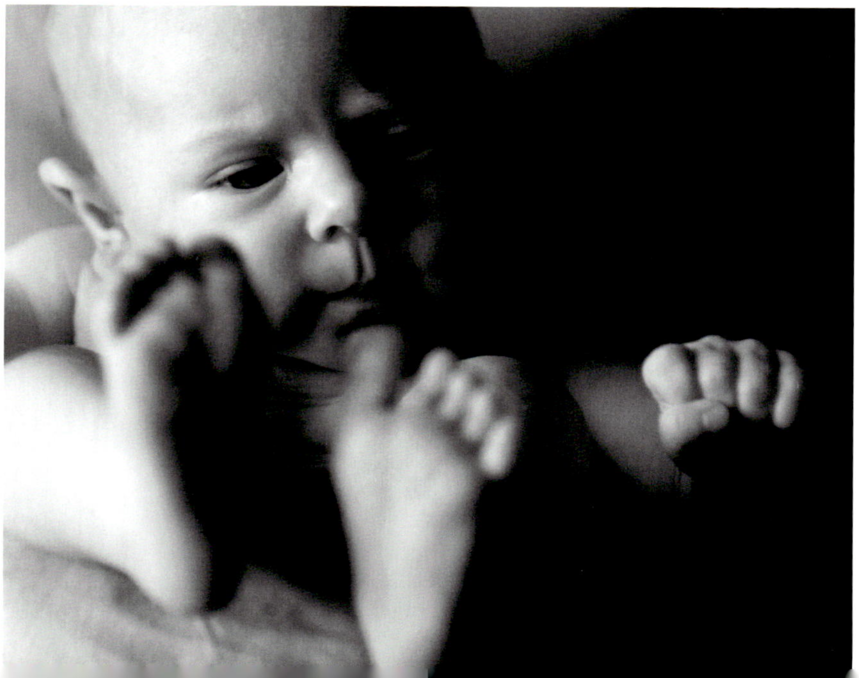

ERSTER KONTAKT

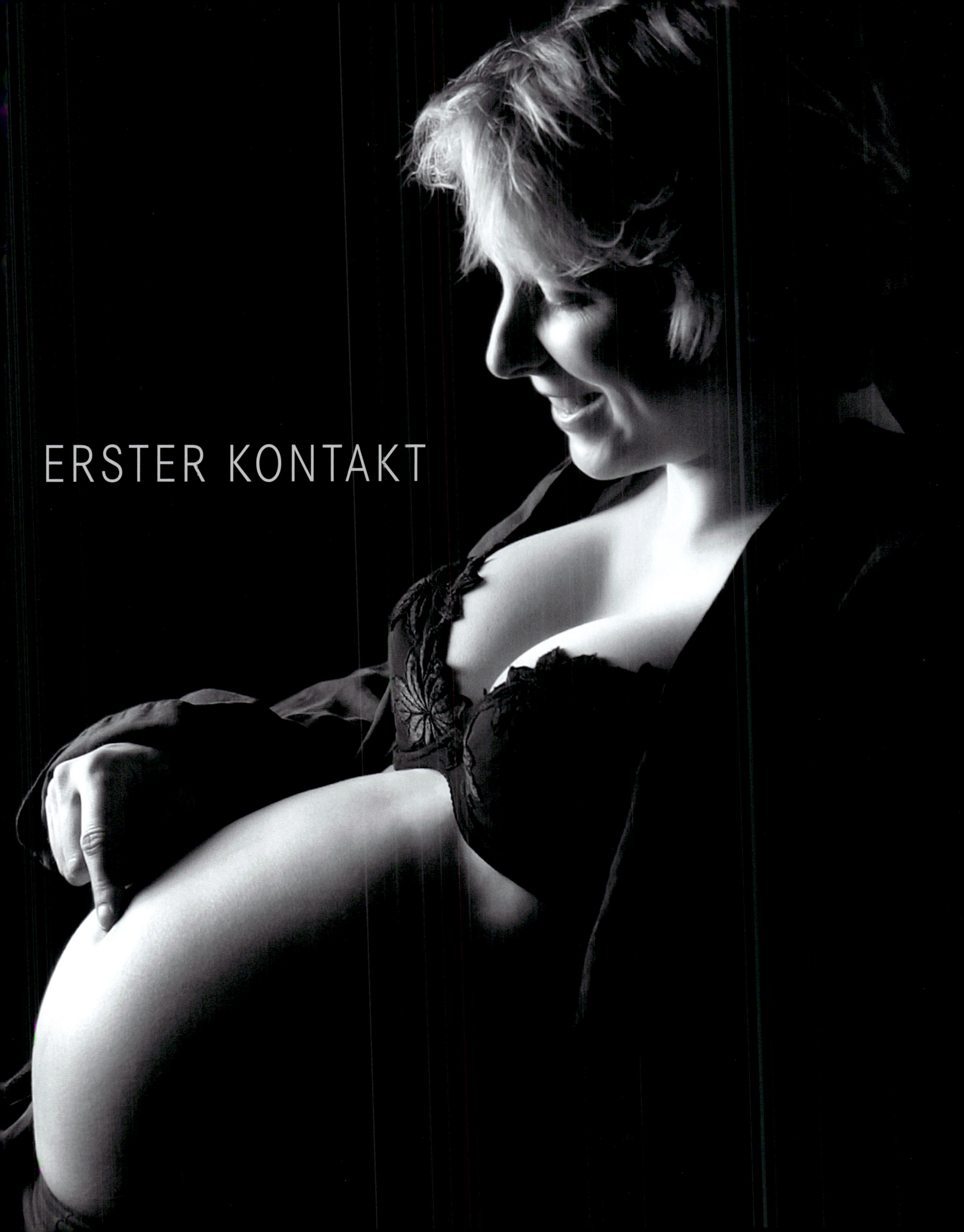

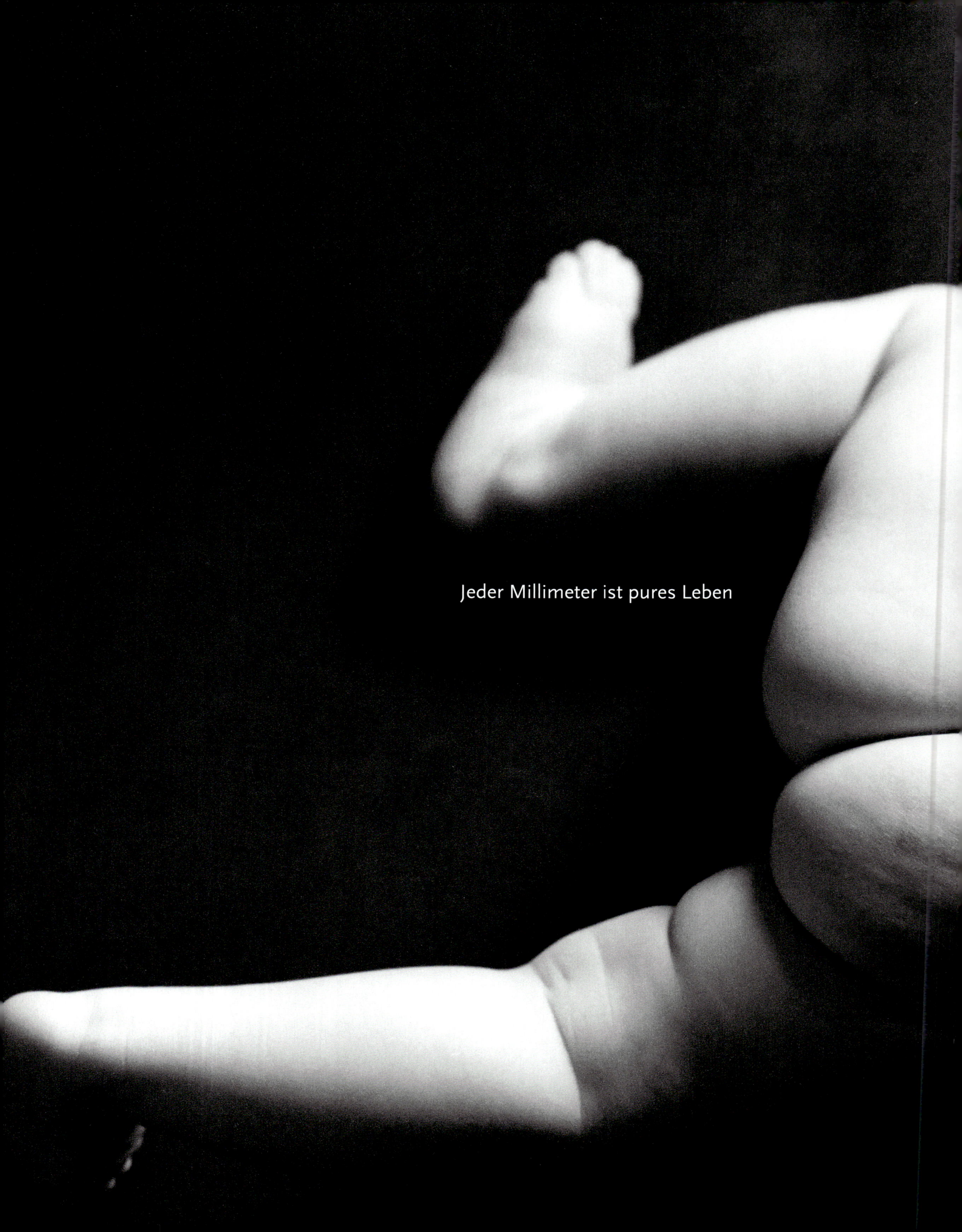

Jeder Millimeter ist pures Leben

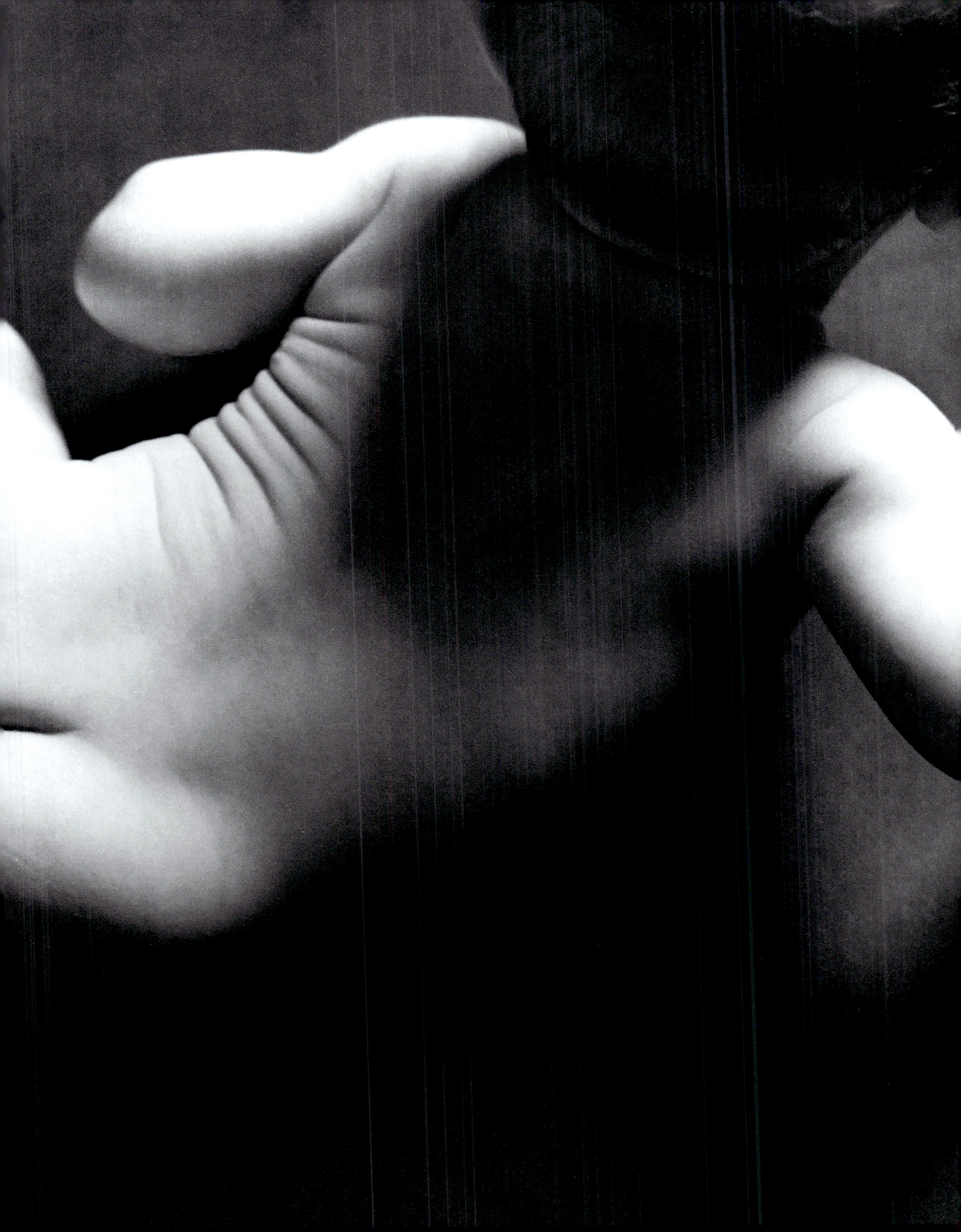

Wir leben zusammen, ein paar Monate,

bis du alleine in die Welt hinaus musst.

Nun wächst du mit uns und wir mit dir.

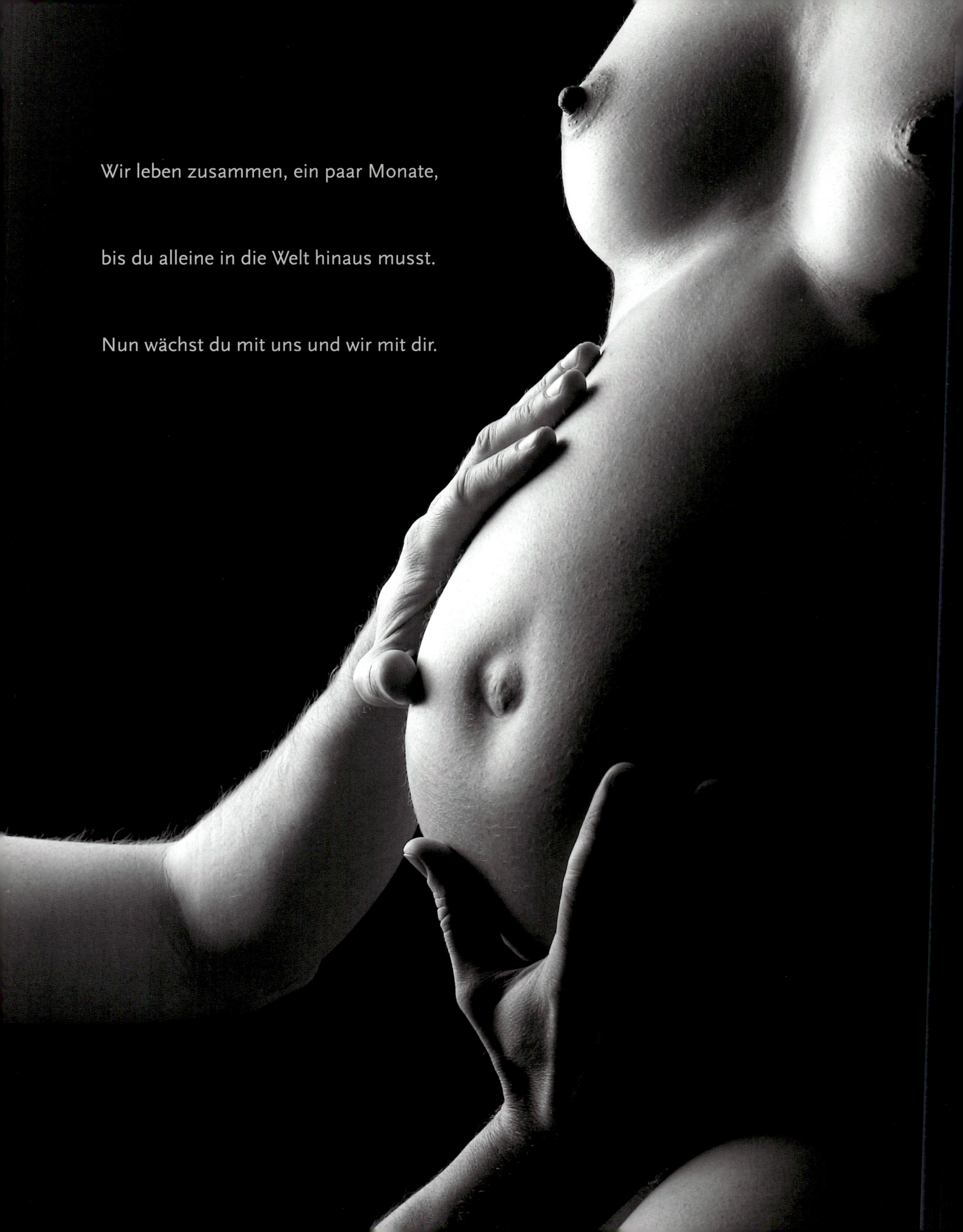

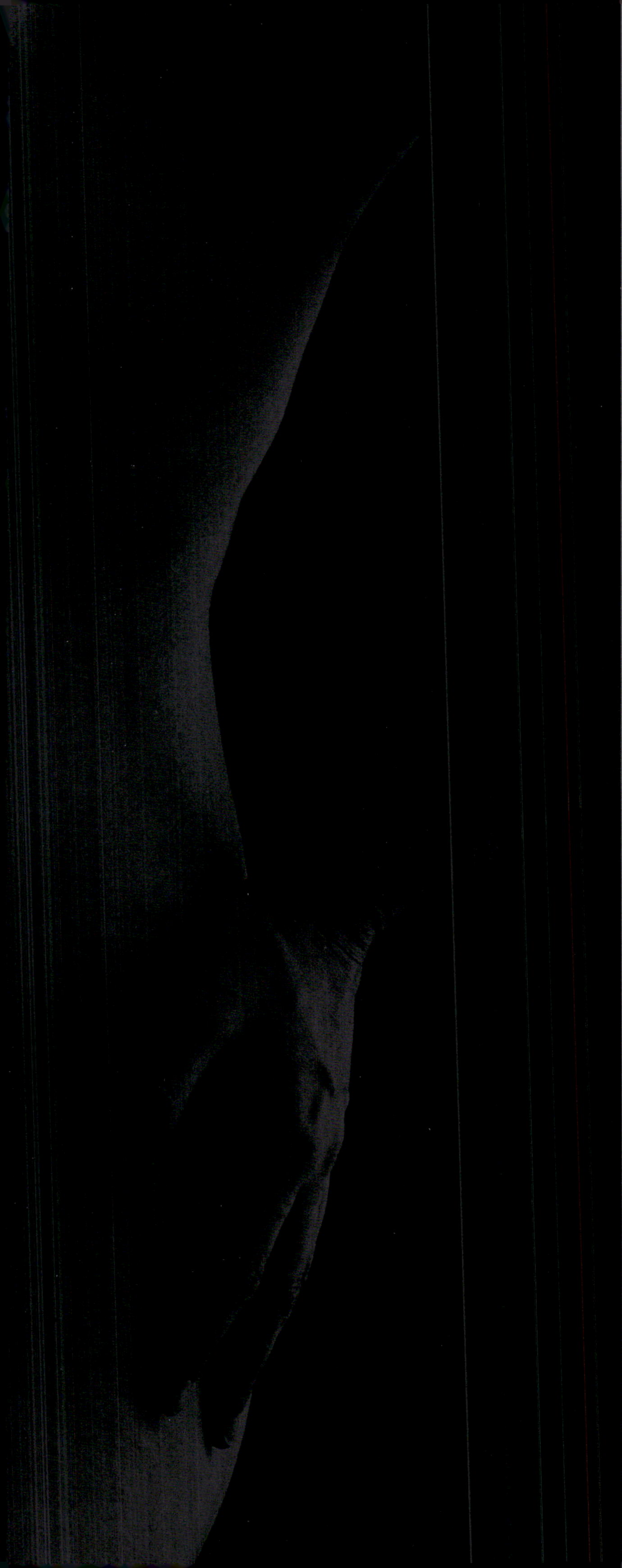
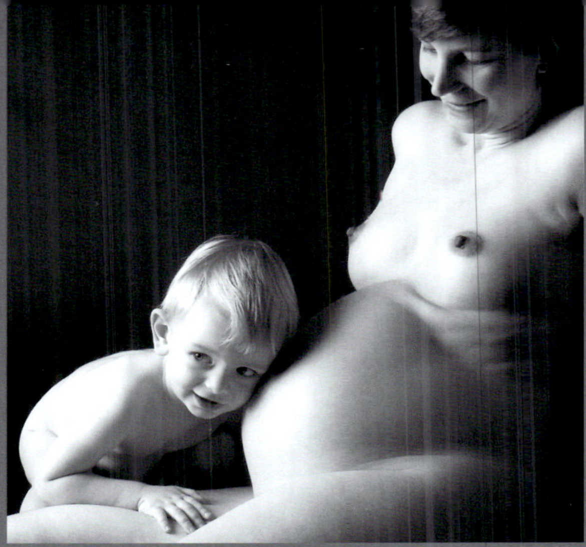
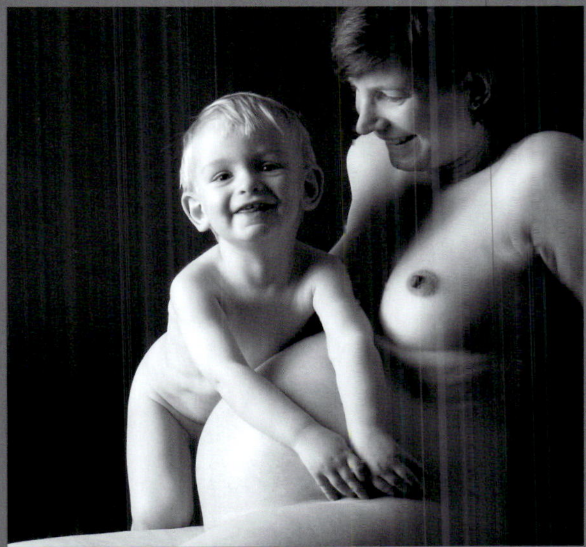
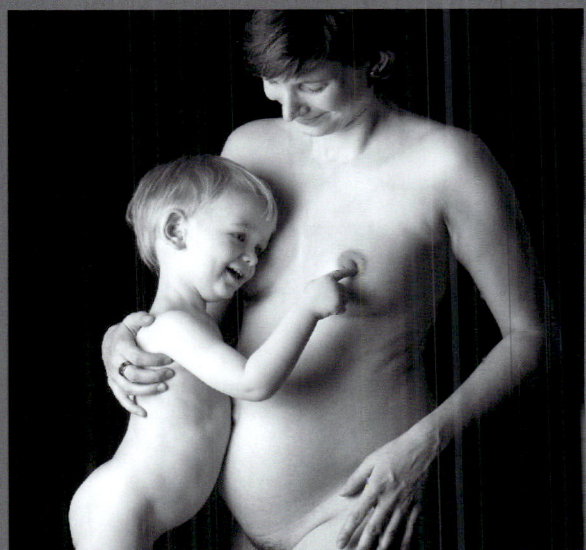
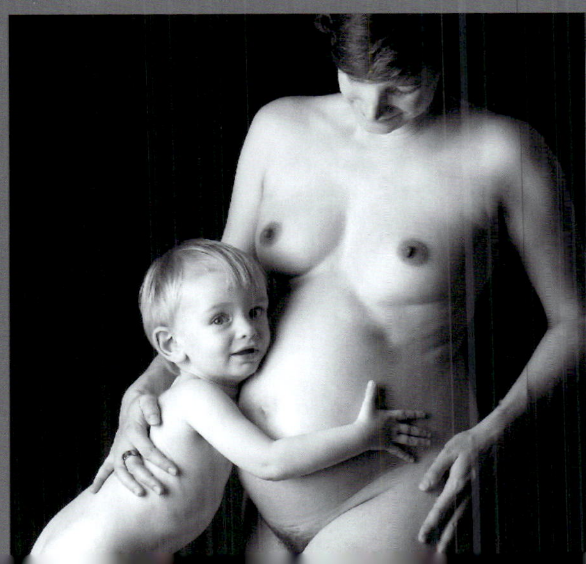

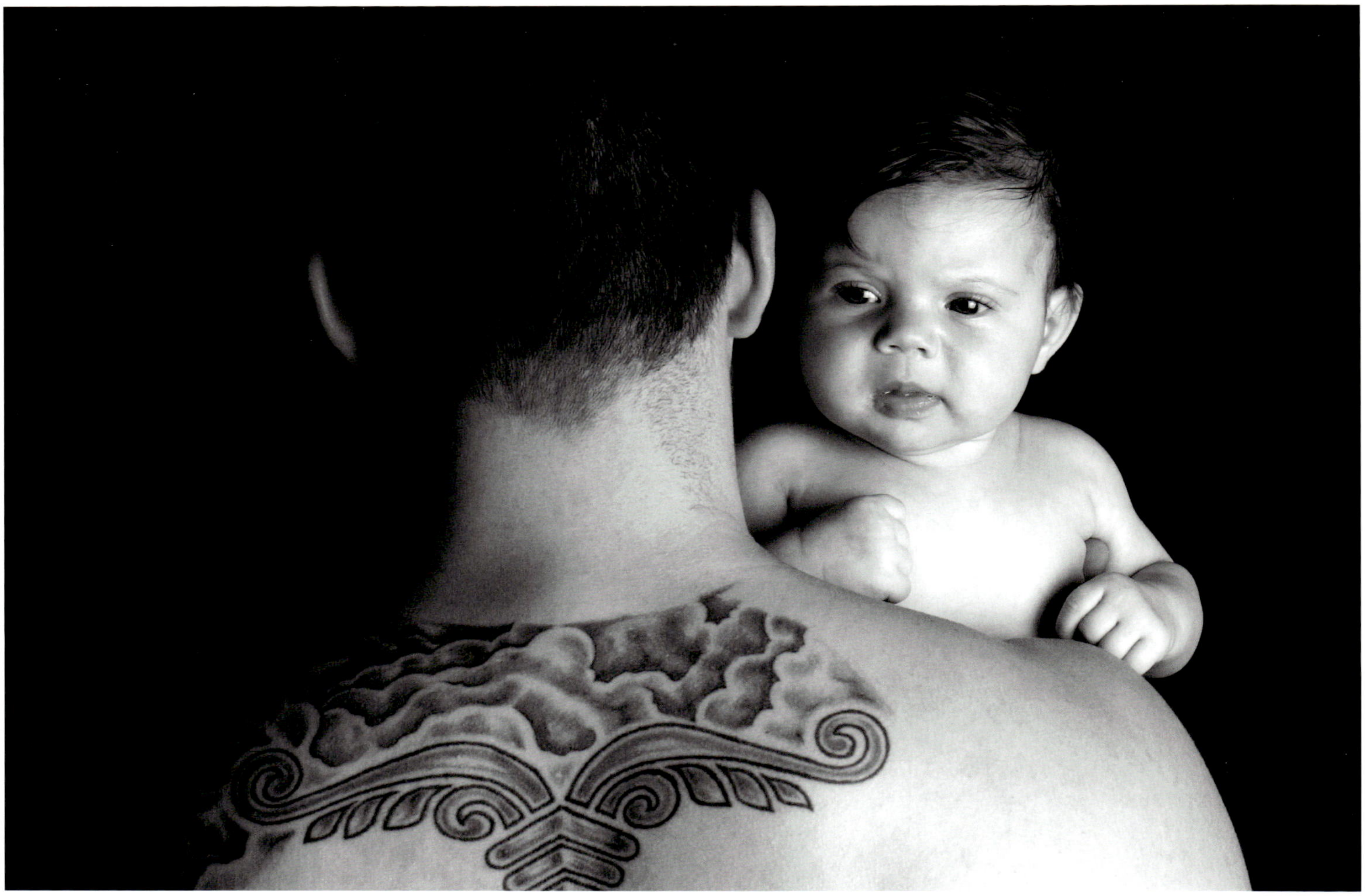

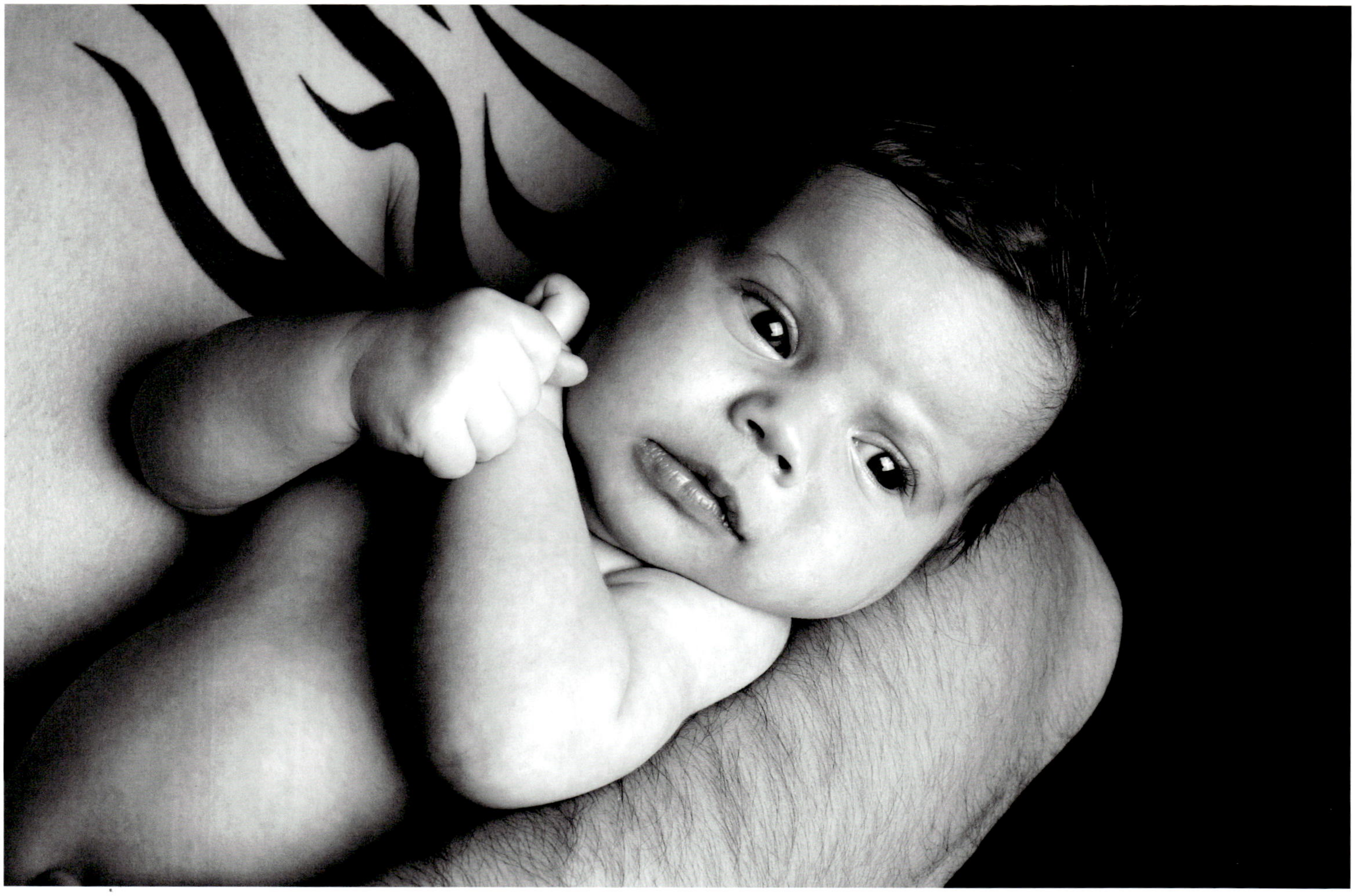

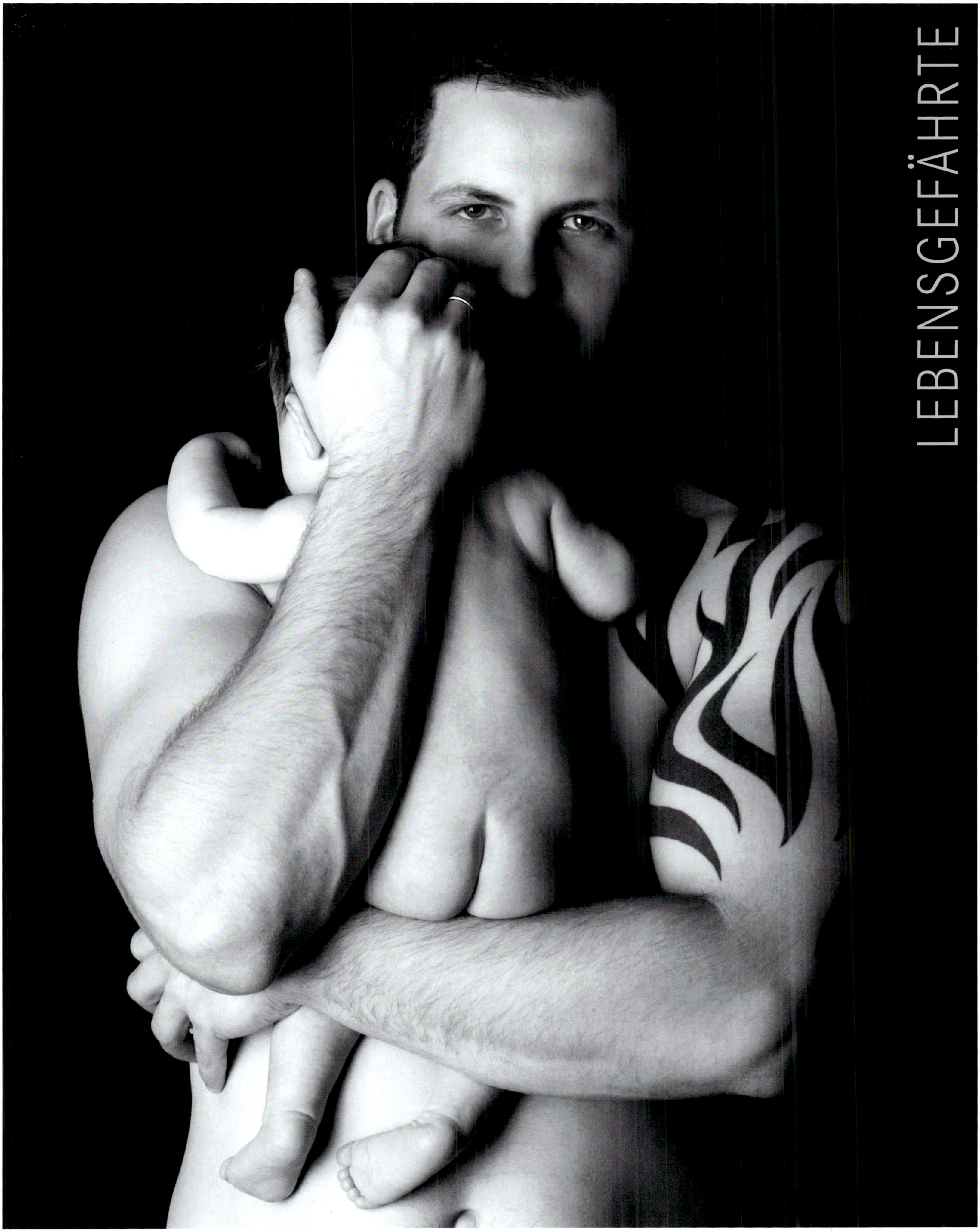
LEBENSGEFÄHRTE

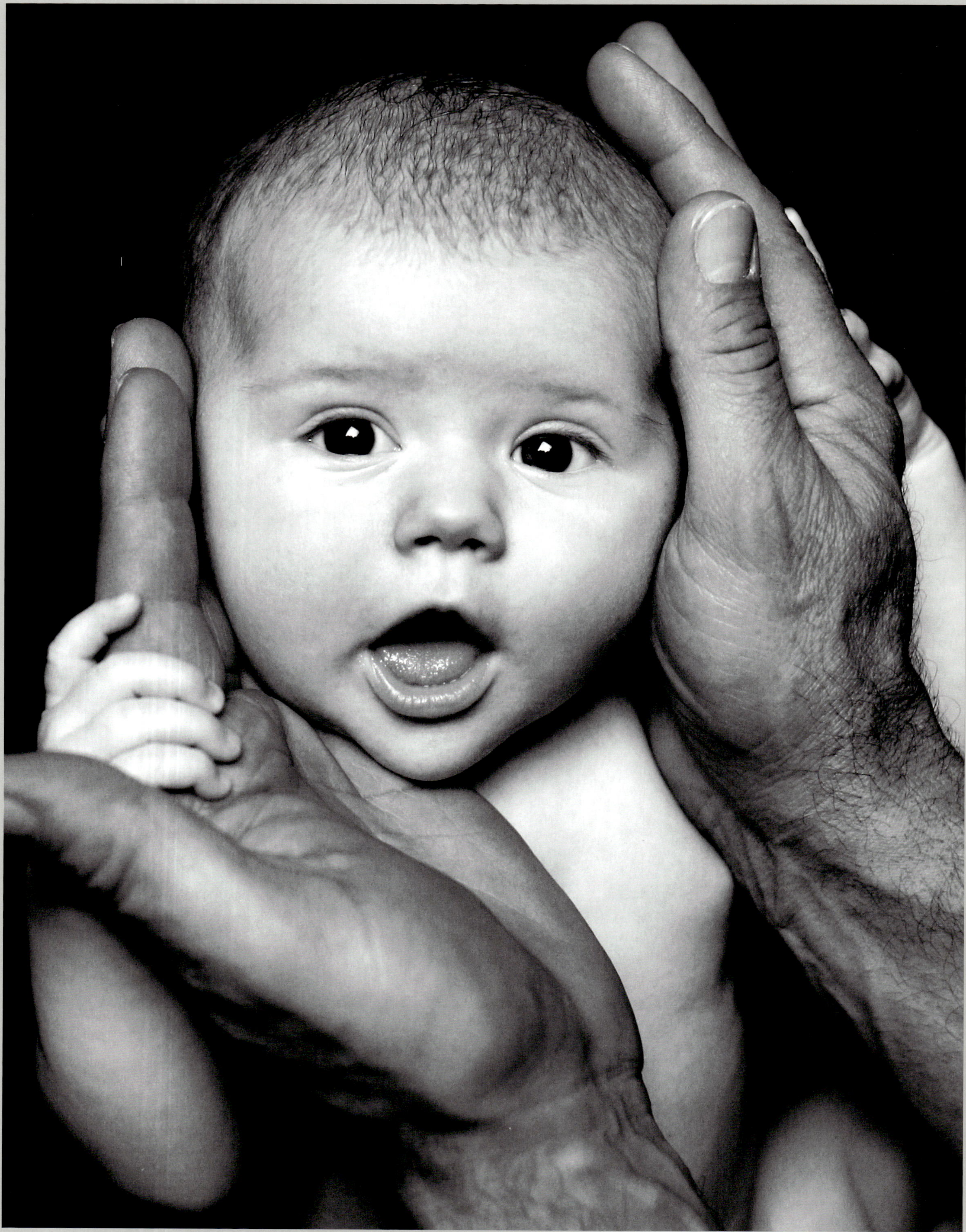

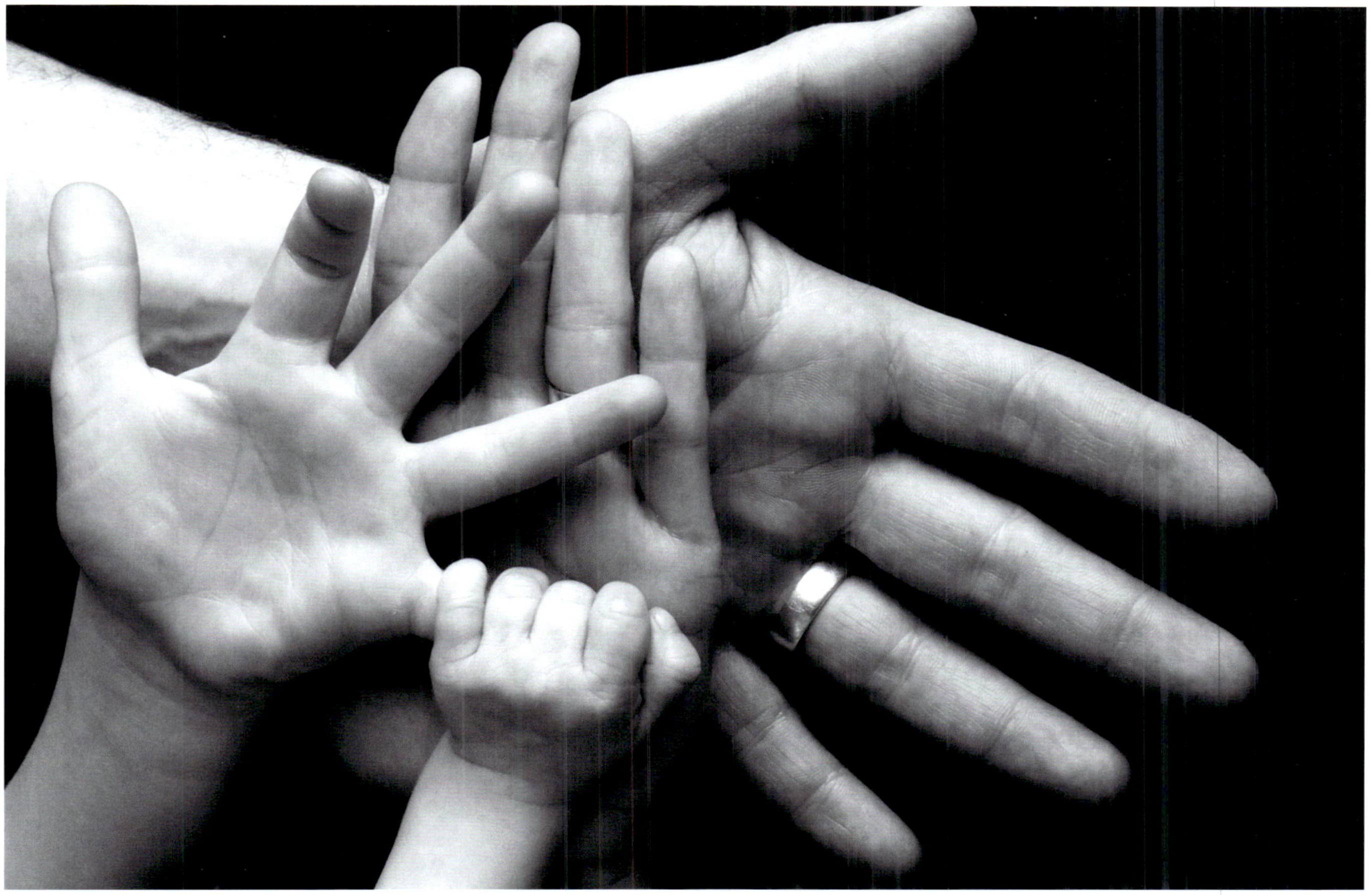

Kleine Hände und Füße, winziges Lachen und ein Grinsen, lautes Schreien und Gequengel, zarter Babyduft und weiches Haar, entstanden aus Liebe.

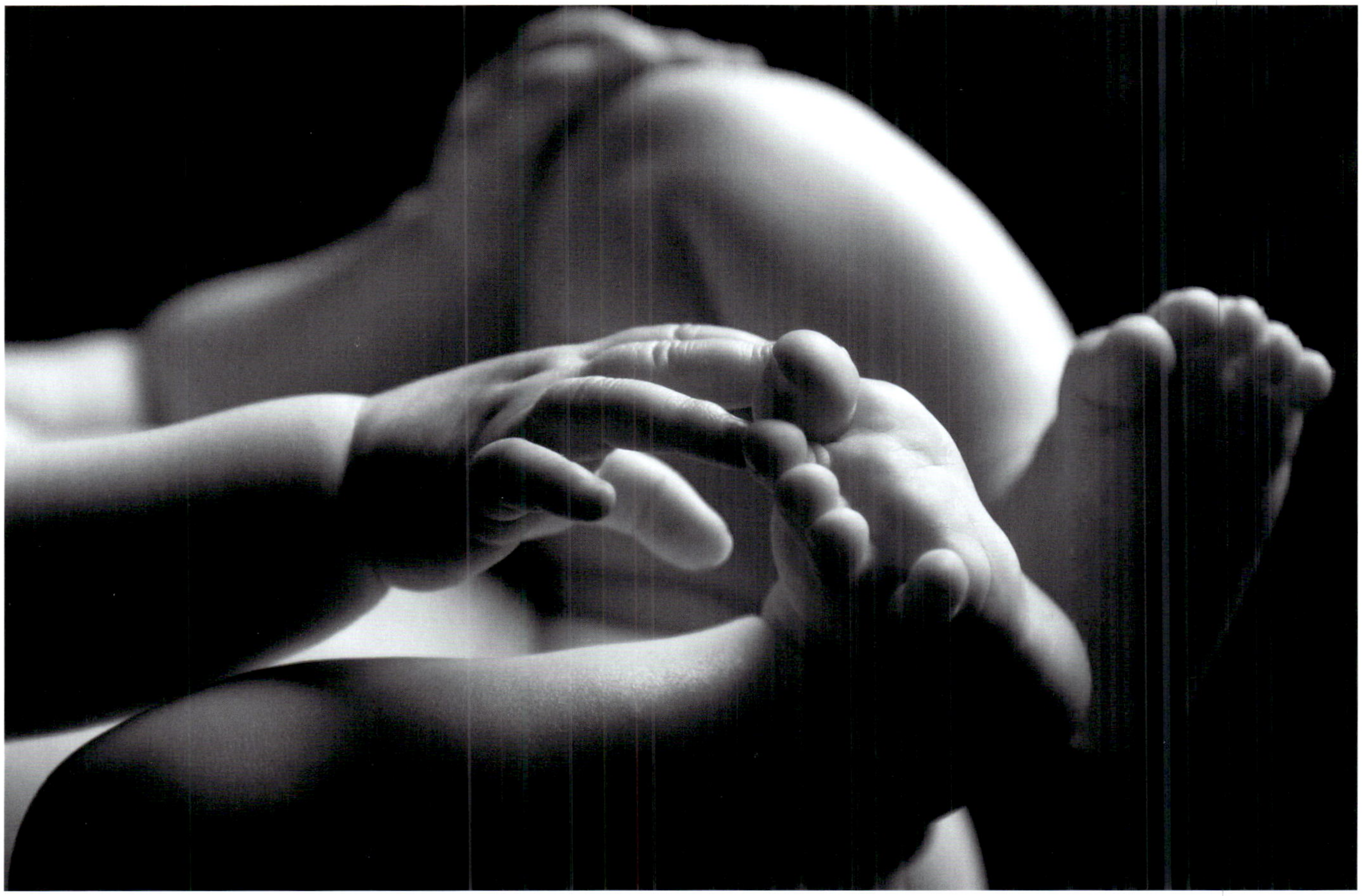

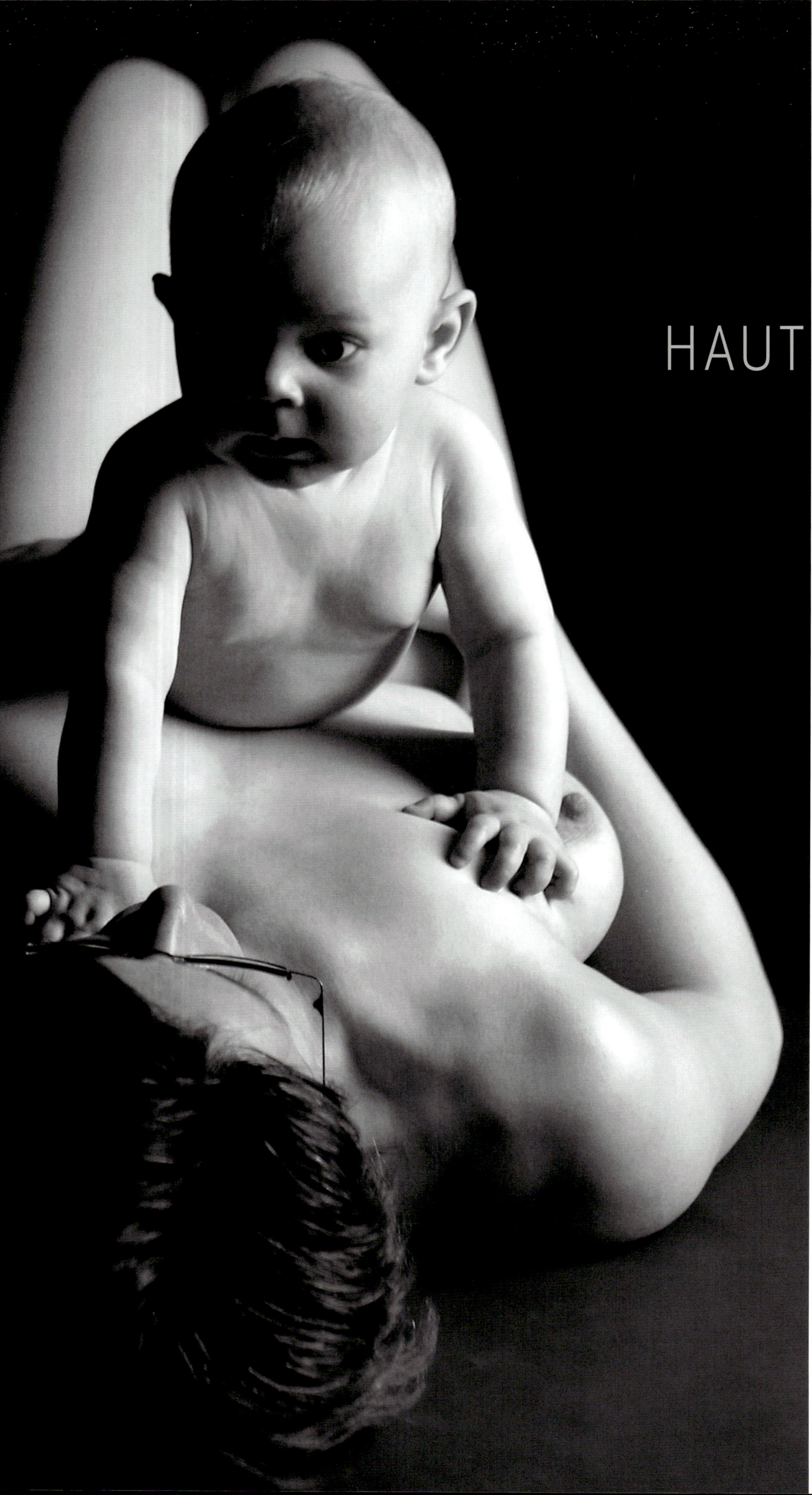

HAUTHUNGER

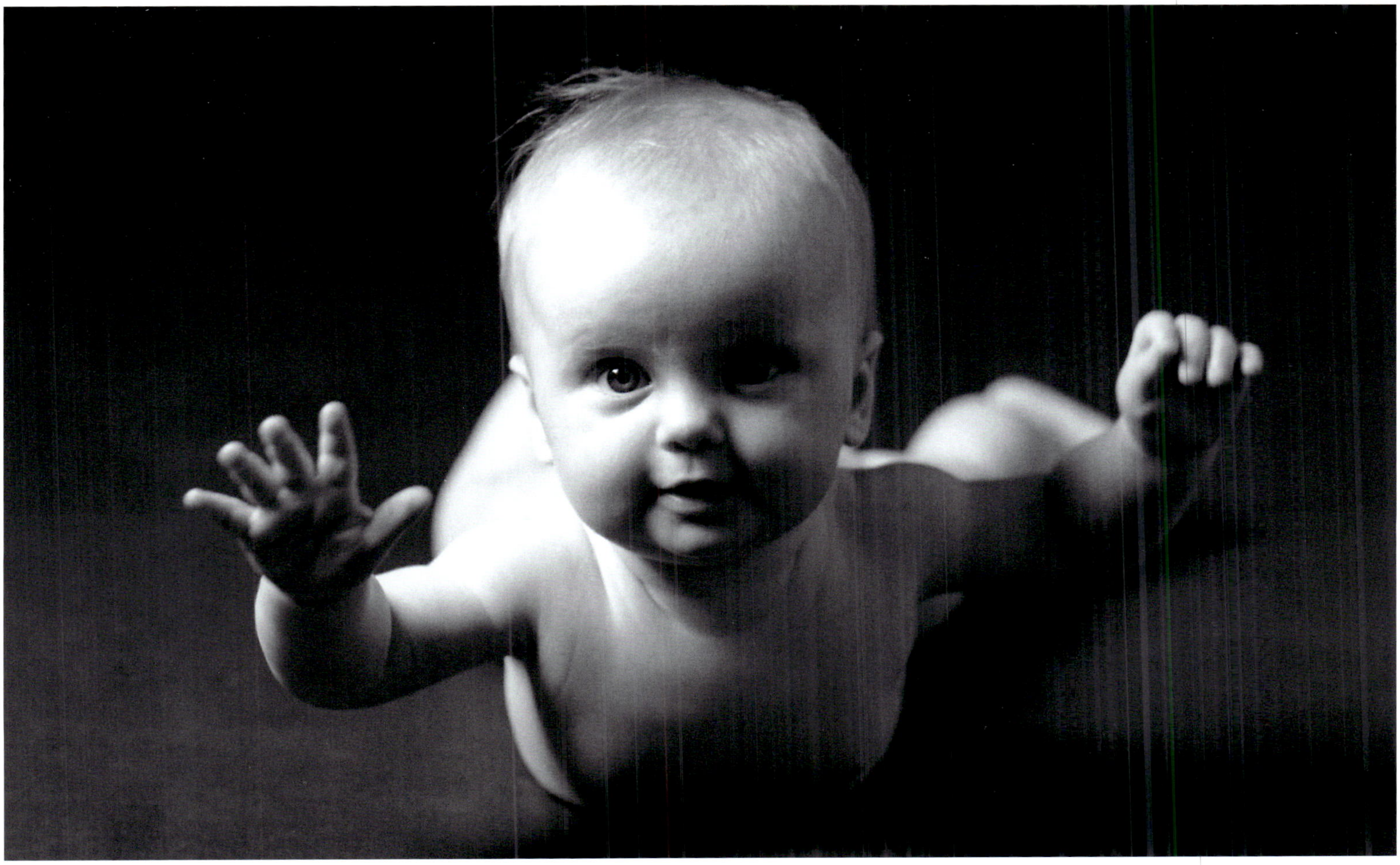

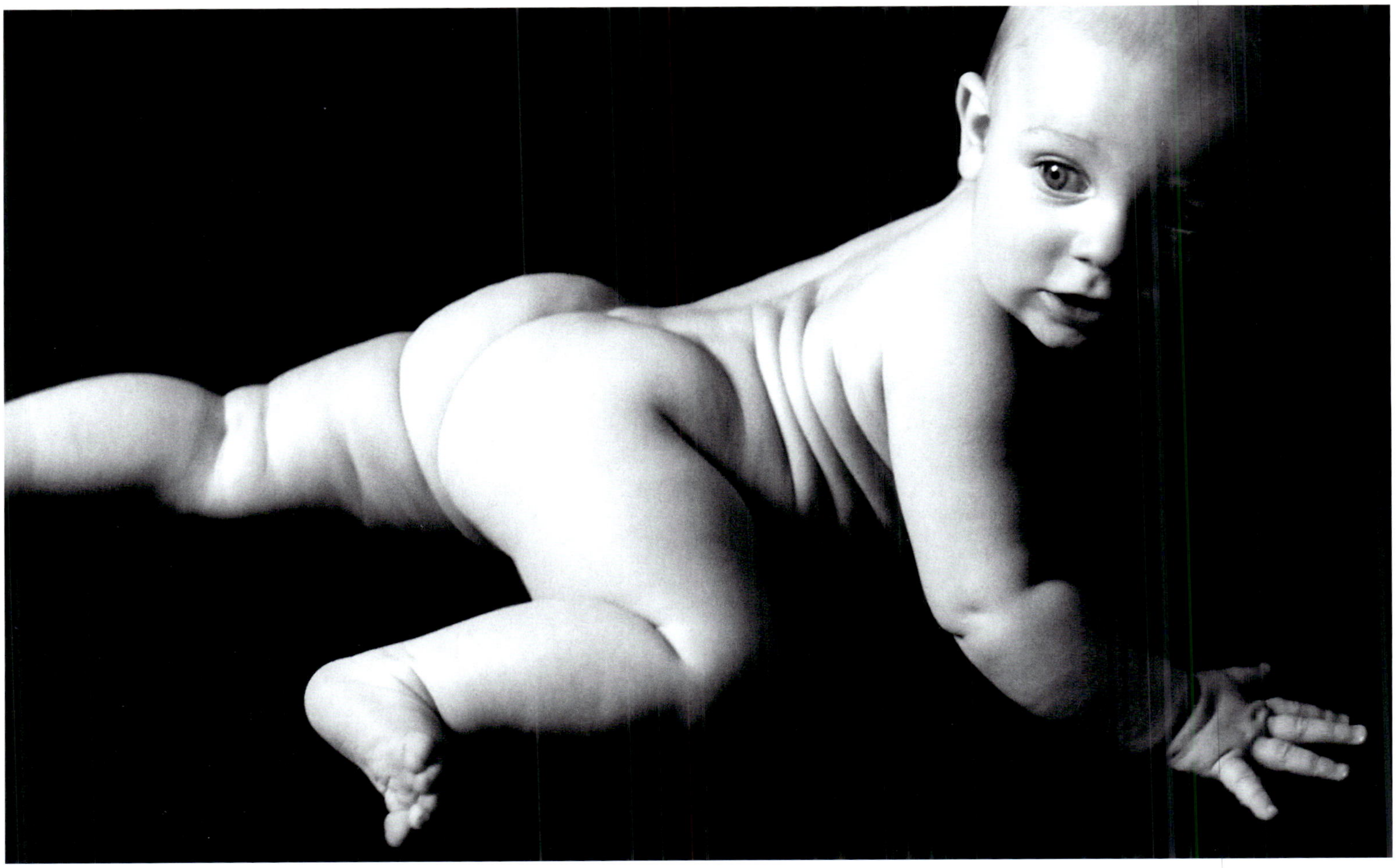

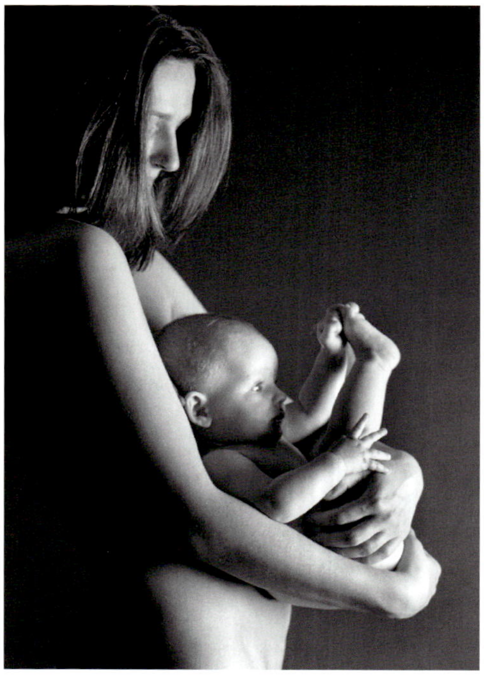

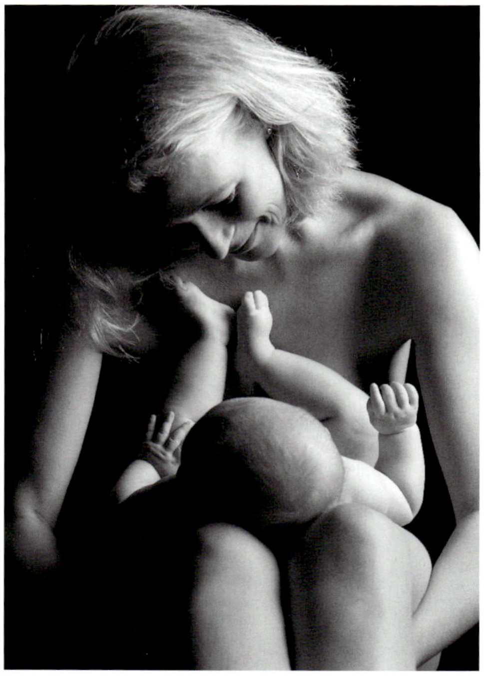

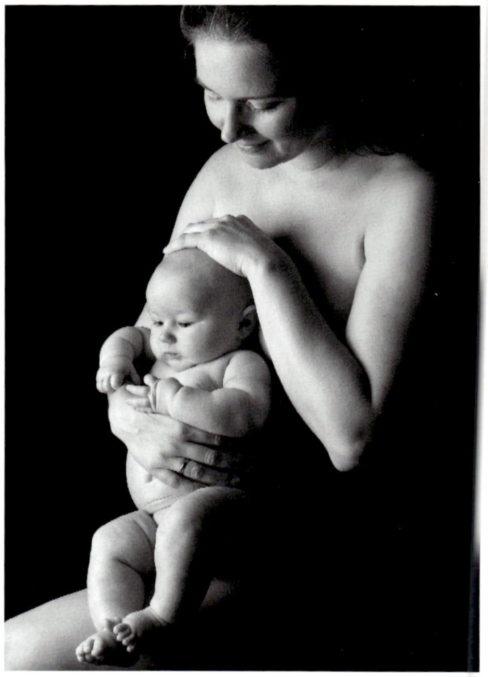

Ich bin verliebt in mein Baby,
seine zarte, weiche Haut,
seinen Duft. Ich möchte es
küssen, herzen und spüren.

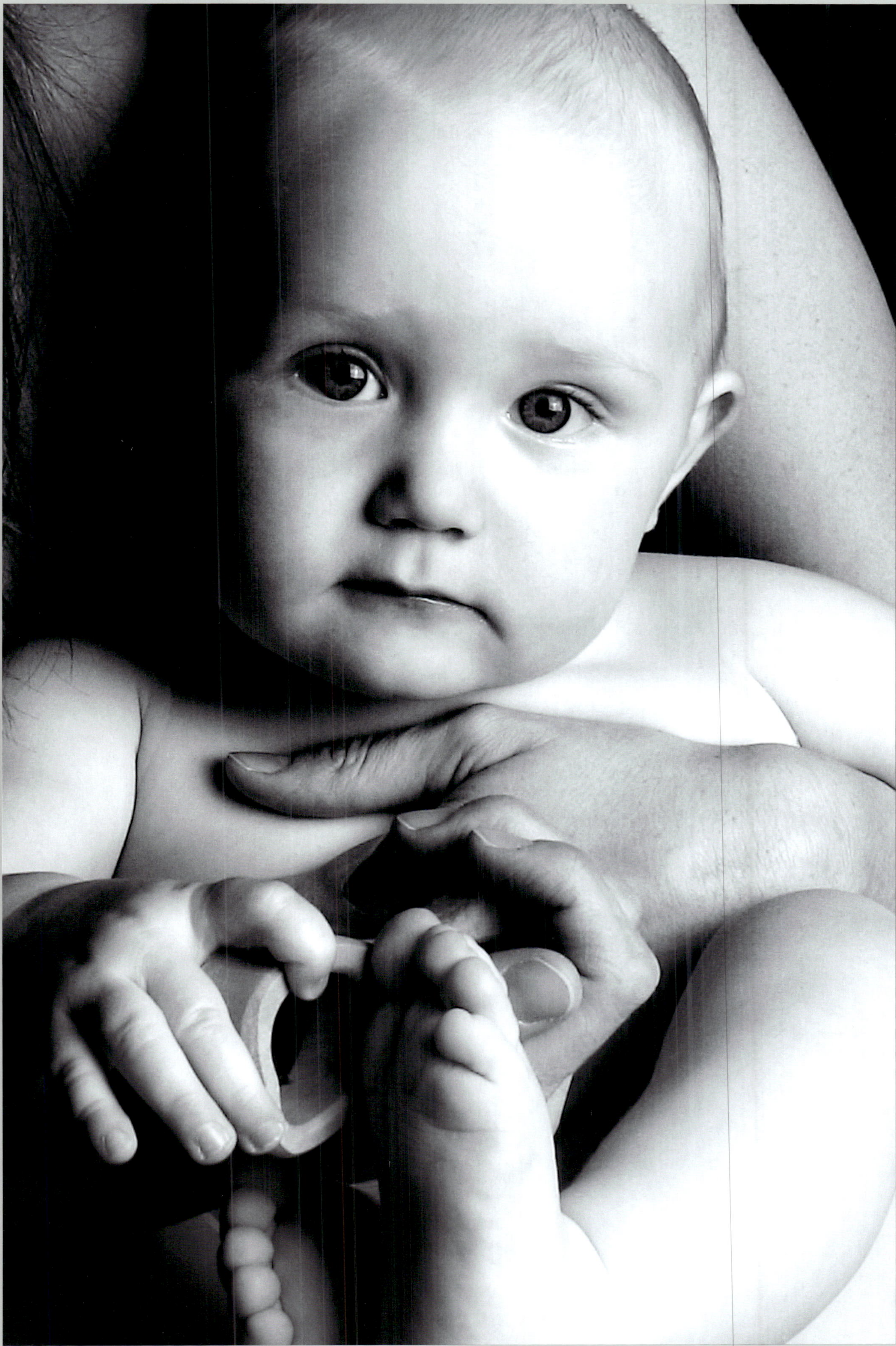

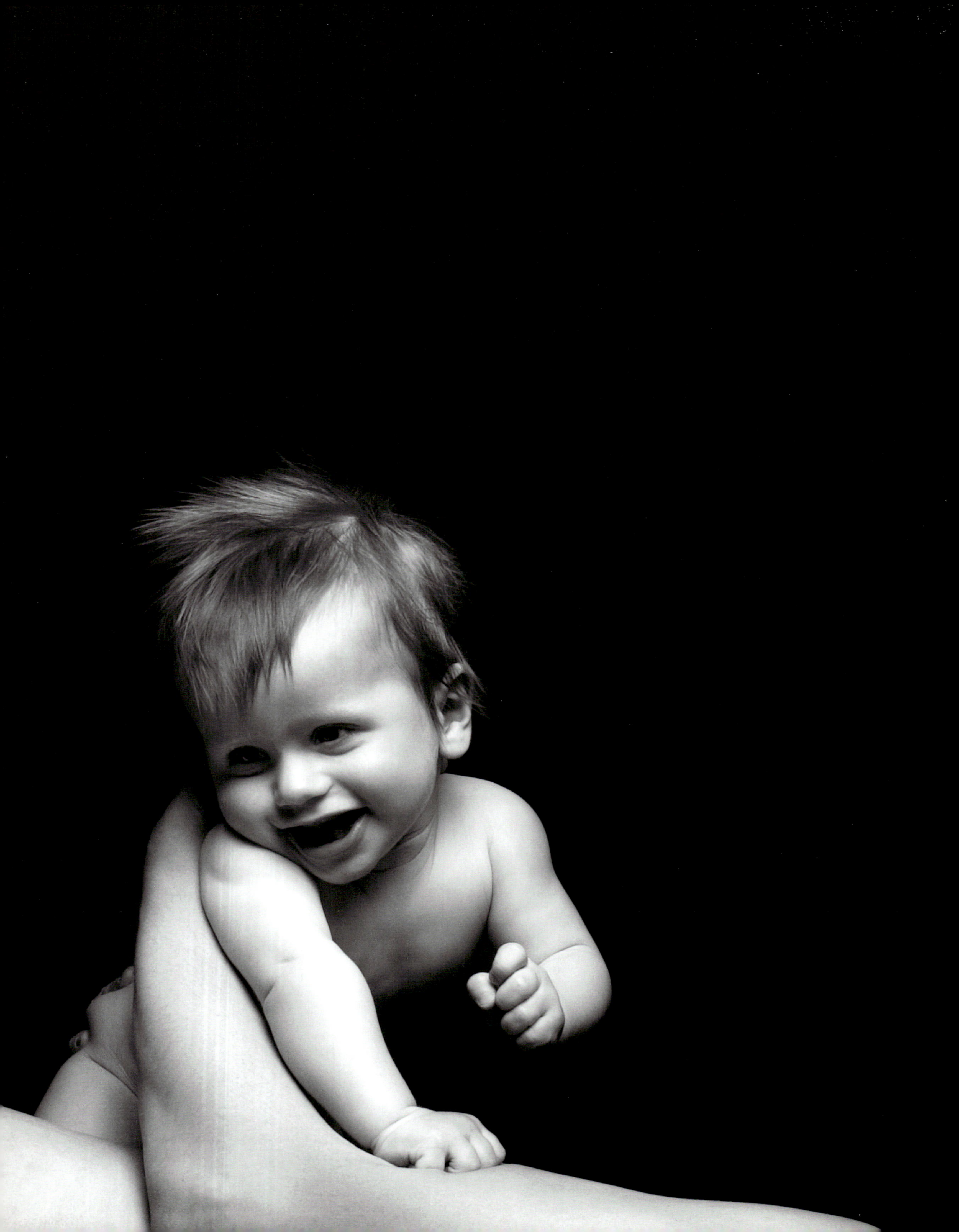

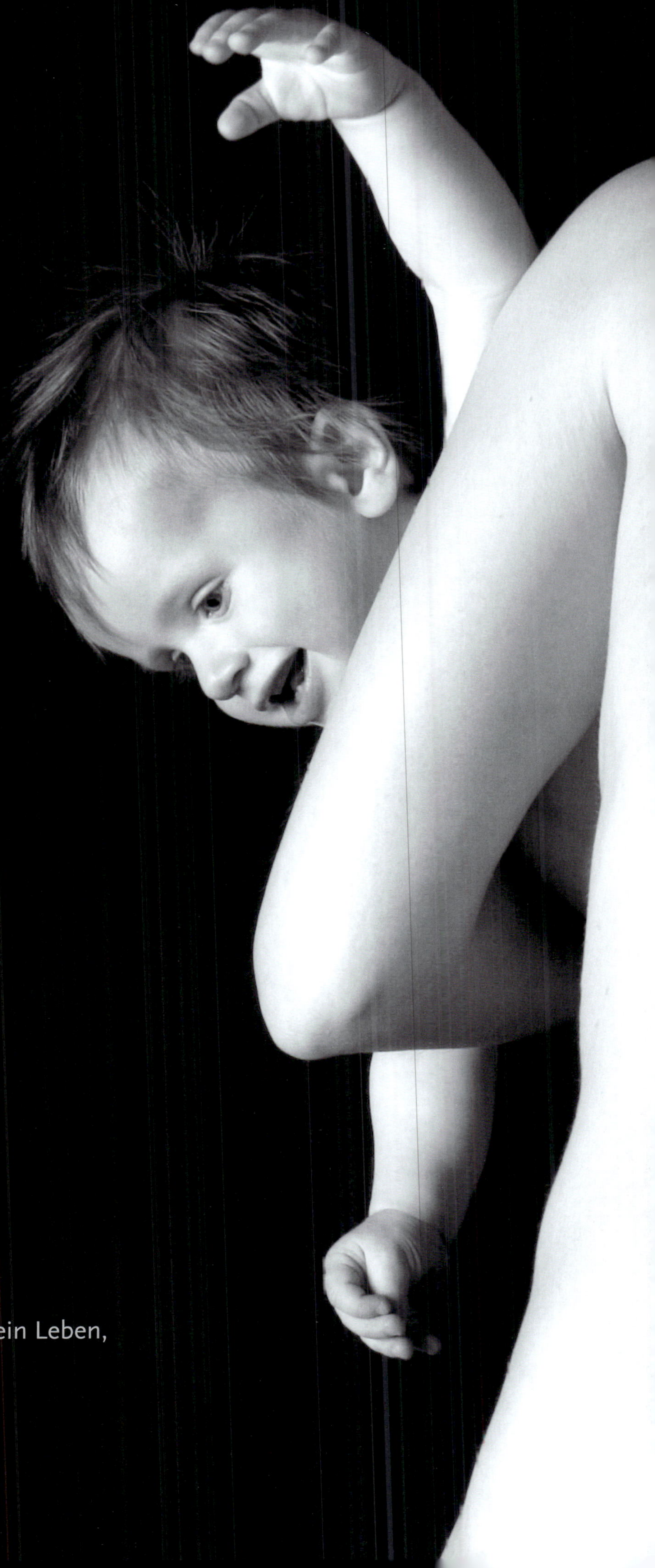

Kleine Juwelen strahlen in die Welt,

winzige Hände suchen Halt.

Schutzsuchend strampelt sich ein Wunder in mein Leben,

um dieses auf den Kopf zu stellen.

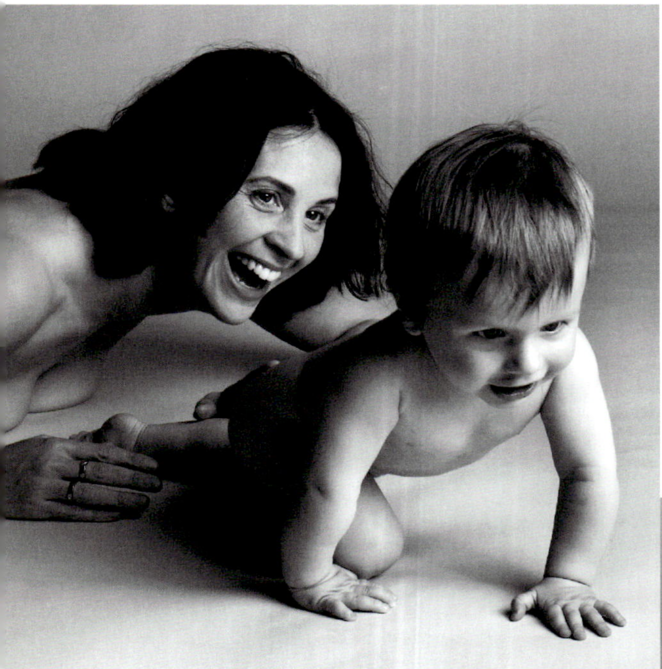

Wir werden mit dir
eine neue Welt erkunden,

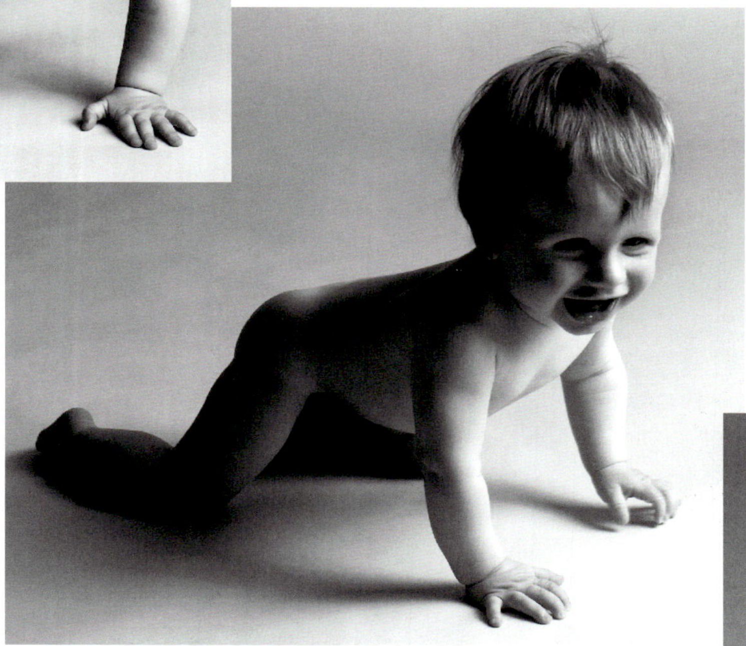

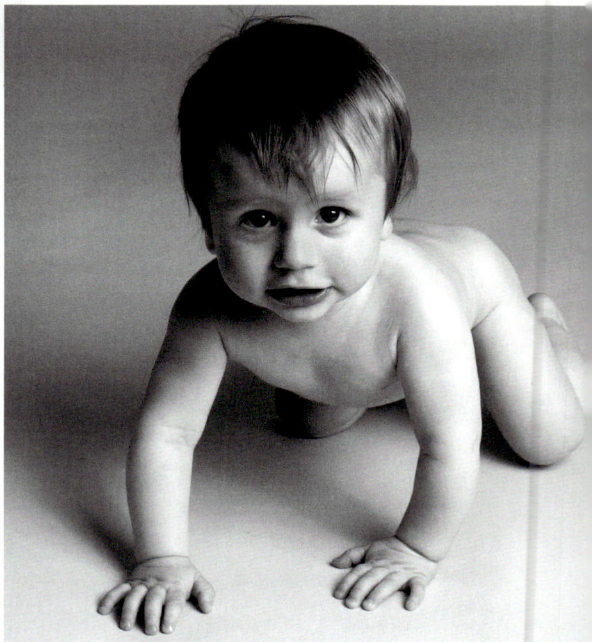

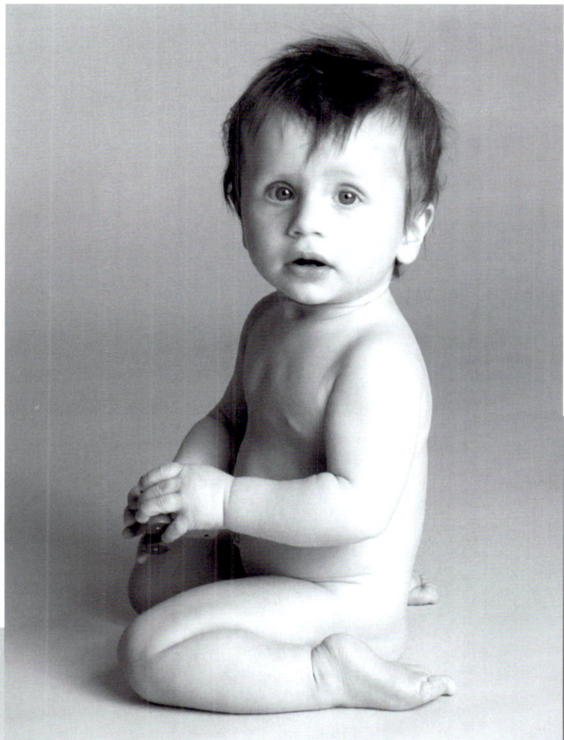

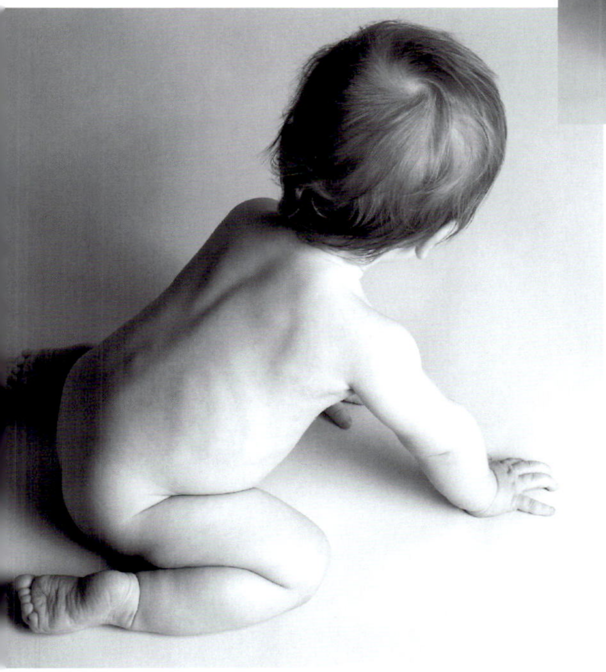

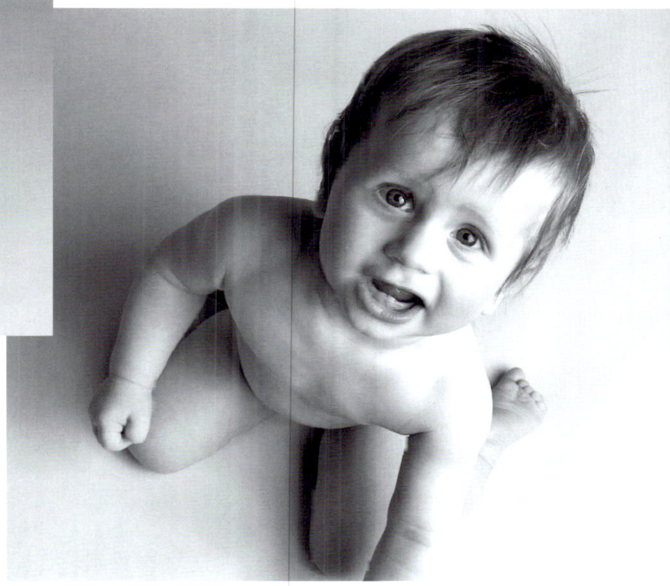

eine Welt,
in der wir alle miteinander wachsen werden.

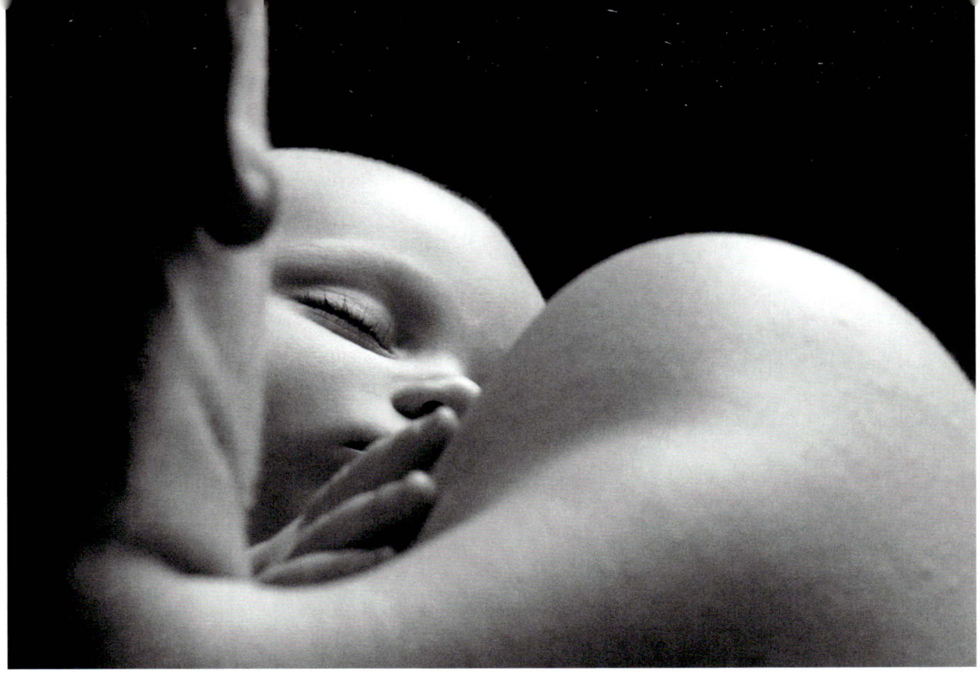

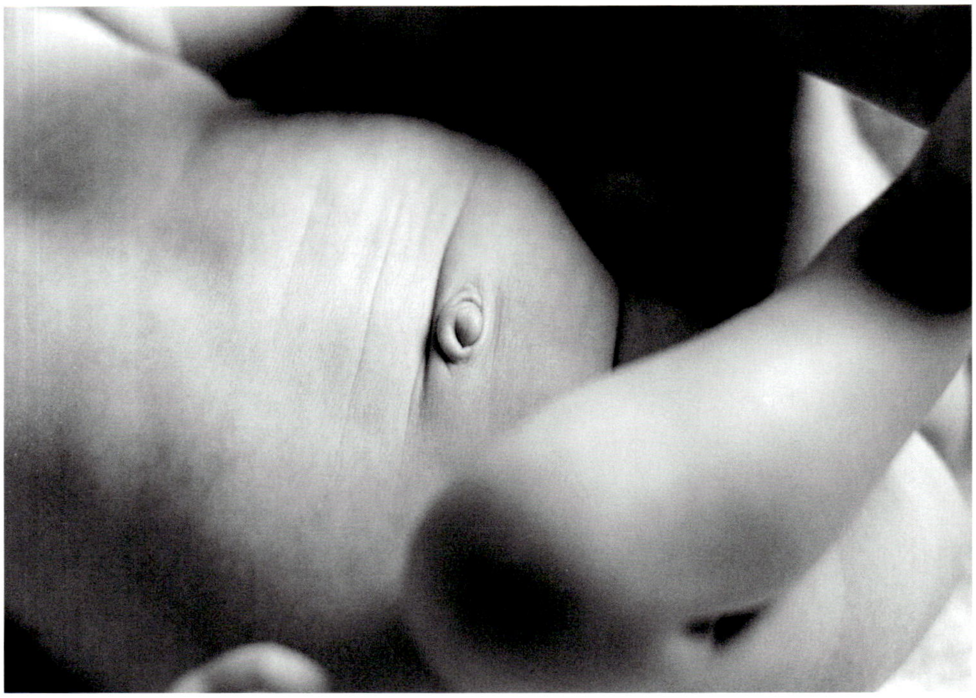

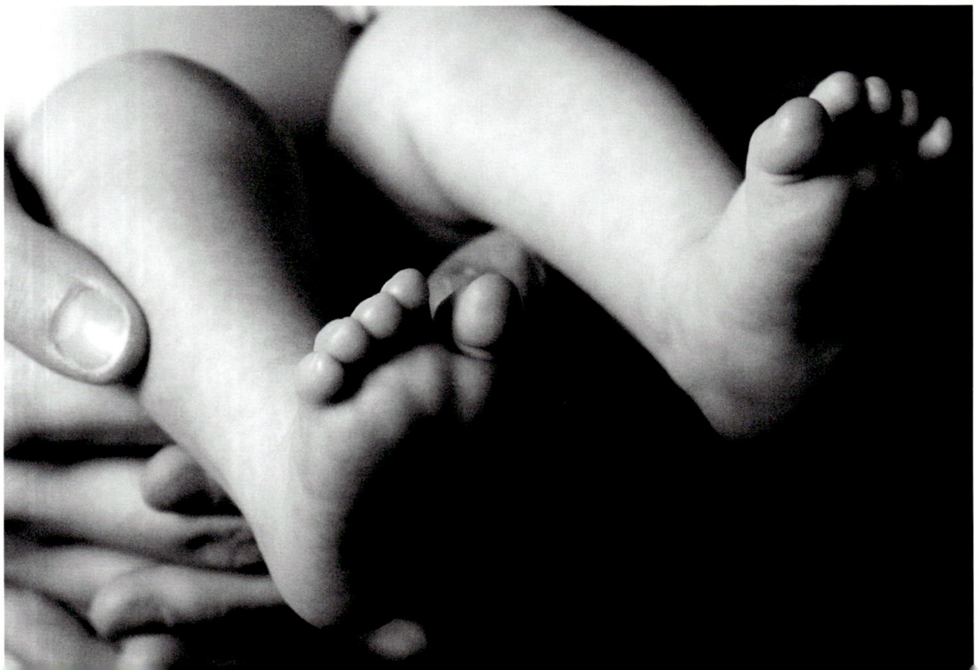

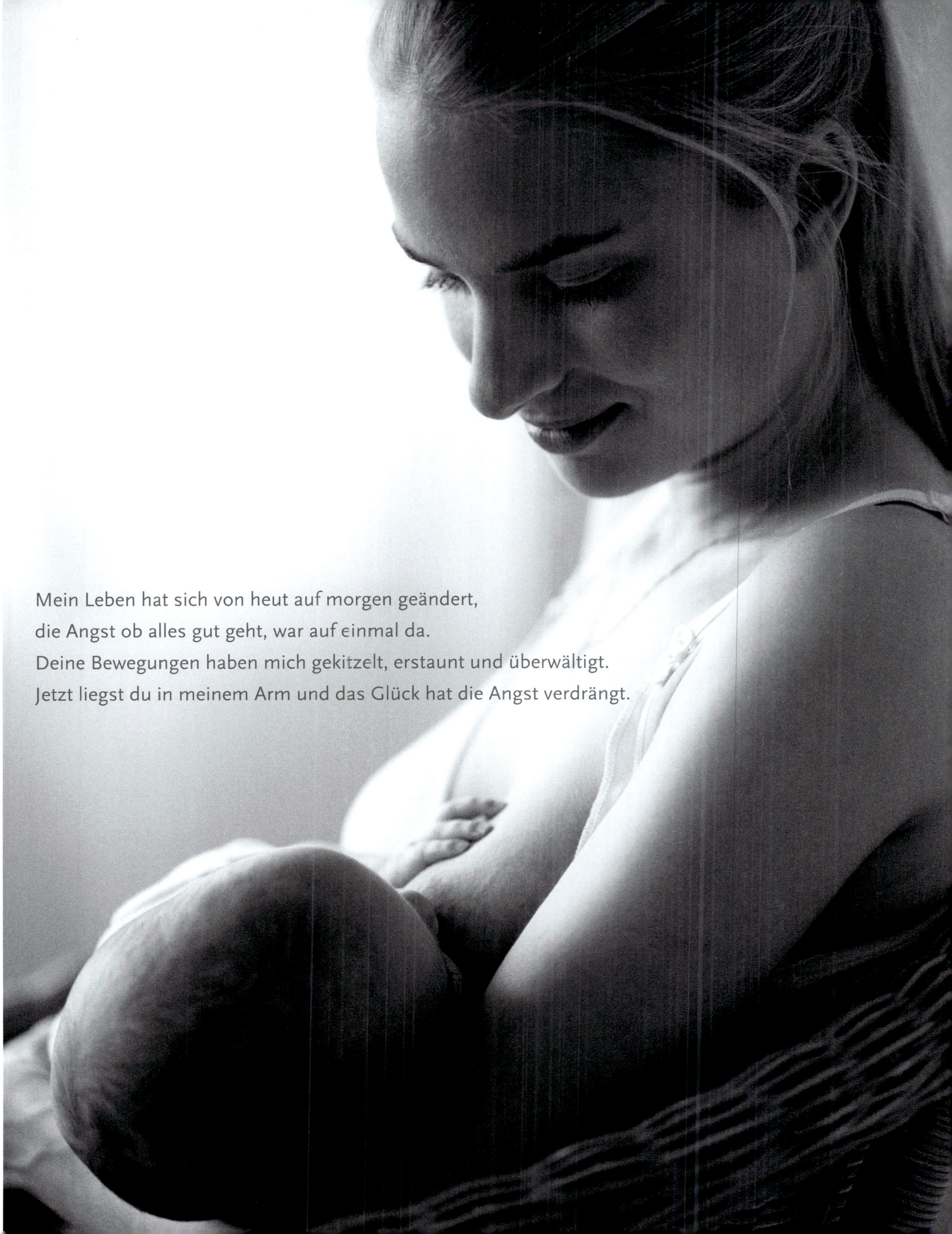

Mein Leben hat sich von heut auf morgen geändert,
die Angst ob alles gut geht, war auf einmal da.
Deine Bewegungen haben mich gekitzelt, erstaunt und überwältigt.
Jetzt liegst du in meinem Arm und das Glück hat die Angst verdrängt.

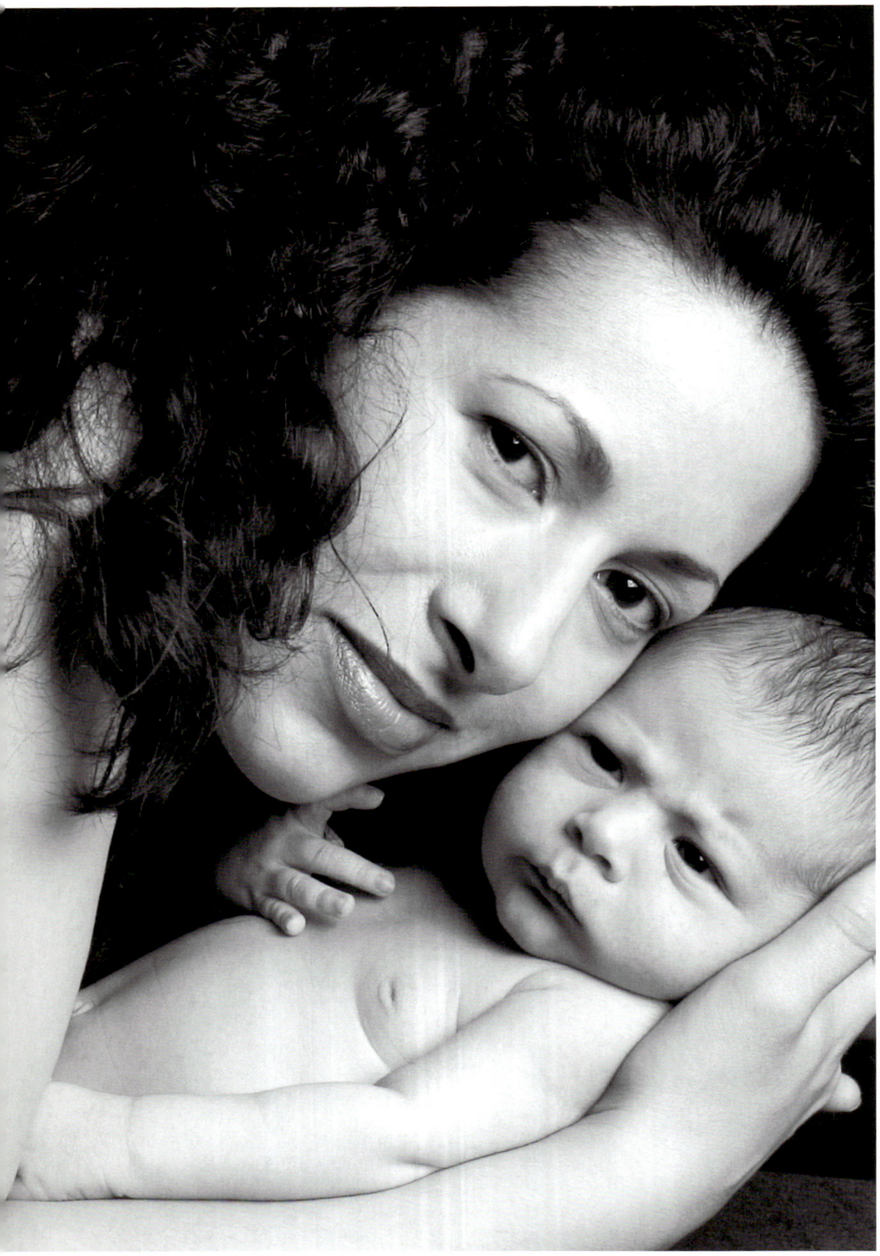

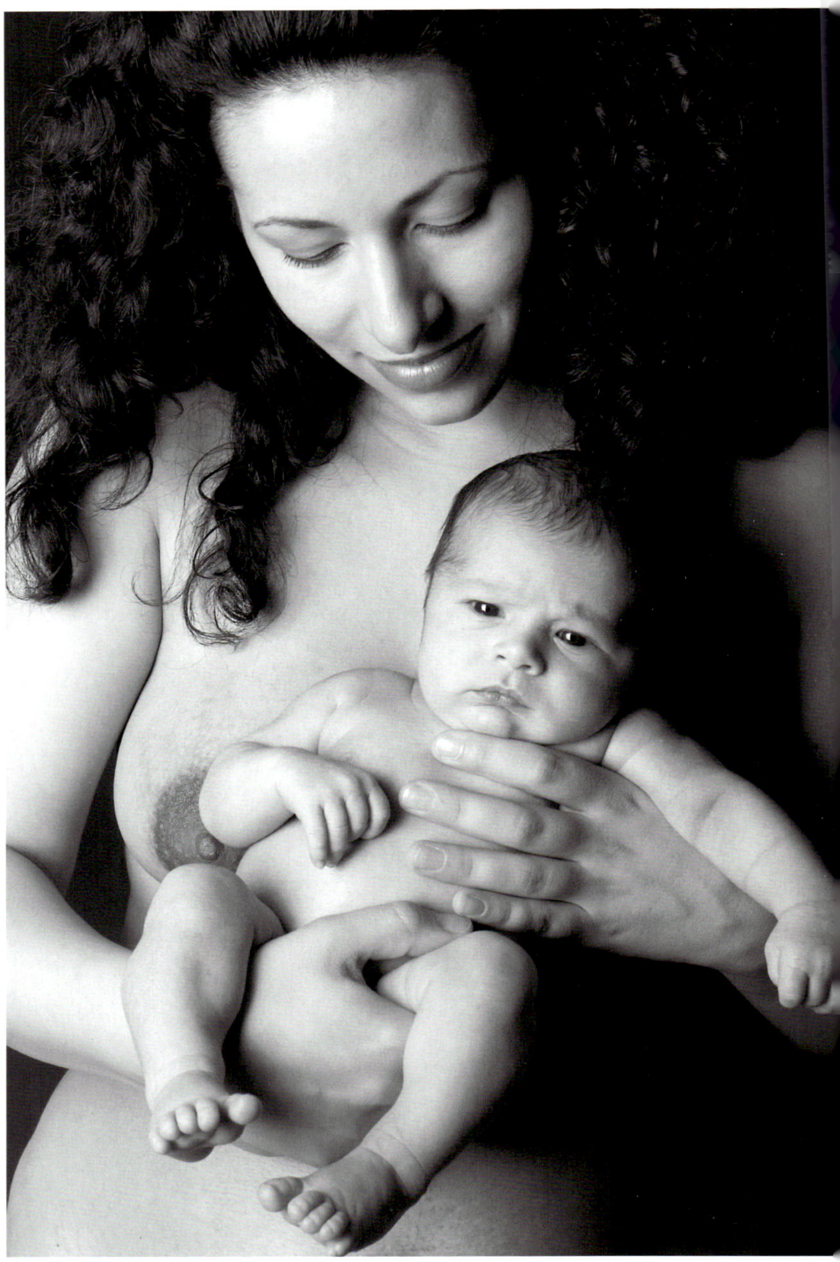

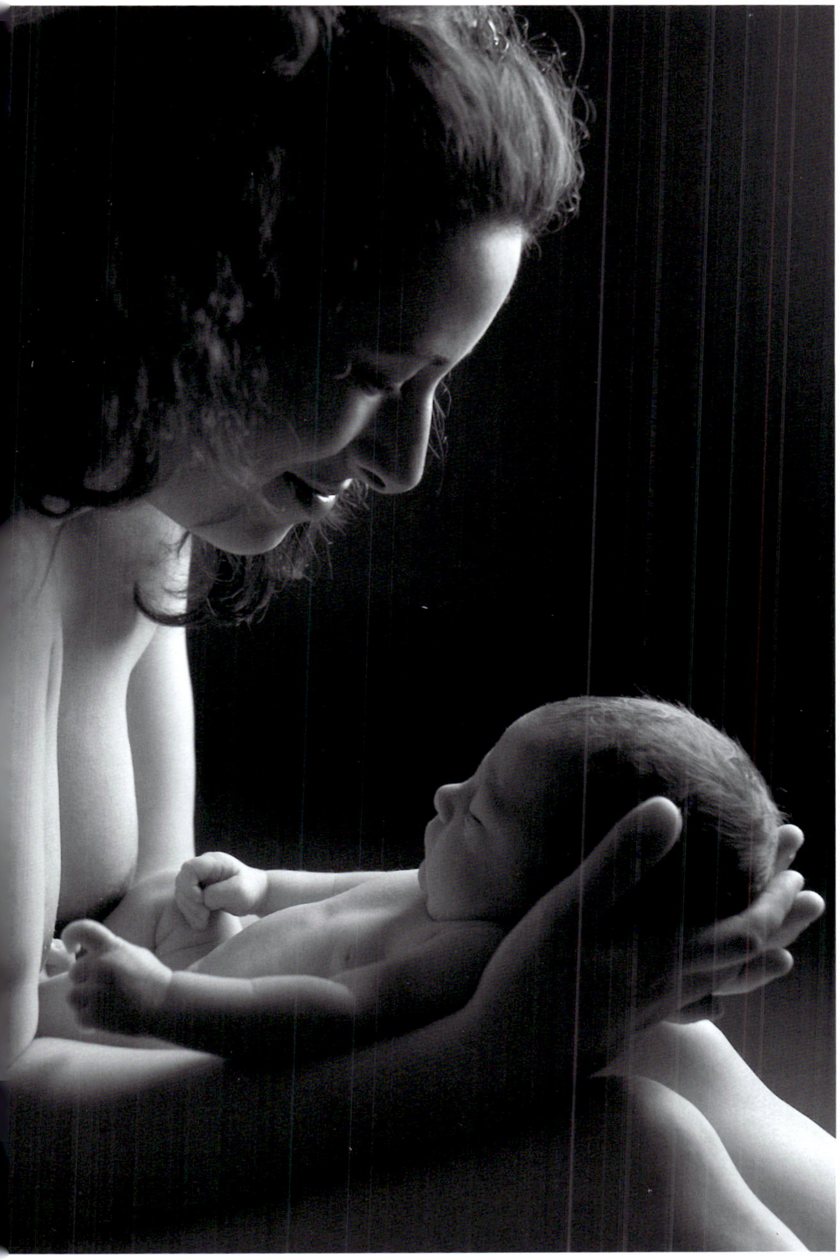 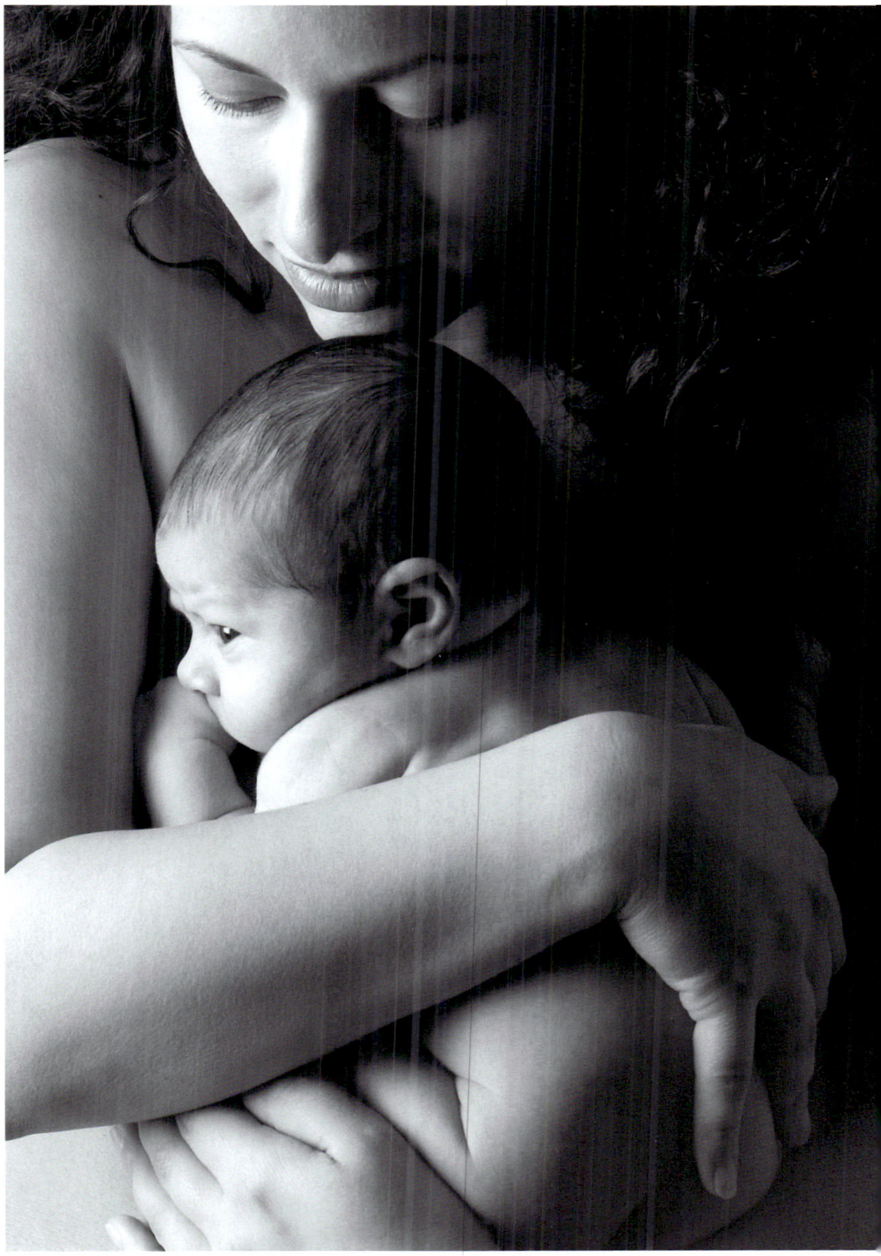

Unsicherheit, was auf uns zukommt.
Geborgenheit, du in unseren Armen.
Vertrauen, das wachsen muss.
Liebe, vom ersten Moment an da.
Wunder, das uns alle überwältigt.

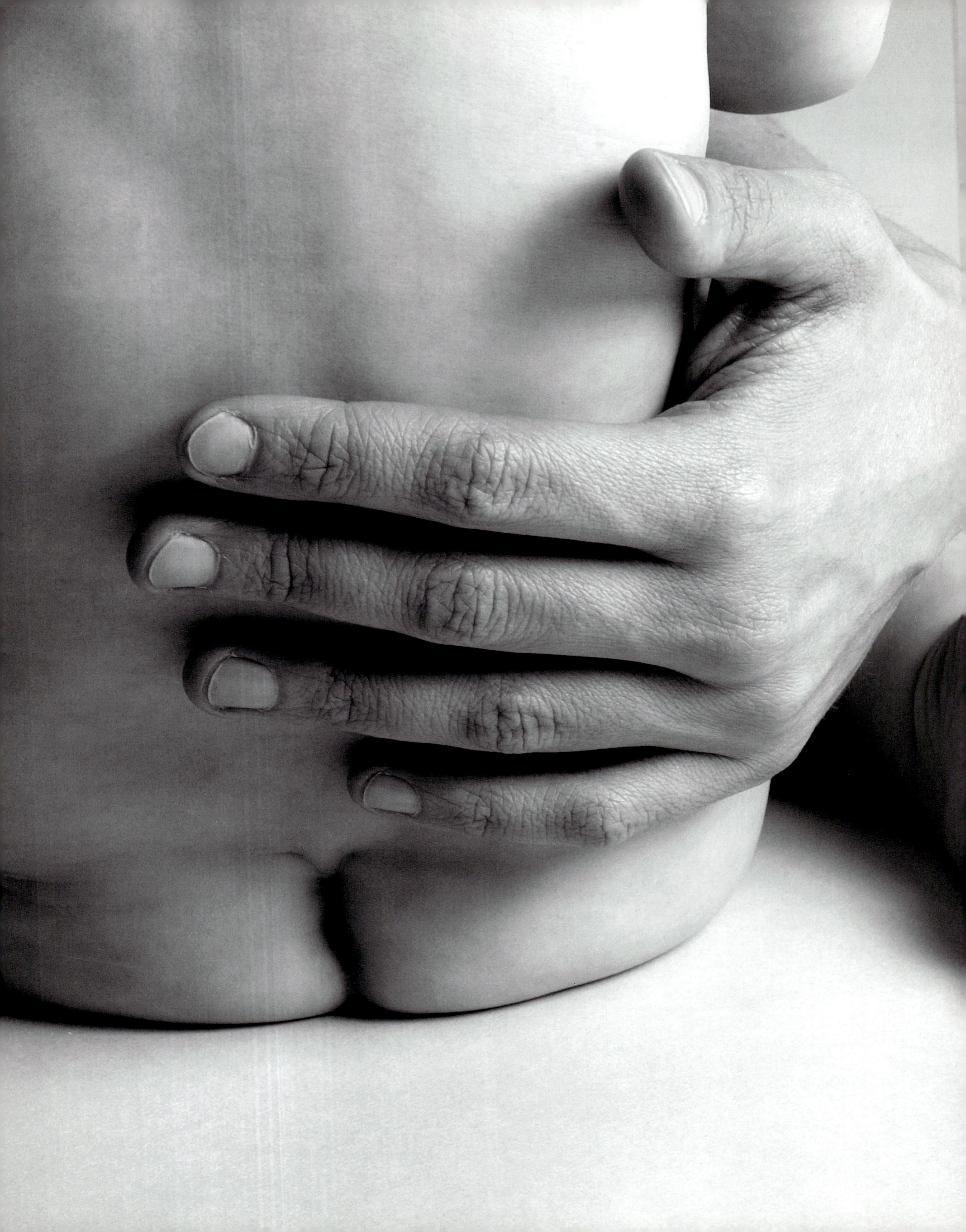

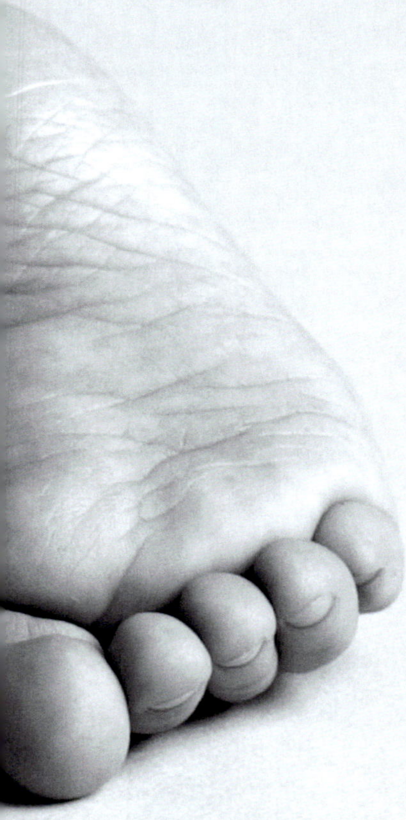

Ich sehe stundenlang auf deine winzigen Hände,

deinen zarten Haarflaum, deine zierlichen Füße,

deine süße Stupsnase

und kann immer noch nicht ganz glauben,

dass du wirklich da bist.

DANKSAGUNG

Ich möchte mich bei allen bedanken, die mir bei meiner Arbeit an diesem Buch geholfen haben, besonders bei Kai Hillebrand, Andreas Rolke, Maria Bussert und bei der Hebamme Judith von Oepen, die mich mit ihrem Umstandsmodenladen „me and mom" in Kiel immer wieder unterstützt hat. Ohne diese Unterstützung wären viele Kontakte zu Schwangeren erst gar nicht zustande gekommen.

Zuerst möchte ich mich bei den Frauen bedanken, die hier im Buch abgebildet sind, weil sie mir Einblicke in eine der spannendsten, körperlich und seelisch extremen Veränderungsphasen ihres Lebens gegeben haben und mich so an ihren intensiven Empfindungen teilhaben ließen. Ich bin stolz, dass ich so viele Frauen einen kurzen Teil ihrer Schwangerschaft habe begleiten dürfen.

Außerdem freue ich mich ganz besonders, dass sich so viele Frauen bereit erklärt haben, mir ihre ganz persönlichen Fotos für dieses Buchprojekt zur Verfügung zu stellen, um auch anderen zu zeigen, wie stolz sie auf ihren Bauch sind. Ich bin ihnen deshalb großen Dank schuldig.

Es hat großen Spaß gemacht diese Frauen – und auch deren Babys – zu fotografieren und ich bin dankbar und stolz, dass ich die Liebe, die diese Frauen ihren Kindern und Babys entgegen bringen, mit der Kamera festhalten durfte.

„Ich bin so verliebt in mein Baby", das ist wohl das Schönste, was man eine Mutter sagen hören kann.

Ein besonderer Dank gilt Kai Hillebrand für seine Hilfe bei der Bildauswahl, die gelungene Zusammenstellung der Fotos und das perfekte Layout – und für die Unterstützung und Motivation. Ohne ihn würde es dieses Buch nicht geben. Er hat diesen Bildband zu etwas Besonderem gemacht.

Ich möchte mich von ganzem Herzen bei meinem Lebenspartner Andreas bedanken, der mir bei diesem Buchprojekt immer mit Hilfe und Verständnis zur Seite gestanden hat.

Außerdem möchte ich mich bei all den Frauen bedanken, die mit ihren persönlichen Äußerungen zur Schwangerschaft den Leser daran teilhaben lassen, was für eine Zeit intensiver Empfindungen die Schwangerschaft ist: hier vor allem bei Sigrid Görlitz-Schneider, Lisa Karner, Julia Kemmelmeier, Birgith Röhl, Heinke Schütte, Melanie Sommer-Sievert, Martina Voß und bei der Hebamme Judith von Oepen.

Besonders beeindruckt bin ich von den wunderschönen Gedanken und anrührenden Texten von Heinke Schlotfeldt zur Schwangerschaft und zum kleinen Wunder – ihr gilt mein ganz besonderer Dank.